# 护理学（中级）单科一次过

## 相关专业知识 特训1200题

（第五版）


主编 夏桂新

编者（按姓氏笔画排序）

杨 芬 杨晓燕 李桂兰 郑晓英 倪同上 夏春召

夏艳丽 夏桂新 梁雪萍

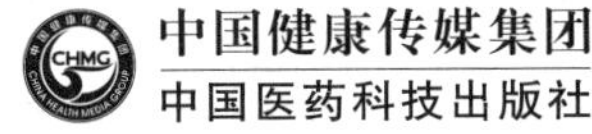



中国健康传媒集团

中国医药科技出版社

## 内容提要

本书由多年从事护理学专业职称考试考前培训的专家老师精心编写而成。书中内容结合近年考试真题和未来考试方向，紧密围绕主管护师资格考试相关专业知识单元的大纲要求，每个科目分章节整理并甄选近十年的真题，并附全部答案与解析，以点带面、以题串讲该单元考试内容，便于考生更加有针对性地复习和掌握重要考点，从而高效备考、一举通关。书末随附2套模拟试卷，专供考生实战演练。本书旨在为参加主管护师资格考试的考生提供强大助力，是备战护理学专业职称考试考生的制胜参考书。

**图书在版编目（CIP）数据**

护理学（中级）单科一次过——相关专业知识特训1200题／夏桂新主编．—5版．—北京：中国医药科技出版社，2021. 5

ISBN 978－7－5214－2411－9

Ⅰ. ①护…　Ⅱ. ①夏…　Ⅲ. ①护理学－资格考试－习题集　Ⅳ. ①R47

中国版本图书馆CIP数据核字（2021）第071161号

**美术编辑**　陈君杞
**版式设计**　友全图文

出版　**中国健康传媒集团**｜中国医药科技出版社
地址　北京市海淀区文慧园北路甲22号
邮编　100082
电话　发行：010－62227427　邮购：010－62236938
网址　www. cmstp. com
规格　787×1092 mm $^{1}/_{16}$
印张　12
字数　302千字
初版　2017年12月第1版
版次　2021年5月第5版
印次　2021年5月第1次印刷
印刷　北京市密东印刷有限公司
经销　全国各地新华书店
书号　ISBN 978－7－5214－2411－9
**定价　45.00元**



获取新书信息、投稿、为图书纠错，请扫码联系我们。

# 前　　言

“单科一次过”系列由多年从事护士执业资格考试与护理学专业职称考试考前培训的专家老师精心编写而成。编者多年来在全国各大医学院校和培训机构巡讲和录制护考课程，积累了丰富的培训经验，深谙考试命题规律，受到广大考生欢迎。应广大考生强烈要求，也为了帮助更多考生通过考试，编者凭借多年来考前辅导的经验和心得体会，参考多种国内外护理学与临床教材，并与多所医学院校老师深入沟通和潜心研究，共同编撰本系列丛书，特别适合参加护理学专业技术资格考试的考生备考使用。本系列包括“拿分考点随身记”和“特训题集”2个功能类别，每个类别各推出8个分册，内容精练，逻辑严谨，环环相扣，特点如下。

**1.《护理学（师）单科一次过》** 专为参加护理学（师）单科考试的考生编写。

“拿分考点随身记”分为《基础知识拿分考点随身记》《相关专业知识拿分考点随身记》《专业知识拿分考点随身记》《专业实践能力拿分考点随身记》4个分册。书中内容按章节编排，各章节分两个版块。一是【必备考点精编】采用图表为主、文字为辅的形式，总结梳理新考试中重点内容，考点覆盖全面，删繁就简，条理清晰，内容实用。二是【高频考点速记】精选历年真题中常考内容，分类整理，方便对比记忆。

“特训题集”分为《基础知识特训1000题》《相关专业知识特训1000题》《专业知识特训1000题》《专业实践能力特训1000题》4个分册。除《专业实践能力特训1000题》仅包含基础护理学试题外，其余分册试题均紧密围绕考试大纲的内、外、妇、儿四个科目进行划分。每个科目均包含两大版块：一是【特训试题】秉承“依据‘习题’全解‘考点’”的编撰理念，并附答案与解析，方便考生进行思考分析；二是【牛刀小试】为整个科目的精选习题，后附答案与精粹解析，利于考生回顾掌握本科目知识点。每个分册书末附赠2套模拟试卷，专供考生实战演练。

**2.《护理学（中级）单科一次过》** 专为参加护理学（中级）单科考试的考生编写。

“拿分考点随身记”分为《基础知识拿分考点随身记》《相关专业知识拿分考点随身记》《专业知识拿分考点随身记》《专业实践能力拿分考点随身记》4个分册，其中，《基础知识拿分考点随身记》与《相关专业知识拿分考点随身记》为各亚类共用；《专业知识拿分考点随身记》与《专业实践能力拿分考点随身记》紧密围绕护理学、内科护理、外科护理、妇产科护理、儿科护理与社区护理专业类型考试大纲的考点要求进行编写，各章节中涉及护理学（中级）（368）所要考查的内容以“*”标注。

“特训题集”分为《基础知识特训1200题》《相关专业知识特训1200题》《专业知识特训1200题》《专业实践能力特训1200题》4个分册。

适用专业（代码）：护理学（中级）（368）、内科护理（369）、外科护理（370）、妇产科护理（371）、儿科护理（372）、社区护理（373）。各位考生可根据自己的专业类型和复习阶段按需选择。

“单科一次过”系列旨在为参加护师和主管护师资格考试的考生提供一脉相承的强大助力，力求使考生做到学习与应试相结合、掌握与备战相贯穿、理论与实践相联系，从而利于培养考生建立自己的解题思路，使护理学专业职称考试通过变得唾手可及。意在为更多护理学专业考生实现“白衣天使”的终生神圣梦想保驾护航。

如您在使用本丛书过程中发现不足之处，欢迎随时指出，以便我们不断修订完善。如有护考相关问题，可以通过微信号 xiaxin198 咨询，也可通过邮箱 xiaguixin123@ 163. com 联系我们。在此，预祝各位考生顺利通过护理学职称考试！平步青云晋升！

# 目　录

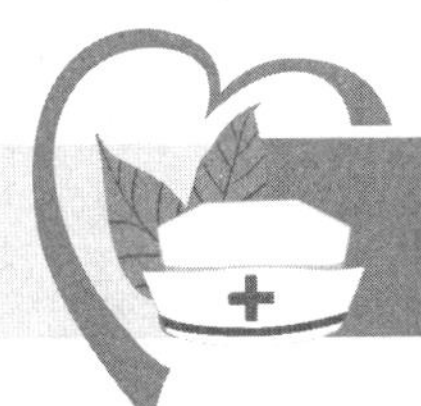

# 第一篇　护理健康教育学

## 第一章　健康教育与健康促进

### 第一节　健康教育的基本概念

1. 健康教育学相关基础理论学科不包括
   A. 行为科学理论　B. 传播学理论
   C. 预防医学理论　D. 教育学理论
   E. 伦理学理论
2. 健康教育的最终目的是
   A. 传播健康信息
   B. 帮助个人和群体掌握卫生保健知识
   C. 改善教育对象的健康相关行为
   D. 减轻影响健康的危险因素
   E. 预防疾病，促进健康，提高生活质量
3. 以下不属于健康教育目的的是
   A. 促进健康
   B. 提高生活质量
   C. 消除影响健康的危险因素
   D. 减少医疗开支
   E. 预防疾病
4. 健康教育与卫生宣传的区别在于
   A. 注重知识灌输
   B. 注重环境改善
   C. 不仅注重知识改变而且注重行为改变
   D. 注重教育效果评价
   E. 注重计划教育
5. 护理健康教育的学科性质是
   A. 护理学科
   B. 综合学科
   C. 教育学科
   D. 交叉的边缘学科
   E. 人文学科
6. 社区健康教育的对象不包括
   A. 健康人群　B. 慢性疾病病人
   C. 病人家属　D. 临终病人
   E. 住院病人

（7～10 题共用备选答案）
   A. 社区保健服务
   B. 社区临终服务
   C. 社区传染性疾病病人的护理及管理
   D. 社区健康教育
   E. 社区急诊、重症转诊服务

7. 社区护士为社区儿童进行预防接种，此工作属于
8. 社区护士向社区的糖尿病病人讲授饮食控制，此工作属于
9. 社区护士帮助心梗病人联系救护车及转院，此工作属于
10. 李某去世后，社区护士定期与其夫人联系，关心其生活并帮助建立生活信心。此工作属于
11. 健康教育的主要措施是
   A. 传播健康信息
   B. 开展健康调查

C. 制定健康政策

D. 创造健康环境

E. 提供健康服务

12. 学校健康教育的对象不包括

A. 大学生 B. 中学生

C. 小学生 D. 学龄前儿童

E. 婴幼儿

## 答案与解析

1. E。**解析：**健康教育学相关基础理论学科包括行为科学理论、传播学理论、预防医学理论、教育学理论、社会学理论等，但不包括伦理学理论。

2. E。**解析：**通过健康教育可消除或减轻影响健康的危险因素，从而达到预防疾病、促进健康、提高生活质量的目的。

3. D。**解析：**健康教育的目的是引导人们养成良好的行为和生活方式，消除或降低影响健康的危险因素，从而促进健康、预防疾病，提高生活质量。

4. C。**解析：**卫生宣传旨在向民众普及卫生知识，唤起民众的健康意识，改变人们的知识结构。健康教育则是通过传播知识和教育的方法，以及进行有组织、有计划、有评价的教育活动和社会活动，从而唤起公众的健康意识；还注重提供改变行为所必需的条件，促使个体、群体和社会行为的改变。

5. D。

6. E。**解析：**社区健康教育是以社区为基本单位，以社区人群为教育对象，以促进居民健康为目标，有计划、有组织、有评价的健康教育活动。因此健康教育的对象不包括住院病人。

7～10. A、D、E、B。**解析：**（1）社区保健服务是指向社区各类人群提供不同年龄段的身心保健服务，其重点人群为：妇女、儿童、老年人。社区预防保健服务是社区保健服务的重要内容。（2）社区健康教育是指以促进和维护居民健康为目标，向社区各类人群提供有计划、有组织、有评价的健康教育活动，从而提高居民对健康的认识，养成健康的生活方式及行为，最终提高其健康水平。（3）社区急诊、重症病人的转诊服务是指帮助那些在社区无法进行适当的护理或管理的急危重症疾病病人转入适当的医疗机构，以得到及时、必要的救治。（4）社区临终服务是指向社区的临终病人及其家属提供他们所需要的各类身心服务，以帮助病人走完人生的最后一步，同时尽量减少对家庭其他成员的影响。

11. A。**解析：**健康教育是有计划、有组织、有评价的系统干预活动，其以调查研究为前提，以传播健康信息为主要措施，以改善对象的健康相关行为为目标，从而达到预防疾病、促进健康、提高生活质量的最终目的。

12. E。**解析：**学校健康教育的对象包括学龄前儿童，中、小学生及大学生；但不包括婴幼儿。

## 第二节 健康促进的基本概念

1. 健康促进的目的是

A. 改变个体不健康行为

B. 改变人类生存环境

C. 改变政府行为

D. 改变群体不健康行为

E. 改变不良生活方式

2.《渥太华宣言》中提出健康促进的三个基本策略为
A. 倡导、赋权与管理
B. 指导、赋权与协调
C. 倡导、控制与管理
D. 指导、控制与协调
E. 倡导、赋权与协调

3. 世界卫生组织（WHO）提出，在健康促进过程中，应该对健康负责的是
A. 医院　　B. 社区
C. 学校　　D. 国家
E. 个人与社会

4. 健康促进有多个领域，其中“发动社区力量，利用社区资源，增进自我帮助和社会支持，提高解决健康问题的能力”属于健康促进的哪个领域
A. 制定促进健康的公共政策
B. 创造支持环境
C. 加强社区行动
D. 发展个人技能
E. 调整卫生服务方向

## 答案与解析

1. D。**解析：**健康促进以个人和社会对健康各自应有的责任感为动力，以行政、经济、政策、法规等手段为保证，以良好的自然和社会环境做后盾，强调个人和社会对健康各自所担负的责任。动员卫生部门、非卫生部门以及全体社会成员的总体力量，干预和改变危害人们健康的生活方式和生活环境，促使人们消除危及健康的各种主观与客观因素，形成有益于健康的生活方式和生活环境，不断提高社会群体健康水平，进而达到提高人类生命质量的目的。

2. E。**解析：**《渥太华宣言》明确了健康促进的三个基本策略，即倡导、赋权与协调。

3. E。**解析：**世界卫生组织（WHO）将“健康促进”定义为：“是促使人们维护和提高他们自身健康的过程，是协调人类与环境的战略，它规定个人与社会对健康各自所担负的责任。”

4. C。**解析：**健康促进有多个领域，其中，加强社区行动指的是“发动社区力量，利用社区资源，增进自我帮助和社会支持，提高解决健康问题的能力”。

# 第二章　人类行为与健康相关行为

## 第一节　人类行为的基本概念

（1～3 题共用备选答案）
A. 0～2 岁
B. 2～3 岁
C. 3～12 岁
D. 12～13 岁至成年
E. 成年后

1. 人类行为形成和发展的主动发展阶段一般在

2. 人类行为形成和发展的自主发展阶段一般在

3. 人类行为形成和发展的巩固发展阶段一般在

4. 0～3 岁婴幼儿的行为发展处于
A. 自由发展阶段　　B. 自主发展阶段

C. 被动发展阶段　D. 主动发展阶段
E. 巩固发展阶段

5. 人类的最基本行为不包括
A. 模仿行为　B. 膳食行为
C. 性行为　D. 躲避行为
E. 睡眠行为

6. 人类行为的适应形式不包括
A. 反射　B. 自我控制
C. 调适　D. 环境控制
E. 应对和应激

7. 通过不断地学习并受环境的影响，人类的行为在不断发展变化，这是指人类行为的
A. 目的性　B. 可塑性
C. 差异性　D. 主动性
E. 被动性

8. 某医院通过培训提高了该院护士的职业素质，这体现了
A. 人力资源的流动性
B. 人力资源的可塑性
C. 人力资源的组合性
D. 人力资源的消耗性
E. 人力资源的主观能动性

9. 健康教育要求因人而异、因势利导，以适应行为特点的
A. 可塑性　B. 差异性
C. 目的性　D. 自发性
E. 偶然性

10. 某糖尿病患者参加朋友聚餐时，注意避免进食过多高糖食物。该行为属于哪种适应方式
A. 条件反射　B. 自我控制
C. 调适　D. 顺应
E. 应激

11. 人类行为的构成要素不包括
A. 行为主体　B. 行为客体
C. 行为环境　D. 行为目标
E. 行为结果

12. 属于顺应的适应性行为有
A. 5岁小孩醒来后，没看到妈妈就开始哭
B. 患重病时拒绝休息，坚持工作
C. 听到邻居患癌症，自己害怕而不再去医院看病
D. 反复询问医护人员自己是否得病
E. 根据医嘱，按时服药

13. 某儿童8岁，爱探究、好攻击、喜欢表现自我，正处于人生发展的
A. 被动发展阶段　B. 主动发展阶段
C. 自主发展阶段　D. 巩固发展阶段
E. 晚年发展阶段

14. 以下行为中属于本能行为的是
A. 学习知识　B. 模仿表演
C. 与人交往　D. 躲避危险
E. 下雨打伞

15. 在行为的五个构成要素中，“人的行为所指向的目标”是指
A. 行为主体　B. 行为客体
C. 行为环境　D. 行为手段
E. 行为结果

(16～17题共用题干)

王小姐，女，18岁，因面临考试，担心考试不及格，每天只睡眠5个小时。1周后，出现头晕、恶心、腹泻，来到门诊。

16. 王小姐的表现是一种
A. 反射　B. 顺应
C. 积极应对　D. 自我调节
E. 应激适应不良

17. 护理人员进行健康教育时应当注意帮助王小姐缓解何种情绪

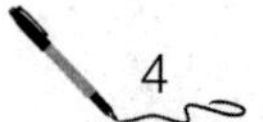

A. 抑郁　　B. 愤怒
C. 悲伤　　D. 平静
E. 焦虑

（18～19 题共用备选答案）

A. 反射　　B. 自我控制
C. 调适　　D. 顺应
E. 应对

18. 看到飞来的物体，人立即产生躲避的行为是一种

19. 个体不断接受新的经验、改变自己行为方式，以适应客观环境的行为称为

20. 不属于人类本能行为的有

A. 躲避行为　　B. 睡眠行为
C. 防御行为　　D. 守法行为
E. 性行为

21. 决定人类本能行为的主要因素是人的

A. 生物性　　B. 成长性
C. 学习性　　D. 社会性
E. 适应性

22. 某行人过马路时突然发现交通信号灯变为“红灯”，该行人立即退回路边，属于人类行为的哪一种适应形式

A. 反射　　B. 自我控制
C. 调适　　D. 应对
E. 应激

## 答案与解析

1～3. C、D、E。**解析：**（1）人类行为形成和发展的主动发展阶段在 3～12 岁内，此阶段的行为有明显的主动性，其主要表现为爱探究、好攻击、易激惹、喜欢自我表现等。（2）人类行为形成和发展的自主发展阶段在 12～13 岁起延续至成年，此阶段人们开始通过对自己、他人、环境、社会的综合认识，调整自己的行为。（3）人类行为形成和发展的巩固发展阶段在成年后并持续终生，此阶段的行为已基本定型，但由于环境、社会及个人状况均在不断变化，人们必须对自己的行为加以不断的调整、完善、充实和提高。

4. C。**解析：**人类行为的形成和发展可分为四个阶段：①被动发展阶段在 0～3 岁内，此阶段的行为主要依靠遗传和本能的力量发展而成；②主动发展阶段在 3～12 岁内，此阶段的行为有明显的主动性；③自主发展阶段自 12～13 岁起延续至成年，此阶段人们开始通过对自己、他人、环境、社会的综合认识，调整自己的行为；④巩固发展阶段在成年后并持续终生，此阶段行为已基本定型，但由于环境、社会及个人状况不断变化，人们对自己的行为不断调整、完善、充实和提高。

5. A。**解析：**人类的行为因其生物性和社会性所决定，可分为本能行为和社会行为两大类。人类的本能行为由人的生物性所决定，是人类的最基本行为，如摄食行为、性行为、躲避行为、睡眠行为等。

6. D。**解析：**适应形式：反射、自我控制、调适、顺应、应对和应激。

7. B。**解析：**通过不断地学习并受环境的影响，人类的行为在不断发展变化，这是指人类行为的可塑性。

8. B。**解析：**通过不断的学习及受环境的影响，人类的行为在不断发展变化，这就是人类行为的可塑性。

9. B。**解析：**差异性：由于行为的差异性，决定了健康教育的措施必须因人而异、因势利导；可塑性：健康教育工作者应充分利用人类行为可塑性的特点，抓住人们社会化关键期的教育训练，帮助人们改变不良行为，培养健康文明的行为；目的性：

人类行为的目的性是健康教育的前提。

10. B。

11. D。**解析：**人类行为由五个基本要素构成：即行为主体、行为客体、行为环境、行为手段和行为结果。

12. E。**解析：**顺应是指个体与群体不断接受新的经验，改变自己的行为方式，以适应客观环境的变化。患者患病后能够按照医生的指导，自觉按时服药，是一种顺应的适应性行为。

13. B。**解析：**人的整个生命周期中，主动发展阶段在3～12岁内，此阶段的行为有明显的主动性，其主要表现为爱探究、好攻击、易激惹、喜欢表现自我等。

14. D。**解析：**人类的本能行为由人的生物性所决定，是人类的最基本行为，如摄食行为、性行为、躲避行为以及睡眠行为等。

15. B。**解析：**在行为的五个构成要素中，行为客体是指"人的行为所指向的目标"。

16. E。**解析：**人在与环境的相互作用过程中，形成多种适应形式。应激是个体对紧张刺激的一种非特异性的适应性反应，如果出现了应激过程中的非适应性反应而引发身心症状，则为应激适应不良。

17. E。**解析：**考试焦虑是学生常有的不良情绪，护理人员进行健康教育时应当注意帮助王小姐缓解焦虑情绪。

18～19. A、D。**解析：**（1）人体通过"反射弧"对外界刺激做出反应的方式称反射，与人的本能行为相联系。如看到飞来的物体，人立即产生躲避的行为，就是一种反射活动。(2) 个体不断接受新的经验，改变自己的行为方式，以适应客观环境的行为称为顺应。

20. D。**解析：**人类本能行为是指人的生物学特性所决定的行为，如摄食行为、睡眠行为、性行为、攻击和自我防御行为等。"守法"属于社会行为，不属于本能行为；故D错误，为本题正确答案。人类社会行为由人的社会学特性所决定，其造就机构来自社会环境；人们通过不断的学习、模仿、受教育以及人与人交往与沟通的过程，逐步使自己的行为得到社会承认、符合道德规范、具有社会价值，从而与周围环境相协调适应。

21. A。**解析：**生物性是决定人类本能行为的主要因素，本能行为是人类的最基本行为，如摄食行为、睡眠行为、性行为、攻击和自我防御行为等。

22. A。**解析：**根据题中所述，该行人躲避车辆的适应形式为"反射"。人类行为的主要适应形式有6种：①反射，人体通过神经系统"反射弧"对外界刺激做出反应的方式称反射，分为条件反射与非条件反射，最基本的反射与人类本能行为相联系。如当一个人看到突然飞来的物体，会立即产生躲避行为。反射为人类的适应行为奠定了基础。②自我控制，当某种行为可导致正、负两方面的结果时，个体常常对自己的部分负向行为进行控制，以达到社会适应。③调适，是指个体与他人之间、群体与群体之间相互配合、相互适应的方式和过程。调适一般发生在协调矛盾、解决冲突的过程中。④顺应，是指个体与群体不断学习与接受新的经验、改变自己旧有的行为方式，以适应客观环境的变化。⑤应对，是指个体决定是否采取某种行为，以适应目前或长远的需要。⑥应激，是指个体对紧张刺激或紧急事件的一种非特异性适应性反应。

## 第二节 影响行为的因素

1. 人类一般通过三种学习方式来发展行为，分别是
   A. 无意模仿、有意模仿和刻意模仿
   B. 无意模仿、有意模仿和强迫模仿
   C. 自愿模仿、强迫模仿和被动模仿
   D. 自愿模仿、有意模仿和强迫模仿
   E. 无意模仿、有意模仿和被动模仿
2. 学生在运动会之前在老师的指导下进行队列训练，这种队列训练的行为属于一种
   A. 无意模仿
   B. 有意模仿
   C. 强迫模仿
   D. 自愿模仿
   E. 随意模仿

（3～4 题共用备选答案）

A. 无意模仿　B. 有意模仿
C. 强迫模仿　D. 正强化
E. 负强化

3. 8 个月儿童玩耍的时候，随着妈妈的讲话而发出“妈妈”的声音，这种行为属于
4. 糖尿病患者跟随电视录像学习做无糖食品，这种行为属于

### 答案与解析

1. B。**解析：**人类一般通过三种学习方式来发展行为，一般通过无意模仿获得日常生活行为，通过有意模仿获得自己希望、羡慕的行为，通过强迫模仿获得规定行为。

2. C。**解析：**人类一般通过三种学习方式来发展行为，包括无意模仿、有意模仿和强迫模仿。其中强迫模仿可以让人们获得规定行为，如队列训练等。

3～4. A、B。**解析：**人类一般通过三种学习方式来发展行为，包括无意模仿、有意模仿和强迫模仿。其中无意模仿可以让人们获得日常生活行为，有意模仿获得自己希望、羡慕的行为。

## 第三节 健康相关行为

1. 吸毒行为应属于
   A. 日常危害健康行为
   B. 致病性行为模式
   C. 不良疾病行为
   D. 违规行为
   E. 不良嗜好行为

（2～3 题共用题干）

张某，男，20 岁，自己的父亲曾经吸过毒并且已经去世，母亲怕子女吸毒而对子女管教很严。张某中学毕业后做生意时无意中染上毒瘾，有一次，张某私自购买了某成瘾药物，由于服用剂量过大而导致昏迷。

2. 他这种滥用药物的行为属于
   A. 日常危害健康行为
   B. 致病性行为模式
   C. 不良疾病行为
   D. 违规行为
   E. 预警行为
3. 张某的成瘾行为主要受到
   A. 遗传因素的影响
   B. 环境因素的影响

C. 学习因素的影响

D. 个性因素的影响

E. 政治因素的影响

4. 以下属于不良疾病行为的是

A. 吸烟　　B. 酗酒

C. 讳疾忌医　　D. 暴饮暴食

E. 缺乏锻炼

(5～7题共用备选答案)

A. 日常健康行为

B. 避开有害环境行为

C. 戒除不良嗜好行为

D. 预警行为

E. 保健行为

5. 预防接种属于

6. 驾车时使用安全带属于

7. 患病后及时就医属于

(8～10题共用备选答案)

A. 日常健康行为

B. 避开有害环境行为

C. 戒除不良嗜好行为

D. 预警行为

E. 保健行为

8. 驾车使用安全带属于

9. 合理营养属于

10. 积极应对紧张生活事件属于

11. 危害健康行为的类型不包含

A. 日常危害健康行为

B. 有害环境行为

C. 不良疾病行为

D. 违规行为

E. 致病性行为模式

12. 男，40岁，诊断风心病二尖瓣狭窄，3周前进行二尖瓣替换手术，术后恢复顺利，出院前医生告知病人需终生服用华法林，护士在出院教育时应帮助病人建立何种行为

A. 日常健康行为　　B. 病人角色行为

C. 自我护理行为　　D. 自我保健行为

E. 遵医嘱服药行为

13. 患者，男，44岁，商人，诊断为“原发性肝癌”，有20年的饮酒史。患者该行为的特点是

A. 有利性　　B. 适宜性

C. 危害性　　D. 违法性

E. 偶然性

14. 患者，男，20岁，长期吸烟、酗酒，且有吸毒行为和性乱交行为，其危害健康行为的类型属于

A. 日常危害健康行为与不良疾病行为

B. 致病性行为模式与不良疾病行为

C. 日常危害健康行为与违规行为

D. 致病性行为模式与违规行为

E. 不良疾病行为与违规行为

15. 促进健康的行为包括

A. 日常健康行为　　B. 自我保健行为

C. A型行为　　D. 求医行为

E. 病人角色行为

16. 健康相关行为的最佳解释是

A. 与疾病有关的行为

B. 与健康和疾病有关的行为

C. 促进健康的行为

D. 危害健康的行为

E. 与健康相关的行为

17. “合理营养、充足睡眠、适量运动”属于

A. 日常健康行为

B. 避开有害环境行为

C. 预警行为

D. 保健行为

E. 遵医行为

18. 致病性行为模式是指
    A. 日常生活中危害健康的行为习惯
    B. 患病过程中所表现出来的不利于疾病康复的行为
    C. 可导致特异性疾病发生的行为模式
    D. 违反法律法规并危害健康的行为
    E. 不利于身体健康的行为
19. 李某，女，50 岁，性格内向，平时与人相处时非常依顺忍让，但经常独自生闷气，而且从不与家人交流自己的感受，最近查出乳腺癌。李某的行为模式特征符合
    A. A 型行为　　B. B 型行为
    C. C 型行为　　D. D 型行为
    E. E 型行为
20. 张某在体检中查出患有高血压，于是决定戒烟、戒酒，他的这种行为属于
    A. 日常健康行为
    B. 避开有害环境行为
    C. 戒除不良嗜好行为
    D. 预警行为
    E. 保健行为
21. 酗酒属于
    A. 日常危害健康行为
    B. 致病性行为模式
    C. 不良疾病行为
    D. 违规行为
    E. 预警行为
22. 以下属于不良疾病行为的是
    A. 生病后，及时入院治疗
    B. 因病致残后，坚持康复训练
    C. 生病后上网查询疾病相关知识
    D. 得知患病后，按照医生指导调节饮食
    E. 生病后，求神拜佛替代吃药
23. 促进健康行为具有五个特点，其中，“行为的强度能理性控制”指的是
    A. 有利性　　B. 规律性
    C. 和谐性　　D. 一致性
    E. 适宜性

（24～25 题共用题干）

吴某，男，40 岁，某公司副总经理，由于头晕、胸闷来就诊。平时脾气暴躁，容易发脾气，做事匆忙，常为完成工作而加班，讲话快，对下属要求严格。

24. 从致病性行为模式的角度来说，吴某的行为属于
    A. A 型行为　　B. B 型行为
    C. C 型行为　　D. D 型行为
    E. E 型行为
25. 吴某的行为模式最容易患何种疾病
    A. 肿瘤　　B. 肠炎
    C. 冠心病　　D. 胃溃疡
    E. 甲亢

（26～27 题共用备选答案）

A. 日常健康行为
B. 避开有害环境行为
C. 戒除不良嗜好行为
D. 预警行为
E. 保健行为

26. 小王最近被任命为部门经理，工作内容一下子增加了许多，工作压力也越来越大，为了缓解由此带来的焦虑，小王到某健身俱乐部办了一张会员卡，她每周在工作之余不再加班，而是定期到该健身俱乐部练习瑜伽，以缓解身心的紧张。小王的行为属于
27. 王某的女儿今年 3 岁，在女儿出生后，她就带女儿到某三甲医院儿童保健科为女儿建立保健档案，并定期体检身体。

王某的行为属于

28. 不属于促进健康行为特点的是

A. 有利性　　B. 和谐性

C. 一致性　　D. 规律性

E. 灵活性

29. 男，19岁，大二学生。因同宿舍同学感染肺结核而使其感到害怕，故在日常生活中保持充足睡眠和适量的体育锻炼。他的这种行为属于

A. 避开有害环境行为

B. 日常健康行为

C. 戒除不良嗜好行为

D. 预警行为

E. 保健行为

## 答案与解析

1. D。**解析**：违规行为指违反法律法规、道德规范并危害健康的行为，如药物滥用、性乱交等。

2. D。**解析**：在危害健康的行为中，违规行为指违反法律法规、道德规范并危害健康的行为，如药物滥用、性乱交等。

3. B。**解析**：人类的行为由内因和外因共同决定，即受到遗传、环境及学习因素的影响。自然环境和社会环境是人类行为发展的外在大环境。

4. C。**解析**：疾病行为指个体从感知到自身有病至疾病康复全过程所表现出来的一系列行为。不良疾病行为可能发生在上述过程的任何阶段，常见的行为表现形式有：疑病、恐惧、讳疾忌医、不及时就诊、不遵从医嘱、迷信，甚至自暴自弃等。

5~7. E、D、E。**解析**：(1) 保健行为指有效、合理利用卫生资源，维护自身健康的行为，如定期体检、预防接种、患病后及时就医、遵医嘱等行为。(2) 预警行为指对可能发生的危害健康事件的预防性行为及在事故发生后正确处置的行为，如驾车时使用安全带、事故发生后的自救和他救行为等。

8~10. D、A。B。**解析**：(1) 预警行为是指对可能发生的危害健康事件预先采取预防措施，从而预防事故发生，以及能在事故发生后正确处置的行为，如驾车使用安全带，溺水、车祸、火灾等意外事故发生后的自救和他救行为。(2) 日常健康行为是指日常生活中一系列有益于健康的基本行为，如合理营养、平衡膳食、适当的身体活动、积极的休息与适量睡眠等。(3) 避开有害环境行为是指避开生活和工作的自然环境与心理-社会环境中对健康有害的各种因素，包括积极或消极两类方式，如离开被二手烟污染的环境、处于存在污染的环境中工作时穿戴防护用具等属于消极避免环境危害的行为，而采取措施减轻环境污染、积极应对那些引起人们心理应激的紧张生活事件等则属于积极避免环境危害的行为。

11. B。**解析**：危害健康行为的类型包含：①日常危害健康行为：日常生活、职业活动中危害健康的行为习惯；②致病性行为模式：可导致特异性疾病发生的行为模式；③不良疾病行为：个体从感知到自身患病至疾病康复全过程所表现出来的一系列行为；④违规行为：违反社会法律法规、道德规范并危害健康的行为。

12. E。**解析**：二尖瓣替换术后需终生服用华法林，否则会有再栓塞的风险。护士应在出院教育时帮病人建立遵医嘱服药行为，使手术效果能够长久维持。

13. C。**解析**：危害性行为指对自身、他人、社会健康有直接或间接、现存或潜在的危害，如吸烟行为。

14. C。**解析**：“长期吸烟、酗酒”属于日常危害健康行为；“吸毒行为和性乱交行为”属于违规行为。

15. A。**解析**：A型行为模式与冠心病的发生密切相关，属于致病性行为模式。促进健康的行为类型包括：日常健康行为，避开有害环境行为，戒除不良嗜好行为，预警行为，保健行为。而危害健康的行为类型包括：日常危害健康行为，致病性行为模式，不良疾病行为，违规行为。

16. B。**解析**：健康相关行为是指人类个体和群体与健康和疾病有关的行为。健康相关行为可分为促进健康行为和危害健康行为两大类。

17. A。**解析**：日常健康行为指日常生活中有益于健康的行为，如合理营养、充足睡眠、适量运动等。

18. C。**解析**：致病性行为模式是指可导致特异性疾病发生的行为模式。

19. C。**解析**：本例患者属于C型行为，C型行为模式与肿瘤的发生有关。

20. C。**解析**：戒除不良嗜好行为指自觉抵制、戒除不良嗜好的行为，如戒烟、不酗酒、不滥用药物等。

21. A。**解析**：日常危害健康行为指日常生活、职业活动中危害健康的行为习惯，如吸烟、酗酒、缺乏体育锻炼等。

22. E。**解析**：不良疾病行为指个体从感知到自身患病至疾病康复全过程中所表现出来的不利于健康、疾病恢复的行为，如瞒病、恐病、讳疾忌医、不遵医嘱等。

23. E。**解析**：在促进健康行为的五个特点中，适宜性指“行为的强度能理性控制”。

24. A。**解析**：致病性行为模式中，A型行为的核心行为表现为：不耐烦和敌意。常因别人的微小失误或无心得罪而大发雷霆，常匆忙打断别人讲话，容易发脾气。

25. C。**解析**：A型行为模式又称为“冠心病易发性行为”。

26～27. B、E。**解析**：（1）避开有害环境行为指避免暴露于自然环境和社会环境中有害健康的危险因素；小王在周末离开紧张的工作环境到健身俱乐部健身属于避开有害环境的行为。（2）保健行为指有效、合理利用卫生资源，维护自身健康的行为；王某利用医院资源为女儿建立保健档案并定期体检属于保健行为。

28. E。**解析**：促进健康行为的特点：有利性、规律性、和谐性、一致性、适宜性。有利性行为有利于自身、他人及整个社会的健康，如不吸烟；规律性是指行为规律恒定，而不是偶然行为，如定时、定量进餐；和谐性是指行为与所处环境相协调和谐；一致性是指个体外显行为与内在心理、情感一致；适宜性是指行为的强度能受到个体的意识与理性控制。

29. B。**解析**：促进健康行为的类型包括：①日常健康行为，指日常生活中有益于健康的行为，如合理营养、平衡膳食、适当的身体活动、积极的休息与充足睡眠等。②戒除不良嗜好行为，不良嗜好是指对健康有危害的个人偏好，如吸烟、酗酒。③预警行为，是指对可能发生的危害健康事件预先采取措施从而预防事故发生，以及能在事故发生后正确处置的行为；如驾车时使用安全带、事故发生后的自救和他救行为等。④保健行为，是指有效、合理利用卫生资源以维护自身健康的行为，如建立保健档案、定期体检、预防接种、患病后及时就医、依从医嘱合理治疗等行为。本题干中，该学生在日常生活中保持充足睡眠和适量的体育锻炼，属于“日常健康行为”。

## 第四节 健康相关行为改变理论

1. 健康信念模式解释健康相关行为所运用的方法是

A. 医学基础 B. 社会心理
C. 临床医学 D. 医学管理
E. 卫生管理

2. 根据“知信行模式”，信念是行为产生和改变的

A. 基础 B. 目标
C. 动力 D. 后果
E. 原因

3. 某居民，女，58岁，高血压病患者，喜好高盐饮食。社区护士按照健康相关行为改变理论的“知信行模式”对其进行健康教育。按照“知信行模式”，“信”在此案例中是指

A. 提高该居民对社区护士的信任
B. 该居民能达到低盐饮食行为的信度
C. 该居民形成高盐饮食危害健康的信念
D. 该居民建立低盐饮食促进健康的效度
E. 社区护士向该居民提供低盐饮食有益健康的信息

4. 护士给某肺癌患者讲述手术前戒烟的目的和重要性，指导患者术前戒烟。其采用的健康教育模式是

A. 知信行模式 B. 健康信念模式
C. 行为转变模式 D. 健康促进模式
E. 自我调节模式

5. “知信行模式”的目标是

A. 增加人们的健康知识
B. 改善人们的健康信念
C. 强化人们的自理能力
D. 促使健康行为的产生
E. 提高人们的生活质量

(6~7题共用备选答案)

A. 对疾病严重性的认识
B. 对疾病易感性的认识
C. 对行为有效性的认识
D. 对采取或放弃某种行为障碍的认识
E. 对自身采取或放弃某种行为能力的自信

6. 在健康信念模式中，人们对采取或放弃某种行为后能否有效降低患病危险性或减轻疾病后果的判断，属于

7. 在健康信念模式中，个体对罹患某种疾病可能性的认识，属于

8. 下列哪项不属于病人学习目标

A. 入院教育目标 B. 认知目标
C. 技能目标 D. 情感目标
E. 行为目标

9. 王某，男，18岁，大学生，由于同宿舍的同学患肺结核而感到很害怕，到医院查体，并在平时生活中注意保持充足睡眠，定期进行适量的运动。王某到医院查体的行为所涉及的健康信念是

A. 知觉到易感性和严重性
B. 知觉到益处
C. 知觉到障碍
D. 自我效能

E. 知觉到社会力量

10. 根据行为矫正对象对行为指导的态度，可将行为矫正对象分为需要型、无需要型和

A. 热情型　　B. 退缩型
C. 主动型　　D. 冷漠型
E. 被动型

（11～12 题共用题干）

一位患者被查出患有冠心病，这位患者已经吸烟几十年，虽然曾经戒烟，但是都没有成功。根据“知信行模式”，护士小张正通过健康教育的形式帮助患者戒烟。

11. 这位冠心病患者的吸烟行为属于

A. 高可变性行为
B. 经常发生的行为
C. 低可变性行为
D. 相互影响行为
E. 与传统生活方式不密切的行为

12. 根据“知信行模式”，护士小张在帮助患者戒烟行为的过程中，最先做的应该是

A. 使患者了解吸烟的危害和戒烟的益处
B. 帮助患者掌握戒烟的方法
C. 告诉患者应当自愿戒烟
D. 制订戒烟的具体计划
E. 告知戒烟过程中会遇到的困难

（13～14 题共用备选答案）

A. 脱敏法　　B. 示范法
C. 厌恶法　　D. 正强化法
E. 想象法

13. 孩子每次刷牙之后都受到妈妈的奖励，因此养成每天刷牙的习惯。妈妈采用的方法是

14. 失恋的小王每当想起以前的女友，就以皮筋用力弹手腕而使自己感到疼痛和厌恶，以至于不愿再想女友。这种方式是

15. 为改变一个人的吸烟行为，使其戒烟，首先使吸烟者了解吸烟的危害和戒烟的益处，掌握戒烟的方法，从而使戒烟者形成吸烟危害健康的信念，秉持自觉、自愿戒烟的积极态度，最终产生戒烟的行为。上述过程称为

A. 健康信念模式
B. 知信行模式
C. 自然发展模式
D. 社会心理模式
E. 有效性认识模式

16. 男性居民，62 岁，身高 175 cm，体重 88 kg，已确诊患高血压和糖尿病，平常喜爱高热量、高蛋白质和高脂肪的“三高”饮食。在社区健康促进活动中，护士希望按照健康信念模式帮助其采取健康的饮食行为。按照健康信念模式，护士首先应帮助该居民

A. 了解高血压和糖尿病的遗传因素
B. 认识到“三高”饮食危害健康的严重性
C. 树立预防疾病、采取健康饮食行为的态度
D. 戒除“三高”饮食，建立健康饮食行为的信念
E. 采取健康饮食行为的态度，戒除“三高”饮食

## 答案与解析

1. B。**解析：**健康信念模式是建立在需要和动机理论、认知理论和价值期望理论基础上，运用社会心理方法解释健康相关行为的理论模式，关注于人对健康的态度

和信念，重视影响信念的内、外因素。

2. C。**解析：**“知”为知识、学习，“信”为信念、态度，“行”为行为、行动。“知信行模式”认为：知识是基础，信念是动力，行为的产生和改变是目标。

3. C。**解析：**“知”为知识、学习，“信”为信念、态度，“行”为行为、行动。根据“知信行模式”：知识是基础，信念是动力，行为的产生和改变是目标。人们通过学习，获得相关的健康知识和技能，逐步形成健康的信念和态度，从而促成健康行为的产生。

4. A。

5. D。**解析：**“知信行模式”（KABP或KAP）是改变人类健康相关行为的模式之一，它将人类行为的改变分为获取知识、产生信念及形成行为三个连续过程。人们通过学习，获得相关的健康知识和技能，逐步形成健康的信念和态度，从而促成健康行为的产生。

6～7. C、B。**解析：**（1）对行为有效性的认识是指人们对采取或放弃某种行为后能否有效降低患病危险性或减轻疾病后果的判断，包括减缓病痛、减少疾病产生的社会影响等。只有当人们认识到自己行为的有效时，人们才能自觉采取行为。（2）对疾病易感性的认识是指个体对行为会危害自己健康或患病可能性的敏感程度。

8. A。

9. A。**解析：**健康信念模式指人们要采取某种促进健康行为或戒除某种危害健康行为，包括认识到某种疾病或危险因素的严重性和易感性（对疾病严重性的认识和对疾病易感性的认识），认识到采纳或戒除某种行为的困难及益处，对自身采纳或戒除某种行为能力的自信。

10. D。**解析：**根据行为矫正对象对行为指导的态度，可将行为矫正对象分为需要型、无需要型和冷漠型。

11. C。**解析：**低可变性行为是指：①形成时间已久的行为；②深深根植于文化传统或传统生活方式中的行为；③既往无成功改变实例的行为。

12. A。**解析：**根据“知信行模式”，为改变一个人的吸烟行为，使其戒烟，首先要使吸烟者了解吸烟的危害和戒烟的益处。

13～14. D、C。**解析：**（1）在行为矫正过程中，正强化法和厌恶法是常用的方法。使行为得到加强并保持重复出现的刺激现象称为正强化。（2）使行为得到削弱以致消失的刺激现象称为负强化。厌恶法属于负强化的一种。

15. B。**解析：**本题干中，通过获得戒烟相关的健康知识和方法，逐步形成戒烟的信念和态度，从而促成戒烟行为的产生，这个过程称为“知信行模式”。知信行模式中，“知”：知识和学习，是基础；“信”：信念和态度，是动力；“行”：产生促进健康行动、消除危害健康行为等改变的过程，是目标。但知识转变成行为尚需要外界条件，而健康教育就是促进知识转变成行为的重要外界条件。

16. B。**解析：**根据健康信念模式，人们要采取某种促进健康行为或戒除某种危害健康行为，必须具备以下三方面的认识：①认识到某种疾病或危险因素的严重性和易感性；②认识到采纳或戒除某种行为的困难及益处；③对自身采纳或戒除某种行为能力的信心。本题干中，该居民已确诊患高血压和糖尿病，平常喜爱“三高”饮食，提示其尚未认识到“三高”饮食危害健康的严重性；因此，护士需首先帮助该居民认识到“三高”饮食对于健康的危害。

# 第三章 健康传播的方法与技巧

## 第一节 健康传播的基本概念

1. 传播的分类不包括
   A. 自我传播　B. 组织传播
   C. 大众传播　D. 群体传播
   E. 社团传播
2. 乳腺外科病房护士编制了一套乳腺癌根治术后功能训练康复操。在健康传播的过程中，以下不能作为该康复操特点的是
   A. 科学性　B. 针对性
   C. 指导性　D. 通用性
   E. 随意性

（3～5题共用备选答案）
   A. 传者　B. 受传者
   C. 信息　D. 讯息
   E. 传播效果

3. 受传者在知识、情感、态度行为等方面发生的变化称为
4. 传播行为的引发者称为
5. 人类社会传播的一切内容称为
6. 在少数民族基层社区发放只有汉字的宣传折页，这属于
   A. 信息设计不妥当　B. 媒介选择错误
   C. 受者选择错误　D. 科学性不强
   E. 传播者文化素养不高
7. 下列哪项不属于健康教育传播的方法
   A. 语言教学法　B. 文字教学法
   C. 形象教学法　D. 综合教学法
   E. 示范教学法
8. 对健康传播的特点，下列的描述正确的是
   A. 健康传播传递的是健康信息。健康信息是一种宝贵的卫生资源，泛指一切有关人的健康的知识、概念、技术、技能和行为模式
   B. 健康传播是以社区人群为中心，力图达到改变个人和群体的知识、态度、行为，使之向有利于健康方向转化的目的
   C. 健康传播的过程具有单一性
   D. 健康传播对传播者没有特殊素质要求
   E. 健康传播不具有明确的目的性
9. 健康传播的过程具有复合性是指
   A. 健康传播是一种人际传播
   B. 健康传播是一种社会性传递信息的行为
   C. 健康传播是个体之间、集体之间以及个体与集体之间交换、传递信息的过程
   D. 健康传播多表现为多级传播、多种途径传播及多次反馈
   E. 健康传播是全身心的传播
10. 健康传播的特点不包括
   A. 传递的是健康信息
   B. 具有明确的目的性
   C. 具有一定的营利性
   D. 传播者属于专门的技术人才

E. 以健康为中心

11. 乳腺癌患者自发成立联谊会，定期开展交流活动。该传播活动的类型属于

A. 人际传播　　B. 群体传播

C. 大众传播　　D. 组织传播

E. 自我传播

## 答案与解析

1. E。**解析**：人类传播包括非社会传播和社会传播。非社会传播包括：人类传播(又称自我传播)、人际传播；社会传播包括：群体传播、组织传播、大众传播、国际传播、跨文化传播、全球传播。

2. E。

3~5. E、A、C。**解析**：(1) 传播效果是指传播对人的行为产生的有效结果。具体指受传者接受信息后，在知识、情感、态度、行为等方面发生的变化。(2) 传播者又称传者、信息源等，是传播行为的引发者，即在传播过程中信息的主动发出者。(3) 信息指音讯、消息，通讯系统传输和处理的对象，泛指人类社会传播的一切内容。

6. A。**解析**：信息泛指人类社会传播的一切内容；讯息是由一组相关联且具有完整意义的信息符号所构成的具体信息。讯息是一种信息，通过讯息，传、受双方发生意义的交换，达到互动的目的。题干中汉字属于讯息，是信息的一种，因此题干所述做法属于信息设计不妥当。

7. E。**解析**：健康传播是指以人类健康为出发点，运用各种传媒渠道及方法，为维护和促进人类健康的目的而制作、传递、分散、交流、分享健康信息的过程。

8. A。**解析**：健康传播具有四个主要特点：①健康传播传递的是健康信息（A正确)：健康信息是一种宝贵的卫生资源，泛指一切有关人类健康的知识、概念、技术、技能和行为模式；②健康传播具有明确的目的性（E错误)：健康传播是以健康为中心（B错误)，力图达到改变个人和群体的知识、态度、行为，使之向有利于健康方向转化的目的；③健康传播的过程具有复合性（C错误)：健康传播多表现为多级传播、多种途径传播及多次反馈；④健康传播对传播者有特殊素质要求（D错误)：健康传播者属于专门的技术人才，有其特定的要求。

9. D。**解析**：健康传播是通过各种渠道，运用各种传播媒介和方法，为维护和促进人类健康而收集、制作、传递、分享健康信息的过程；其特点之一就是其过程具有复合性，多表现为多级传播、多种途径传播及多次反馈。

10. C。**解析**：健康传播有四个特点：(1) 传递的是健康信息，即以“健康”为中心。(2) 具有明确的目的性。(3) 传播者属于专门的技术人才。(4) 健康传播的过程具有复合性。而“具有一定的营利性”不是健康教育的特点。

11. B。**解析**：按照传播的规模，可将人类传播活动分为5种类型：①人际传播，是指人与人之间面对面直接的信息交流，是个体之间的相互沟通；人际传播是建立人际关系的基础，是人类社会共享信息的最基本传播形式。②群体传播，是指组织以外小群体（非组织群体）的传播活动。③大众传播，是指职业性传播机构通过广播、电视、电影、报刊、书籍等大众传播媒介向范围广泛、为数众多的社会人群传递信息的过程。④组织传播，是指组织与

组织之间、组织内部成员之间的信息交流活动，是有组织、有领导进行的并具有一定规模的信息传播。⑤自我传播（又称人内传播），是指个体接受外界信息后，在头脑中进行信息加工与处理的过程。本题干中，自发形成的联谊会是组织以外的小群体，其传播活动的类型属于“群体传播”。

## 第二节　人际传播

（1～2 题共用备选答案）

A. 声调　　B. 语言
C. 眼神　　D. 节奏
E. 服饰

1. 无声的动姿指
2. 无声的静姿指
3. 当健康教育者想进一步深入了解教育对象拒绝戒烟的原因时，常采用的提问方式是
   A. 封闭式提问　　B. 开放式提问
   C. 探索式提问　　D. 偏向式提问
   E. 复合式提问
4. 关于人际传播的技巧，正确的叙述是
   A. 需要对某一问题进行深入了解时，通常选择开放式提问
   B. 偏向式提问的问题中常包含提问者的观点
   C. 应避免使用诱导式提问
   D. 尽量避免使用否定性反馈
   E. 仪表形象不属于非语言性传播技巧
5. 护士与患者交谈时，患者问及护士私生活，护士不好意思地随口道：“哦。”这属于反馈技巧的
   A. 模糊性反馈　　B. 肯定性反馈
   C. 语言性反馈　　D. 否定性反馈
   E. 错误性反馈
6. 提问的问题比较笼统，旨在诱发对方说出自己的感觉、认识、态度和想法，适用于了解对方真实的想法。此种提问方式是
   A. 开放式提问　　B. 封闭式提问
   C. 探索式提问　　D. 复合式提问
   E. 偏向式提问
7. 说服教育对象转变不正确的健康态度、信念和行为习惯，属于
   A. 咨询　　B. 交谈
   C. 教育　　D. 劝服
   E. 指导

（8～9 题共用备选答案）

A. 封闭式提问　　B. 开放式提问
C. 探索式提问　　D. 偏向式提问
E. 复合式提问

8. “您多大年纪了”属于
9. “你今天感觉好多了吗”属于
10. 人际传播中，不恰当的谈话技巧是
    A. 围绕一个主题，避免内容过多
    B. 重点突出，适当重复重要内容
    C. 谈话速度适中，注意避免停顿
    D. 注意观察对方的非语言信息
    E. 及时反馈对方信息
11. 护患沟通的主要反馈机制是
    A. 提问　　B. 倾听
    C. 重复　　D. 使用附加语
    E. 澄清
12. 在交谈过程中，最佳的否定性反馈技巧是
    A. 直接指出存在的问题或错误言行
    B. 肯定正确的言行，回避错误言行或

问题

C. 先直接指出存在的问题或错误言行，再肯定正确的方面

D. 先肯定正确的方面，再直接指出存在的问题或错误言行

E. 先肯定正确的方面，再以建议的方式指出存在的问题或错误言行

13. 下列对人际传播特点的描述，不正确的是

A. 是全身心的传播

B. 在传播过程中，情感信息的交流占重要地位

C. 在传播过程中，无论是传播者还是受传者均要用多种感官来传递和接受信息

D. 以个体化信息为主

E. 在传播过程中，对已经确定好的传播策略、交流方式及内容不宜做调整和更改

14. 下列属于偏向式提问的问题是

A. 您今天的体温是多少？

B. 经过这两天的治疗，您今天感觉好多了吧？

C. 您为什么不愿意选择手术治疗呢？

D. 您是在哪里做的检查？检查结果如何？

E. 您愿意和我谈谈自己手术后的感受吗？

15. 在人际交往中利用时间、环境、设施和交往气氛所产生的语义来传递信息，属于

A. 仪表语　　B. 动态体语

C. 同类语言　　D. 时空语

E. 形象语

16. 在人际传播的谈话技巧中，提问时应避免使用的提问是

A. 封闭式问题　　B. 开放式提问

C. 探索式提问　　D. 偏向式提问

E. 复合式提问

17. 在交谈中，当对方说出某些敏感问题或难以回答的问题时，比较恰当的做法是

A. 当作没有听见，继续自己的话题

B. 保持沉默

C. 顾左右而言他，回避问题

D. 做出无明确态度和立场的模糊性反馈

E. 告诫对方最好不要提此类问题

18. 某社区医院在9月20日“全国爱牙日”这一天，在社区居民中开展“关注牙齿健康，享受无病齿生活”的健康教育活动，针对社区居民的牙齿健康问题，答疑解难，帮助他们澄清健齿观念，做出健齿决策。该社区医院使用的人际传播形式为

A. 交谈　　B. 劝服

C. 咨询　　D. 指导

E. 解答

19. 患者，56岁，男，因青光眼急性发作住院治疗。术后第二天，护士小王来到病房向患者讲解术后眼球按摩的相关知识，在交谈中小王不恰当的交流行为有

A. 只围绕术后眼球按摩方法这一个主题，没有涉及其他内容

B. 当对方表现出明显的焦虑和担心时，小王改变了话题

C. 在倾听的过程中注意观察病人的面部表情

D. 在交谈时让病人选择舒适的体位

E. 结束时留给病人一份书面的材料

20. 护士发现糖尿病患者王某的饮食中包含

大量的甜食后，下面哪种表述更合适

A. 你不知道糖尿病是不能吃甜食的吗？你不能再吃任何甜食了，不然你的糖尿病就不能控制了。

B. 你怎么这样不听话啊，不知道糖尿病是不能吃甜食的吗？

C. 我知道你很喜欢吃甜食，但如果你能设法控制一下对甜食的摄取，就符合糖尿病的饮食要求了。

D. 吃吧，吃吧，再吃你就没命了！

E. 知不知道自己的糖尿病多严重，还这么吃甜食，不要命了！

（21～22题共用题干）

患者张某，女，32岁，在得知自己被确诊为乳腺癌早期时，忍不住躺在病床上失声痛哭。这时护士小高轻轻走近王某，在她的床边坐下，默默递给她一张面巾纸，并轻轻地拍拍她的肩膀。

21. 小高的行为属于

A. 动态体语　B. 仪表形象语

C. 同类语言　D. 时空语言

E. 反馈语言

22. 从人际传播技巧上说，小高的传播行为属于

A. 谈话技巧　B. 提问技巧

C. 倾听技巧　D. 反馈技巧

E. 非语言传播技巧

（23～25题共用备选答案）

A. 肯定性反馈　B. 否定性反馈

C. 模糊性反馈　D. 动态体语

E. 仪表形象

23. 在交谈中，护士小王以关注的眼神注视患者，表示在专心倾听对方的话，小王的交流行为属非语言交流中的

24. 当护士小王发现患者的言语不正确时，她应当使用的恰当反馈形式是

25. 护士小王在和患者交谈中，适时插入了一些“是的”“很好”等语言或者点头、微笑等非语言形式给予对方肯定和鼓励，对患者的言行表示了赞同和支持，小王在交谈中的反馈行为属于

26. 进行交谈时，当发现对方不正确的言行或存在的问题时，应该

A. 严厉地指出对方的错误之处

B. 为避免冲突，对于对方不正确的言行或存在的问题不予纠正

C. 为保持关系，随声附和对方

D. 应先肯定对方值得肯定的一面，然后以建议的方式指出问题的所在

E. 中断交谈，不再理对方

27. 下列属于模糊性反馈行为的是

A. 插入“是的”等语言

B. 点头

C. 微笑

D. 沉默

E. 插入“是吗”“哦”等语言

（28～30题共用备选答案）

A. 您对健康是怎么理解的？

B. 您上次复诊是什么时间？

C. 您同意我们大家都支持的第一个方案吗？

D. 您为什么不想再坚持康复训练呢？

E. 这项检查是在哪里做的？您现在感觉怎么样？

28. 在人际交流中，为了让对方很清楚地理解问题的核心，能够准确地回答出问题的要点，应避免使用的问题是

29. 适用于收集简明的事实性资料的问题是

30. 属于开放式提问的是

31. 为深入了解某居民的吸毒问题，社区护

士可采取

A. 封闭式提问　　B. 开放式提问

C. 复合式提问　　D. 探究式提问

E. 诱导式提问

32. 不符合人际传播特点的是

A. 全身心的传播

B. 以个体化信息为主

C. 含情感信息传播

D. 具有及时反馈性

E. 具有自我总结性

33. 不属于人际传播中非语言传播技巧的是

A. 动态体语　　B. 肯定性语言

C. 时空语言　　D. 同类语言

E. 仪表形象

## 答案与解析

1～2. C、E。

3. C。**解析**：探索式提问：提问的问题为探索究竟、追究原因的问题，以了解对方对某一问题、认识或行为产生的原因；封闭式提问：提问的问题比较具体，对方用简短、确切的言语即可回答；开放式提问：提问的问题比较笼统，旨在诱发对方说出自己的感觉、认识、态度和想法；偏向式提问：目的在于暗示对方做出提问者想要得到的答案；复合式提问：此种提问易使回答者感到困惑，不知如何回答，多不宜使用。

4. B。**解析**：需要对某一问题进行深入了解时，通常选择探索式提问（A错误）；诱导式提问又称偏向式提问，适用于提示对方注意某事的场合（C错误），目的在于暗示对方做出提问者想要得到的答案（B正确）；否定性反馈：当发现对方不正确的言行或存在的问题时，应先肯定对方值得肯定的一面，然后以建议的方式指出问题的所在，使对方保持心理上的平衡，易于接受批评和建议（D错误）；仪表形象属于非语言性传播技巧（E错误）。

5. A。**解析**：模糊性反馈是指当患者问及某些敏感问题或难以回答的问题时，护士可做出无明确态度和立场的反应，如“是吗”“哦”等。

6. A。**解析**：开放式提问：提问的问题比较笼统，旨在诱发对方说出自己的感觉、认识、态度和想法；封闭式提问：提问的问题比较具体，对方用简短、确切的言语即可回答；探索式提问：提问的问题为探索究竟、追究原因的问题，以了解对方对某一问题、认识或行为产生的原因；复合式提问：此种提问易使回答者感到困惑，不知如何回答，多不宜使用；偏向式提问：目的在于暗示对方做出提问者想要得到的答案。

7. D。**解析**：在健康教育中，常用的人际传播形式有咨询、交谈或个别访谈、劝服及指导四种。其中，针对教育对象存在的健康问题，说服其改变不正确的健康态度、信念及行为习惯，称为劝服或劝导。

8～9. A、D。**解析**：（1）封闭式提问的问题比较具体，对方用简短、确切的语言即可做出回答，适用于收集简明的事实性资料。（2）偏向式提问又称诱导式提问。偏向式提问的问题中包含提问者的观点，以暗示对方做出提问者想要得到的答案，适用于提示对方注意某事的场合。

10. C。**解析**：人际传播中的谈话技巧包括：①内容明确：一次谈话围绕一个主题，避免涉及内容过广；②重点突出：重点内容应适当重复，以加强对象的理解和记忆；③语速适当：谈话的速度要适中，注意适当停顿（C 错误），给对象思考、提问的机会；④注意反馈：在交谈过程中，注意观察对象的表情、动作等非语言表现形式，以及时了解对象的理解程度。

11. C。**解析：**重复是护患沟通过程中的一种反馈机制。包含正在仔细倾听对方的谈话，使对方注意到他所说的内容，证实对方所说的内容等意义。重复时护理人员应注意适当移情，避免机械化。

12. E。**解析：**否定性反馈：当发现对方不正确的言行或存在的问题时，应先肯定对方值得肯定的一面，然后以建议的方式指出问题的所在，使对方保持心理上的平衡，易于接受批评和建议。

13. E。**解析：**人际传播的特点之一是及时反馈，即在人际传播中，传播者可以及时了解受传者对信息的理解和接受程度，从而根据受传者的需要和特点及时调整传播的策略、交流的方式及内容。

14. B。**解析：**偏向式提问的问题中包含着提问者的观点，以暗示对方做出提问者想要得到的答案，如“您今天感觉好多了吧？”

15. D。**解析：**在人际交往中利用时间、环境、设施和交往气氛所产生的语义来传递信息，是人际交往中的非语言传播，属于时空语。

16. E。**解析：**复合式提问方式为两种或两种以上类型的问题结合在一起，此种提问易使回答者感到困惑，不知如何回答，故应避免使用。

17. D。**解析：**模糊性反馈是指当对方说出某些敏感问题或难以回答的问题时，可以做出无明确态度和立场的反应，如“是吗”“哦”等。

18. C。**解析：**健康教育中常用的人际传播形式有咨询、交谈、劝服、指导四种，其中咨询是针对咨询者的健康问题答疑解难，帮助其澄清观念，做出正确决策。

19. B。**解析：**改变话题并不能减缓患者的焦虑和担心，相反应该面对患者的不良情绪采取否定性反馈，针对患者存在的心理问题以恰当的方式给予干预。

20. C。**解析：**在人际传播中，传播者的语言要礼貌、恰当、得体。选项 C 符合要求。

21. A。**解析：**动态体语是通过无言的动作传情达意，在这里小高正是以动作来表示对患者的关心和理解。

22. E。**解析：**非语言传播技巧是通过动作、体态、姿势、仪表以及人际交往的时间、空间等来传递信息和情感。

23～25. D、B、A。**解析：**（1）动态体语是通过无言的动作传情达意，如目光凝视、表情、手势等，小王的行为即属于此类。（2）否定性反馈是当发现对方不正确的言行或存在的问题时，应先肯定对方值得肯定的一面，然后以建议的方式指出问题的所在，使对方保持心理上的平衡，易于接受批评和建议。（3）肯定性反馈是对于对方的正确言行表示赞同和支持，在交谈中，表现为适时插入了一些“是的”“很好”等语言或者点头、微笑等非语言形式给予肯定，以鼓励对方。

26. D。**解析：**人际传播是建立人际关系的基础，在交谈中，当发现对方不正确的言行或存在的问题时，应先肯定对方值得肯定的一面，然后以建议的方式指出问题的所在，使对方保持心理上的平衡，易于接受批评和建议。

27. E。**解析**：模糊性反馈是指当对方说出某些敏感问题或难以回答的问题时，可以做出无明确态度和立场的反应。

28~30. E、B、A。**解析**：(1) E属于复合式提问，是两种或两种以上类型的问题结合在一起进行提问。此种提问易使回答者感到困惑，不知如何回答。(2) B属于封闭式提问，其问题比较具体，适用于收集简明的事实性资料。(3) 问题A比较笼统，属于开放式提问，在于诱导对方说出自己的感觉、认识和想法。

31. D。**解析**：为深入了解某居民的吸毒问题，社区护士可采取探究式提问。探究式提问的目的是探索究竟、追究原因，以深入了解对方某一问题、认识或行为产生的原因，适用于对某一问题的深入了解。封闭式提问适用于收集简明的事实性资料。开放式提问适用于了解对方真实的情况。诱导式提问包含着提问者的观点，以暗示对方做出提问者想要得到的答案，适用于提示对方注意某事的场合。复合式提问为前述两种或两种以上类型的问题结合在一起。

32. E。**解析**：人际传播的主要特点：①全身心的传播（A排除），在人际传播过程中，无论是传播者还是受传者均需要调动全身心的多种感官进行传递和接受信息，如语言、动态体语、情感等。②以个体化信息为主（B排除），在人际传播过程中，个体之间情感信息的交流占重要地位（C排除）。③反馈及时（D排除），在人际传播过程中，传播者可以及时了解受传者对信息的理解和接受程度，从而根据受传者的需求和特点及时调整传播策略、交流方式及信息内容。

33. B。**解析**：不属于人际传播中非语言传播技巧的是“肯定性语言”，肯定性语言属于语言类传播技巧。非语言传播技巧：①动态体语（A排除），即通过无言的动作传情达意，如以注视对方的眼神表示专心倾听；以点头的动作表示肯定、理解和同情；以微笑表示友好；以手势强调某事的重要性等。②仪表形象（E排除），即通过整洁而端庄的仪表与服饰，表示举止稳重，有助于对方的信任、接近。③同类语言（D排除），即通过适度地变化与调节语音、语调、节奏及鼻音、喉音等辅助性发音，以引起对方的注意或达到调节气氛的效果。④时空语言（C排除），即在人际交往中利用时间、环境、设施和交往气氛所产生的语义来传递信息，如提前到达会场或约会地点，可以给对方以信任感与尊重感；双方置身于有利交流的空间位置和距离，可以增进人际传播与沟通的有效性。

## 第三节 群体传播

(1~2题共用备选答案)

A. 传播过程具有复合性

B. 是双向性的直接传播

C. 受传者行为的可塑性

D. 降低医疗成本

E. 能及时反馈

1. 属于健康传播特点的是

2. 属于群体传播特点的是

3. 小组讨论需要拟定的讨论提纲不包括

A. 讨论目的　B. 讨论问题

C. 讨论形式　D. 讨论内容

E. 预期目标

4. 为确保效果，小组讨论的人数、时间最好分别为
   A. 3~5人，0.5h左右
   B. 6~10人，1h左右
   C. 6~10人，1.5h左右
   D. 11~15人，1h左右
   E. 11~15人，1.5h左右
5. 当小组讨论出现沉默不语时，主持人可通过播放短小录像片，提出可引发争论的开放式问题或个别提问、点名等方式以
   A. 建立融洽关系　　B. 鼓励发言
   C. 打破僵局　　D. 控制局面
   E. 结束讨论
6. 下列对群体传播特点的描述，正确的是
   A. 信息传播在小群体成员之间进行，是一种单向性的直接传播
   B. 群体传播和群体意识的形成没有关系
   C. 在群体交流中形成的一致性意见会产生一种群体倾向，这种群体压力能够改变群体中个别人的不同意见，从而产生从众行为
   D. 群体中的“舆论领袖”对人们的认知和行为改变具有引导作用，其存在不利于群体传播的开展
   E. 群体意识越强，越不利于群体目标的实现
7. 小组讨论是指在一位主持人的带领下，一小组人围绕某个主题进行座谈讨论。下列对确保小组讨论效果的描述，不正确的是
   A. 选择适当的主持人
   B. 做好充分准备工作
   C. 掌握小组讨论的技巧
   D. 安排好小组人员座位排列
   E. 现场提出讨论主题
8. 作为小组讨论的主持人，在组织小组讨论时应该做到
   A. 等所有小组成员到会场后主持人最后到场
   B. 当出现讨论偏离主题、争论激烈时，主持人就要结束讨论
   C. 当因某个人健谈而形成“一言堂”时，主持人应让其充分表现自己
   D. 当讨论出现沉默不语时，主持人可通过适当方式来打破僵局
   E. 对小组成员，主持人不用组织大家互相介绍

（9~10题共用题干）

心内科病房正在组织病人进行以“吸烟危害健康”为主题的小组讨论，护士长小王是这次讨论的主持人。小王先是根据讨论的主题和内容确定了参加讨论的具体人员，并把讨论提纲事先发到每一个人手里。讨论开始时，小王提前到会议室，对每一位前来参加小组讨论的人表示欢迎，并请每一位与会者进行自我介绍。在讨论过程中，小王热情鼓励每位小组成员发言，对发言踊跃者给予适当的肯定性反馈。当讨论到对二手烟危害的认识时，会场出现了沉默，大家都没有说话，于是小王借机宣布讨论结束。

9. 小组成员的座位排列最好是
   A. 随便就座　　B. 坐成两排
   C. 坐成一排　　D. 坐成三排
   E. 围成圆圈式或马蹄形
10. 作为小组讨论的主持人，小王的不恰当行为是
   A. 对每一位来参加小组讨论的人表示欢迎

B. 请每一位与会者进行自我介绍
C. 鼓励每位小组成员发言
D. 对发言踊跃者给予适当的肯定性反馈
E. 当讨论出现沉默不语时，借机宣布结束

11. 在社区糖尿病健康知识的小组座谈中，参加小组讨论的适宜人数为
A. 2~5人 B. 6~10人
C. 11~15人 D. 16~20人
E. 21~25人

12. 护士在孕妇学校为孕妇们进行产前教育，围绕“我怎么知道自己临产?”进行讨论。该护士运用群体传播的方式进行健康教育，其最大的优点是
A. 讨论主题明确 B. 分好小组讨论
C. 选择好时间 D. 选择好地点
E. 排列好座位

## 答案与解析

1~2. A、B。**解析：**（1）健康传播的特点：①健康传播传递的是健康信息；②具有明确的目的性；③过程具有复合性（A正确）；④对传播者有特殊素质要求。（2）群体传播的特点：①信息传播在小群体成员之间进行，是一种双向性（B正确）的直接传播，群体传播在群体意识的形成中起重要作用，在群体交流中形成的一致性意见会产生一种群体倾向，这种群体压力能够改变群体中个别人的不同意见，从而产生从众行为；②群体中的“舆论领袖”对人们的认知和行为改变具有引导作用。

3. C。

4. B。

5. C。**解析：**打破僵局：当讨论出现沉默不语时，主持人可通过播放短小录像片，提出可引发争论的开放式问题，或以个别提问、点名等方式打破僵局。建立融洽关系：开场白后，可请每一位与会者进行自我介绍，以增强与会者之间的相互了解，建立和谐、融洽的关系。鼓励发言：主持人应以各种方式鼓励大家发言，对发言踊跃者给予适当的肯定性反馈。控制局面：当出现讨论偏离主题、争论激烈或因某个人健谈而形成“一言堂”时，主持人应采取及时提醒、婉转引导、礼貌插话等方式控制讨论的局面。结束讨论：讨论结束时，主持人应对讨论的问题进行小结，并向与会者表示感谢。

6. C。**解析：**在群体交流中形成的一致性意见会产生一种群体倾向，这种群体压力能够改变群体中个别人的不同意见，从而产生从众行为（C正确）。群体传播是一种双向性的直接传播，在群体意识的形成中起重要作用，群体意识越强，群体的凝聚力就越大，越有利于群体目标的实现。群体中的“舆论领袖”对人们的认知和行为改变具有引导作用，往往是开展健康传播的切入点。

7. E。**解析：**为确保小组讨论效果，讨论前应明确讨论主题，首先拟定讨论提纲，并提前告知参与讨论的小组成员，以做好充分准备。

8. D。**解析：**主持人在主持小组讨论时，应该提前到达会场（A错误），对每一位前来参加小组讨论的人表示欢迎；开场白后，可请每一位与会者进行自我介绍（E错误），以增强与会者之间的相互了解，建立和谐、融洽的关系；当讨论出现偏离主题、争论激烈或因某个人健谈而形成“一言堂”时，主持人应采取及时提醒、婉转

引导、礼貌插话等方式控制讨论的局面（B、C错误）。

9. E。**解析：**小组讨论时，座位可围成圆圈式或马蹄形，以利用参与者面对面地交谈。

10. E。**解析：**在小组讨论中，当讨论出现沉默不语时，主持人可通过播放短小录像片、提出可引发争论的开放式问题等方式打破僵局，使讨论继续下去，而不应该就此宣布结束。

11. B。**解析：**根据讨论的主题，选择相关的人员组成小组，小组讨论的人数一般以6～10人为宜。

12. A。**解析：**该护士运用群体传播的方式进行健康教育，其最大的优点是讨论主题明确。

## 第四节 影响健康传播效果的因素及其相应对策

1. 在婴幼儿保健方面，妈妈们更愿意相信医务人员的指导，而不是街头小报的指导，这体现了受者的
   A. 求真心理　B. 求近心理
   C. 求短心理　D. 求新心理
   E. 求情心理
2. 患者甲，60岁，刚刚被确诊为冠心病，护士请同样患有冠心病的患者乙给患者甲讲述自我管理心得，此行为是利用了下列哪一项心理特点
   A. 求真　B. 求新
   C. 求短　D. 求快
   E. 求近

（3～4题共用备选答案）
   A. 准确性原则　B. 速度性原则
   C. 经济性原则　D. 针对性原则
   E. 科学性原则

3. 强调针对具体受者、具体情况而选择传播途径，遵循的原则是
4. 强调保证信息能准确地传递给受者而选择传播途径，遵循的原则是
5. 在健康传播中，受者对健康信息的接受、理解、记忆具有
   A. 选择性　B. 被动性
   C. 强制性　D. 顺从性
   E. 被迫性
6. 健康教育宣传单的传播途径属于
   A. 文字传播　B. 口头传播
   C. 书面传播　D. 印刷传播
   E. 形象传播
7. 健康信息的特点不包括
   A. 易懂性　B. 科学性
   C. 针对性　D. 前瞻性
   E. 指导性
8. 口头传播指
   A. 咨询　B. 传单
   C. 模型　D. 报刊
   E. 幻灯
9. 取得健康传播效果的根本保证是信息特点中的
   A. 通俗性　B. 针对性
   C. 指导性　D. 科学性
   E. 可及性
10. 选择传播途径的原则不包括
    A. 准确性　B. 针对性
    C. 速度性　D. 经济性
    E. 统一性
11. 社交距离通常是指
    A. 1.2～4m　B. 4m以外
    C. 50～120cm　D. 50cm以内

E. 以上都不是

12. 传播者是健康信息传播的主体，在健康传播中，传播者应该注意
A. 根据传播者的特点，选择恰当的传播渠道
B. 树立良好的形象
C. 收集、选择对传播者有价值的信息
D. 根据传播者的兴趣爱好，不断调整传播行为
E. 根据传播者的特点，选择正确的传播媒介

13. 在健康传播中，受者在接触信息时普遍存在的心理不包括
A. 求异　　B. 求真
C. 求新　　D. 求短
E. 求近

14. 使用图片、标本、食物、模型等来进行健康传播，这属于常用健康传播途径中的
A. 口头传播　　B. 文字传播
C. 形象传播　　D. 电子媒介传播
E. 大众传播

15. 影响健康信息传播效果的主要因素不包括
A. 传播者　　B. 信息
C. 环境　　D. 媒介
E. 动机

16. 健康信息传播的主体是
A. 传播者　　B. 信息
C. 环境　　D. 媒介
E. 动机

17. 对健康信息的描述，正确的是
A. 健康信息不属于卫生资源
B. 指有关人的健康的知识
C. 指有关人的健康的技术
D. 指有关人的健康的行为模式
E. 泛指一切有关人的健康的知识、概念、技术、技能和行为模式

18. 健康信息的特点是
A. 新颖性、科学性、指导性，符号通用、易懂
B. 科学性、针对性、指导性，符号通用、易懂
C. 超前性、针对性、指导性，符号通用、易懂
D. 趣味性、新颖性、科学性，符号通用、易懂
E. 专业性、趣味性、科学性，符号通用、易懂

（19～21题共用题干）

某社区医院口腔科准备在某日利用半天的时间进行一次关于正确刷牙方法的普及活动，以使所在社区居民了解并掌握"上牙从上往下刷，下牙从下往上刷，磨牙面上来回刷，里里外外都要刷"的科学刷牙方法，养成良好的刷牙习惯。

19. 这次健康传播活动的日期宜选择在
A. 4月7日"世界卫生日"
B. 5月12日"国际护士节"
C. 6月1日"国际儿童节"
D. 9月20日"全国爱牙日"
E. 12月1日"世界艾滋病宣传日"

20. 从下列所列举的传播方式中，选择最适合此次活动的传播方式是
A. 召开座谈
B. 小组讨论
C. 播放电影
D. 出版报刊、杂志
E. 印发传单

21. 在此次健康传播活动中，社区医院的医

护人员是

A. 传播者

B. 受传者

C. 既是传播者又是受传者

D. 信息的载体

E. 信息本身

（22～24 题共用备选答案）

A. 咨询、演讲　　B. 报刊、杂志

C. 标本、模型　　D. 电影、电视

E. 书籍

22. 属于口头传播的是

23. 属于电子媒介传播的是

24. 属于形象传播的是

（25～27 题共用备选答案）

A. 传播者　　B. 受传者

C. 信息与讯息　　D. 传播媒介

E. 传播效果

25. 在健康传播过程中，传播行为的引发者是

26. 在健康传播过程中，讯息载体是

27. 在健康传播过程中，信息的接受者和反应者是

28. 电子媒介传播不包括

A. 电影　　B. 电视

C. 录像　　D. 演讲

E. 广播

29. 考虑到很多老年人听力不好，在演讲时使用扩音器遵循了健康传播的哪项原则

A. 准确性原则　　B. 针对性原则

C. 速度快原则　　D. 经济性原则

E. 指导性原则

30. 患者，男，60 岁，高血压病史 20 余年；在其接受健康教育的过程中，最不符合该患者心理特点的是

A. 求真　　B. 求新

C. 求多　　D. 求短

E. 求近

（31～33 题共用备选答案）

A. 口头传播　　B. 文字传播

C. 影像传播　　D. 电子媒介传播

E. 形象传播

31. 社区为痛风患者举办“痛风的护理”主题讲座，属于

32. 在橱窗中陈列“食物金字塔模型”以提倡健康饮食，属于

33. 护士给病人发放健康教育手册，属于

## 答案与解析

1. A。**解析：**①“求真”信息真实可信；②“求新”信息新颖引人；③“求短”信息短小精悍，简单明了；④“求近”信息在生活、地域、情感、认识、知识等方面贴近受者。

2. E。**解析：**心理特点包括求新心理、求真心理、求近心理和求短心理。其中求近心理是指患者喜欢知道发生在自己周围，与自己的需要有关，同自身情况相似的事。

3～4. D、A。**解析：**（1）针对性原则是指健康信息的选择、制作、传递必须针对受者的需求和特点。（2）准确性原则是指保证信息能准确地传递给受者。速度性原则是指力求信息以最快的速度传递至受者；经济性原则是指在保证准确、有针对性、快速的基础上，考虑经济因素，尽量减少传播者与受者的经济负担。

5. A。**解析：**受者对信息的接受、理解、记忆具有选择性，包括：①选择性接受，受者一般选择与自己观念一致、自己所需要和关心的信息接受。②选择性理解，受者对信息的理解受其固有的态度、信仰影响。③选择性记忆，人们往往容易记住

自己愿意、喜欢记忆的信息。

6. A。**解析**：健康教育的传播途径包括：①口头传播：报告、演讲、咨询等；②文字传播：报刊、杂志、传单等；③形象化传播：图画、模型、实物等；④电子媒介传播：电视、广播、录像等；⑤综合传播：行政立法、展览、文艺演出等。

7. D。

8. A。**解析**：口头传播包括演讲、报告、座谈、咨询等。

9. D。**解析**：健康信息的特点：符号通用、易懂，科学性，针对性，指导性。其中科学性是健康信息的生命，是取得健康传播效果的根本保证。

10. E。**解析**：健康传播者应遵循准确性原则、针对性原则、速度性原则和经济性原则。

11. A。

12. B。**解析**：为了确保健康传播效果，传播者应该特别注意几点：树立良好的形象；收集、选择对受者有价值的信息；确保信息的准确、鲜明、生动、易懂、适用；根据受者的特点，选择正确的传播渠道和媒介；及时了解受者对信息的反应及传播效果，不断调整传播行为。

13. A。**解析**：在健康传播中，受者在接触信息时普遍存在着"四求"的心理，包括求真、求新、求短、求近。

14. C。**解析**：常用健康传播途径包括口头传播、文字传播、形象传播、电子媒介传播。使用如图片、标本、食物、模型等属于其中的形象传播。

15. E。**解析**：影响健康信息传播效果的主要因素包括传播者、信息、媒介、受者和环境。

16. A。**解析**：传播者是传播行为的引发者，即在传播过程中信息的主动发出者，具有收集、制作与传递健康信息，处理反馈信息，评价传播效果等多项职能，因此是健康信息传播的主体。

17. E。**解析**：健康信息是一种宝贵的卫生资源，泛指一切有关人的健康的知识、概念、技术、技能和行为模式。

18. B。**解析**：健康信息是健康传播者传递的内容，应具有科学性、针对性、指导性，符号通用、易懂等特点。

19. D。**解析**：健康传播的效果受传播活动的自然和社会环境影响，此次健康传播活动的日期宜选择在9月20日"全国爱牙日"，可以借助公众对这一主题的关注和社会舆论的热点而增强宣传效果。

20. E。**解析**：健康传播活动的受传者为社区所有居民，综合经济性原则、针对性原则、速度性原则和准确性原则，应该选择的传播方式为印发传单。

21. A。**解析**：传播者是健康信息传播的主体，具有收集、制作与传递健康信息，处理反馈信息，评价传播效果等多项职能。在该次健康传播活动中，社区医院的医护人员正是承担了这样的职能。

22～24. A、D、C。**解析**：常用健康传播途径包括：①口头传播：如演讲、报告、座谈、咨询等。②文字传播：如报刊、杂志、书籍、传单等。③形象传播：如图片、标本、食物、模型等。④电子媒介传播：如电影、电视、广播、录像、幻灯、投影等。

25～27. A、D、B。**解析**：（1）传播者，又称传者，是传播行为的引发者，即在传播过程中信息的主动发出者。（2）传播媒介又称传播渠道，是信息与讯息的载体，也是将传播过程中各种要素相互联系起来的纽带。(3) 受传者，又称受者，是信息的接受者和反应者，传播者的作用对象。

28. D。**解析：**电子媒介传播是指运用电子技术及其设备与相关产品作为媒介进行信息传播，主要包括广播、电视、电影、网络、录音、录像和光碟等。演讲属于口头传播；故D错误，为本题正确答案。

29. B。**解析：**根据本题中所述，遵循了健康传播的“针对性原则”。准确性原则是指保证信息能准确地传递至受者。针对性原则是指针对具体受者、具体情况，选择适当的传播途径。速度快原则是指力求信息以最快的速度传递至受者。经济性原则是指在保证准确、有针对性、快速的基础上，考虑经济因素，尽量减少传播者与受传者的经济负担。

30. C。**解析：**根据本题中所述，在接受健康教育的过程中，“求多”最不符合中老年患者的心理特点。受者在接触信息传播时，普遍存在“四求”的心理特点，即求真、求新、求短和求近。求真是追求信息真实可信，求新是追求信息新颖前沿，求短是追求信息短小精悍、简单明了，求近是追求信息在生活、地域、情感、认识水平、知识包容性等各个方面贴近受者。

31～33. A、E、B。**解析：**(1) 社区为痛风患者举办“痛风的护理”主题讲座，属于口头传播；口头传播的常见方式有演讲、报告、座谈、咨询等。(2) 在橱窗中陈列“食物金字塔模型”以提倡健康饮食，属于形象传播；形象传播的常见方式有图片、标本、模型等。(3) 护士给病人发放健康教育手册，属于文字传播；文字传播的常见方式有报刊、杂志、书籍、手册、传单等。

# 第四章　健康教育的步骤

## 第一节　健康教育诊断

1. 人文地理、教育环境属于影响行为的
   A. 遗传因素　　B. 基础因素
   C. 卫生服务因素　　D. 自然环境因素
   E. 社会环境因素

2. 根据健康教育诊断，不属于高可变性行为的是
   A. 社会不赞成的行为
   B. 正处在发展时期的行为
   C. 与文化传统不相关的行为
   D. 与生活方式及风俗习惯不密切的行为
   E. 在其他计划中没有成功改变实例的行为

3. 按照格林模式，“价值观”属于影响健康教育诊断的
   A. 倾向因素　　B. 促成因素
   C. 强化因素　　D. 遗传因素
   E. 学校因素

4. 根据格林模式，“生活质量”属于健康教育诊断中的
   A. 社会诊断　　B. 行为诊断
   C. 流行病学诊断　　D. 环境诊断
   E. 教育诊断

5. 心理健康测量指标不包括下列哪项
   A. 智力测量

B. 日常生活活动能力评估
C. 人格测量
D. 精神心理测量
E. 情绪评价

6. 健康教育中行为诊断的任务不包括
A. 区别引起疾病的行为与非行为因素
B. 区别引起健康问题的行为与非行为因素
C. 区别重要行为与相对不重要行为
D. 区别高可行性行为与低可行性行为
E. 区别高可变性行为与低可变性行为

7. 患者，男，50岁，因冠心病入院。当护士对其进行健康教育并劝其戒烟时，其否认吸烟对健康会产生影响，表示不想戒烟。影响该患者行为的因素是
A. 倾向因素 B. 促成因素
C. 强化因素 D. 环境因素
E. 学习因素

8. 低可变性行为的特点是
A. 社会反对程度较高
B. 形成时间较长
C. 已有成功改变实例
D. 与文化传统无关
E. 不属于传统生活方式

9. 根据格林模式，由于母亲相信进口代乳品营养价值比母乳好，而给婴儿使用代乳品，这对于母乳喂养来说是
A. 倾向因素 B. 促成因素
C. 强化因素 D. 负面因素
E. 正面因素

10. 下列哪项不属于健康教育诊断中对社会环境的诊断
A. 经济指标 B. 文化指标
C. 卫生服务指标 D. 社区资源
E. 目标人群生活环境的物理状况

11. 测量生活质量的客观指标不包括下列哪项
A. 目标人群生活环境的物理状况
B. 目标人群的经济状况
C. 目标人群的文化状况
D. 目标人群的疾病状况
E. 目标人群对生活满意程度的感受

12. 关于行为诊断，以下表述错误的是
A. 行为诊断的主要目的是确定导致目标人群疾病或健康问题发生的行为危险因素
B. 行为诊断需要区别引起疾病或健康问题的行为与非行为因素
C. 行为诊断需要区别重要行为与相对不重要行为
D. 行为诊断需要区别高可变性行为与低可变性行为
E. 行为诊断需要为确定干预的环境目标奠定基础

(13～14题共用题干)

一位患者被查出患有冠心病，这位患者已经吸烟几十年，虽然曾经戒烟，但是都没有成功。根据“知信行”模式，护士小张正通过健康教育的形式帮助患者戒烟。

13. 这位冠心病患者的吸烟行为属于
A. 高可变性行为
B. 经常发生的行为
C. 低可变性行为
D. 相互影响行为
E. 与传统生活方式关系不密切的行为

14. 关于健康教育诊断的概念，下述正确的是
A. 确定或推测与人群健康问题有关的行为和行为影响因素
B. 对人群疾病谱的诊断

C. 是健康干预的过程

D. 是对人群实施健康教育的过程

E. 提供健康教育的措施

15. 根据格林模式，健康教育诊断的六个方面不包括

A. 社会诊断　　B. 流行病学诊断

C. 行为诊断　　D. 环境诊断

E. 资源诊断

16. 健康教育诊断中社会诊断的重点内容包括

A. 文化指标

B. 社会环境和生活质量

C. 社会政策

D. 目标人群的生活环境

E. 目标人群的年龄和职业

17. 在健康教育的行为诊断中属于低可变性行为的是

A. 形成时间已久的行为

B. 社会不赞成的行为

C. 在其他计划中已有成功改变实例的行为

D. 与文化传统或传统生活方式关系不密切的行为

E. 正处在发展时期的行为

18. 下列哪项属于教育诊断中的倾向因素

A. 实现或形成某种行为所必需的技能、资源和社会条件

B. 价值观

C. 同伴的影响和领导

D. 亲属以及保健人员的劝告

E. 社会的支持

（19～22 题共用备选答案）

A. 社会政策

B. 目标人群对生活满意程度的感受

C. 目标人群的疾病状况

D. 目标人群的行为危险因素

E. 组织评估和资源评估

19. 属于社会环境诊断内容的为

20. 属于管理与政策诊断内容的为

21. 属于行为诊断内容的为

22. 属于生活质量诊断中客观指标的是

23. 行为诊断的主要目的是

A. 了解社会问题与健康问题的相关性

B. 确定目标人群的主要健康问题以及引起健康问题的行为因素和环境因素

C. 为确定干预的环境目标奠定基础

D. 确定影响健康的行为危险因素

E. 组织评估及资源评估

24. 根据健康教育诊断，不属于高可变性行为的是

A. 社会不赞成的行为

B. 正处在发展时期的行为

C. 与文化传统不相关的行为

D. 与传统生活方式及风俗习惯关系不密切的行为

E. 既往无成功改变实例的行为

## 答案与解析

1. E。

2. E。**解析**：（1）高可变性行为包括：①正处在发展时期或刚刚形成的行为；②与文化传统或传统的生活方式关系不大的行为；③在其他计划中已有成功改变实例的行为；④社会不赞成的行为。（2）低可变性行为包括：①形成时间已久的行为；②深深根植于文化传统或传统生活方式之中的行为；③既往无成功改变实例的行为。

3. A。**解析**：按照格林模式，影响健康教育诊断的因素分为 3 类：①倾向因素：是指产生某种行为的动机、愿望；或诱发

某种行为的因素，包括知识、信念、态度和价值观。②促成因素：是指实现或形成某种行为所必需的技能、资源和社会条件，包括保健设施、医务人员、交通工具、相应的政策法规等。③强化因素：是指激励行为维持、发展或减弱的因素，主要来自社会的支持、同伴的影响和领导、亲属以及保健人员的劝告等。

4. A。**解析**：根据格林模式，健康教育诊断主要有6个方面：①社会诊断：社会环境、生活质量；②流行病学诊断；③行为诊断；④环境诊断；⑤教育诊断：倾向因素、促成因素、强化因素；⑥管理与政策诊断。

5. B。**解析**：日常生活活动能力评估属于躯体评估。

6. D。**解析**：行为诊断主要任务包括三个方面：①区别引起疾病或健康问题的行为与非行为因素；②区别重要行为与相对不重要行为；③区别高可变性行为与低可变性行为。

7. A。**解析**：该案例所述行为影响因素属于患者个人的信念、态度，因此属于倾向因素。倾向因素通常先于行为而出现，是产生某种行为的动机或愿望，或是诱发产生某种行为的因素。主要包括知识、态度、信念及价值观，一般可把倾向因素看作个人的偏爱，在教育过程中可能出现于一个人或一组人身上。这种偏爱既可趋向于有利的健康行为，亦可趋向于不利的健康行为。

8. B。**解析**：在健康教育的行为诊断中，低可变性行为的特点是形成时间已久，深深根植于文化传统或传统生活方式中，既往无成功改变实例的行为。

9. A。**解析**：倾向因素是指产生某种行为的动机、愿望，或是诱发某种行为的因素。倾向因素包括知识、信念、态度和价值观。

10. E。**解析**：目标人群生活环境的物理状况及其对生活满意程度的感受属于测量生活质量的指标。社会环境诊断包括经济指标、文化指标、卫生服务指标、社会指标和社区资源五项。

11. E。**解析**：目标人群对生活满意程度的感受属于测量生活质量的主观指标。

12. E。**解析**："为确定干预的环境目标奠定基础"属于环境诊断的目的。

13. C。**解析**：低可变性行为是指：①形成时间已久的行为；②深深根植于文化传统或传统生活方式中的行为；③既往无成功改变实例的行为。

14. A。**解析**：健康教育诊断是指在面对人群健康问题时，通过系统地调查、测量来收集各种有关事实资料，并对这些资料进行分析、归纳、推理、判断，确定或推测与此健康问题有关的行为和行为影响因素，以及获取健康教育资源的过程。其目的是为确定健康教育干预目标、策略和措施提供基本依据。

15. E。**解析**：根据格林模式，健康教育诊断主要从社会、流行病学、行为、环境、教育、管理与政策六个方面进行诊断。

16. B。**解析**：社会诊断包括社会环境和生活质量两个方面。社会环境包括经济指标、文化指标、卫生服务指标、社会指标和社区资源五项。生活质量的测量指标包括主观指标和客观指标两个方面：主观指标包括目标人群对生活满意程度的感受；客观指标包括目标人群生活环境的物理、经济、文化和疾病等状况。

17. A。**解析：** 低可变性行为包括：①形成时间已久的行为；②深深根植于文化传统或传统生活方式中的行为；③既往无成功改变实例的行为。B、C、D、E 各项均属于高可变性行为。

18. B。**解析：** 教育诊断中倾向因素指产生某种行为的动机、愿望或诱发某种行为的因素，包括知识、信念、态度和价值观。A 属于促成因素；C、D、E 属于强化因素。

19～22. A、E、D、C。**解析：**（1）社会环境诊断包括经济指标、文化指标、卫生服务指标、社会指标和社区资源五项。（2）管理与政策诊断的核心内容是组织评估和资源评估。（3）行为诊断的主要目的是确定导致目标人群疾病或健康问题发生的行为危险因素。（4）生活质量的测量指标包括主观指标和客观指标两个方面：主观指标包括目标人群对生活满意程度的感受；客观指标包括目标人群生活环境的物理、经济、文化和疾病等状况。

23. D。**解析：** 行为诊断的主要目的是确定导致目标人群疾病或健康问题发生的行为危险因素，其主要任务包括三个方面：①区别引起疾病或健康问题的行为与非行为因素；②区别重要行为因素与相对不重要行为因素；③区别高可变性行为因素与低可变性行为因素。

24. E。**解析：** 高可变性行为包括：①正处在发展时期或刚刚形成的行为（B 排除）。②与文化传统不相关或与传统生活方式及风俗习惯关系不密切的行为（C、D 排除）。③在其他健康干预计划中已有成功改变实例的行为。④社会不赞成的行为（A 排除）。E 选项所述属于低可变性行为，为本题正确答案。低可变性行为包括：①形成时间已久的行为；②深深根植于文化传统或传统生活方式及风俗习惯之中的行为；③既往无成功改变实例的行为。

## 第二节　健康教育计划与干预

1. “3 年内，社区 16～26 岁青少年吸烟率降低 25%”，这属于健康教育的
   A. 计划目的　　B. 健康目标
   C. 行为目标　　D. 计划目标
   E. 教育目标
2. 在确定优先健康教育项目时，优先考虑对人群健康威胁严重、对经济社会发展影响较大的问题。遵循的原则是
   A. 有效性原则　　B. 重要性原则
   C. 合理性原则　　D. 先进性原则
   E. 整体性原则
3. 患者，男，42 岁，十二指肠溃疡病患者。护士在讨论制定针对其的健康教育与干预计划时，有护士提出消除病因、定时服药、学习溃疡病知识、饮食调节等是否可以作为优先项目。在确定优先项目时应遵循的原则是
   A. 有效性和重要性原则
   B. 针对性和结果性原则
   C. 时效性和准确性原刚
   D. 急迫性和有效性原则
   E. 三个“W”和两个“H”
4. 对健康教育计划中总体目标组成的描述，错误的是
   A. Who：对象
   B. What：实现什么变化

C. When：实现变化的期限

D. How：如何实现变化

E. How to measure：测量的方法

5. 健康干预的方法中，以下哪项不属于行为干预的范畴

A. 模仿　　B. 示范

C. 电视传播　　D. 脱敏法

E. 强化法

6. 健康干预方案的内容不包括下列哪项

A. 总体目标

B. 目标人群

C. 干预策略

D. 干预活动的内容、方法、日程

E. 评价计划

7. 为了保护公民的身体健康，维护公民利益，政府规定在公共场所禁止吸烟，此项规定属于

A. 服务干预　　B. 政策干预

C. 人际干预　　D. 环境干预

E. 信息干预

8. 某科室坚持为孕妇实施围产期保健的健康教育，半年后大部分孕妇能正确说出产前检查的好处并相信她们已掌握母乳喂养婴儿的技巧，这实现了健康教育计划与干预方案中的

A. 总体目标　　B. 教育目标

C. 行为目标　　D. 健康目标

E. 知识目标

## 答案与解析

1. D。**解析**：计划目标是在计划目的的基础上，进一步回答对象、时间、内容或程度等问题。

2. B。**解析**：在确定优先健康教育项目时，应遵循重要性和有效性原则。重要性原则是指优先考虑对人群健康威胁严重、对经济社会发展与社会稳定性影响较大的健康问题。有效性原则是指优先考虑通过健康教育干预能有效改善的健康问题。

3. A。**解析**：确定优先项目时一般遵循的原则有：重要性原则、可变性原则、有效性原则。

4. D。**解析**：总体目标一般由三个“W”和两个“H”组成，即Who：对象；What：实现什么变化；When：实现变化的期限；How much：变化的程度；How to measure：测量的方法。

5. C。**解析**：行为干预的方法主要有模仿、示范、行为脱敏、行为强化等。

6. A。**解析**：干预方案的内容应包括：目标人群，干预策略，干预活动的内容、方法、日程，人员培训，评价计划等。

7. B。**解析**：B政策干预：通过出台、颁布相关政策、法规、规章制度等措施，对人的行为产生强制性影响和干预的措施；A服务干预：通过服务的提供，从而促成人们的行为发生改变或维持的措施；C人际干预：利用同伴压力、社会示范、从众倾向等社会心理现象，对人的行为进行干预的过程；D环境干预：通过改变环境以促使人们的行为发生改变或维持的措施；E信息干预：通过教育、传播、咨询等措施为人们提供有益于行为改变或维持的知识、信息，以促使人们形成促使行为改变或维持的态度、意识、价值观，并掌握健康技能，最终促使人们行为改变的措施。

8. A。**解析**：根据本题干所述，这实现了健康教育计划与干预方案中的总体目标。总体目标一般由三个“W”和两个“H”组成，即：Who——对象；What——实现

什么变化；When——实现变化的期限；How much——变化的程度；How to measure——测量的方法。总体目标可以被分解为各方面、各阶段、各层次的具体目标，如远期效果评价阶段的疾病控制目标、中期效果评价阶段的健康相关行为目标、短期效果评价阶段的各种教育目标（倾向因素、促成因素、强化因素）、执行阶段的各种工作进度目标等。

## 第三节　健康教育评价

（1～2题共用备选答案）

A. 形成评价　B. 过程评价
C. 效应评价　D. 结局评价
E. 总结评价

1. 通过查阅档案资料、目标人群调查和现场观察等方法完成的健康教育评价属于
2. 对目标人群因健康教育项目所导致的相关行为及其影响因素的变化进行评价，属于健康教育评价中的
3. 形成评价方法不包括
   A. 试点研究　B. 现场观察
   C. 目标人群调查　D. 查阅档案资料
   E. 专家小组讨论
4. 一项针对肥胖的健康教育干预试验中，对观察对象在干预前、后体育锻炼时间和强度变化的评价属于
   A. 健康教育的形成评价
   B. 健康教育的过程评价
   C. 健康教育的效应评价
   D. 健康教育的结局评价
   E. 健康教育的总结评价
5. 影响健康教育评价的因素不包括下列哪项
   A. 时间因素
   B. 健康教育计划的合理性
   C. 测试或观察因素
   D. 回归因素
   E. 失访
6. 常用于健康教育形成评价和过程评价的方法是
   A. 专家咨询　B. 现场观察
   C. 目标人群调查　D. 查阅档案资料
   E. 专家小组讨论
7. 患者，男，37岁，以“原发性肝癌”收入院。护士进行评估时发现患者有乙肝病史10年，饮酒史8年。护士所进行的这些工作属于
   A. 健康教育的过程评价
   B. 健康教育的形成评价
   C. 健康教育的效应评价
   D. 健康教育的结局评价
   E. 健康教育的总结评价
8. 在进行社区健康教育评价时，失访比例超过多少便可造成偏倚
   A. 3%　B. 5%
   C. 10%　D. 8%
   E. 12%
9. 减少偶然因素对评价效果的影响，可采用
   A. 重复测量　B. 随机抽样
   C. 随机配对　D. 检查测量工具
   E. 培训测量人员
10. 由于自然灾害导致对健康教育目标人群的评价效果出现偏倚。此偏倚因素为
    A. 历史因素　B. 观察因素
    C. 回归因素　D. 选择因素

E. 失访

(11～12题共用备选答案)

A. 形成评价　B. 过程评价
C. 效应评价　D. 结局评价
E. 总结评价

11. 调查社区居民心脑血管健康教育干预活动覆盖率属于

12. 调查社区居民艾滋病防治疾病相关知识知晓率属于

13. 健康教育评价的目的不包括
A. 确定健康教育计划的先进性和合理性
B. 确定健康教育计划的科学性和创新性
C. 确定健康教育计划的执行情况
D. 确定健康教育预期目标的实现
E. 总结健康教育的成功与不足

14. 下列属于过程评价内容的是
A. 目标人群的各种基本特征
B. 目标人群对各种干预措施的看法
C. 教育材料发放系统
D. 是否在最初的计划执行阶段根据出现的新情况、新问题对计划进行适度调整
E. 针对政策和环境的评价内容

15. 健康教育评价中效应评价的内容不包括下列哪项
A. 倾向因素　B. 促成因素
C. 危险因素　D. 强化因素
E. 健康相关行为

16. 下列影响健康教育评价的因素中，不属于测试或观察因素的是
A. 暗示效应
B. 评定错误
C. 霍桑效应
D. 测量对象成熟性
E. 回归因素

17. 某一社区针对吸烟人群准备实施戒烟的健康教育计划进行评价，下列哪项属于形成评价
A. 在项目中运用的干预策略和活动
B. 吸烟人群对干预活动的满意程度
C. 吸烟人群的各种基本特征
D. 吸烟人群采纳干预行为而获得社会支持的情况
E. 干预后吸烟人群健康行为是否发生改变

18. 某一社区针对吸烟人群准备实施戒烟的健康教育计划进行评价，下列哪项属于效应评价
A. 在项目中运用的干预策略和活动
B. 吸烟人群对干预活动的满意程度
C. 吸烟人群的各种基本特征
D. 吸烟人群对各种干预措施的看法
E. 干预后吸烟人群健康相关行为是否发生改变

19. 某男，30岁，吸烟史10年，作为健康教育项目中被实施干预的对象，当他得知自己正在被研究时表现出了行为异常，这种现象称为
A. 格林效应　B. 霍桑效应
C. 光环效应　D. 主观效应
E. 客观效应

(20～21题共用题干)

某社区卫生服务站预计对居民进行系统的健康教育，他们通过查阅文献、档案以及专题小组讨论等方法对辖区居民的各种基本特征、居民对各种干预措施的看法等进行了评价。

20. 健康教育评价的主要目的不包括

A. 确定健康教育计划的先进性和合理性
B. 确定健康教育计划的执行情况
C. 确定健康教育目标的实现及持续性
D. 总结健康教育的成功与不足之处，提出进一步的研究假设
E. 确定目标人群对各种干预措施的看法

21. 该社区卫生服务站所实施的评价属于
A. 形成评价　B. 过程评价
C. 效应评价　D. 结局评价
E. 总结评价

(22～24 题共用题干)

李女士，23 岁，刚毕业到一家外企工作，因担心得不到上司认可，每天工作都小心翼翼，晚上加班到很晚。1 周后，出现头晕、恶心、腹泻来到门诊。

22. 李女士的表现是一种
A. 顺应　B. 反射
C. 自我调节　D. 积极应对
E. 应激适应不良

23. 护理人员进行健康教育时应当注意帮助李女士缓解何种情绪
A. 抑郁　B. 愤怒
C. 悲伤　D. 平静
E. 焦虑

24. 护士在与李女士谈话过程中，以下表现不恰当的是
A. 一次谈话尽可能多地涉及多个主题
B. 适当重复重点内容
C. 谈话的速度适中
D. 在谈话过程中适当停顿，以给对象思考、提问的机会
E. 注意对方的反馈

(25～28 题共用备选答案)

A. 在健康教育计划执行过程中发生的对目标人群产生影响的事件
B. 测量者的态度和行为使目标人群受到暗示
C. 由于偶然因素，个别测试对象的某项特征水平过高或过低
D. 在评价阶段，如果干预组和对照组选择不均衡，可引起选择偏倚
E. 健康教育项目使用问卷的有效性和准确性

25. 时间因素是指
26. 测量者因素是指
27. 回归因素是指
28. 选择因素是指

(29～30 题共用备选答案)

A. 形成评价　B. 过程评价
C. 效应评价　D. 结局评价
E. 总结评价

29. 评价计划设计阶段进行目标人群选择、策略确定、方法设计的是
30. 评价对目标人群因健康教育项目所导致的相关行为及其影响因素变化的是

## 答案与解析

1～2. B、C。**解析：**（1）过程评价的方法主要有查阅档案资料、目标人群调查和现场观察。（2）效应评价正是对目标人群因健康教育项目所导致的相关行为及其影响因素的变化进行评价。

3. E。**解析：**形成评价的方法有文献、档案、资料的查阅与回顾，专家咨询，专题小组讨论（E 错误），目标人群调查，现场观察，试点研究等。

4. C。**解析：**效应评价，又称近中期效果评价，近期效果重点表现在目标人群知识、态度、信念的变化上，主要指标有：

卫生知识知晓率、卫生知识合格率、卫生知识平均分数、健康信念形成率等；中期效果主要指目标人群行为的改变，主要指标有：健康行为形成率（如单纯母乳喂养率）、行为改变率（如戒烟率）等。

5. B。**解析：**影响健康教育评价的常见因素有以下五种：时间因素、测试或观察因素、回归因素、选择因素及失访。

6. D。**解析：**形成评价的主要方法有文献、档案、资料的查阅与回顾，专家咨询，专题小组讨论等；过程评价的主要方法有查阅档案资料、目标人群调查和现场观察三种。

7. B。**解析：**形成评价是对健康教育项目计划进行的评价活动，主要方法有文献、档案、资料的查阅与回顾，专家咨询，专题小组讨论等。

8. C。**解析：**目标人群失访比例超过10%或出现非随机失访（即只是其中具有某种特征的人失访时），便可造成偏倚，从而影响评价效果。

9. A。**解析：**偶然因素是指个别被测试对象在测试时的某项特征水平过高或过低之后又恢复到实际水平的现象。偶然因素不易识别，可采用重复测量的方法以减少偶然因素对评价效果的影响。

10. A。**解析：**时间因素又称历史因素。时间因素是指在健康教育计划的执行和评价过程中发生重大且可能对目标人群产生影响的事件，如与健康相关公共政策的颁布、重大生活条件的改变、自然灾害或社会灾害等。

11～12. B、C。**解析：**（1）过程评价的作用在于监测、评估计划执行中的各项活动是否符合计划设计要求，计划实施是否取得预期的效果，及时地发现计划执行中的问题，并有针对性地对计划以及干预方法、策略等进行修订，使之更符合客观实际，保证计划实施的质量和计划目标的实现。主要指标有：①项目提供的干预活动相关情况［干预活动的类型、干预次数、每次持续的时间等，健康教育材料拥有情况、健康教育干预活动覆盖情况］；②目标人群参与情况（干预活动暴露率）。（2）效应评价，又称近－中期效果评价。近期效果重点表现在目标人群知识、态度、信念的变化上；主要指标有：卫生知识知晓率、卫生知识合格率、卫生知识平均分数、健康信念形成率等。中期效果主要指目标人群行为的改变；主要指标有：健康行为形成率（如单纯母乳喂养率）、行为改变率（如戒烟率）等。

13. B。**解析：**评价的目的包括：确定健康教育计划的先进性和合理性；确定健康教育计划的执行情况；确定健康教育预期目标的实现及持续性；总结健康教育的成功与不足之处，提出进一步的研究假设。

14. E。**解析：**过程评价的内容包括：①针对个体的评价内容；②针对组织的评价内容；③针对政策和环境的评价内容。A，B，C，D均属于形成评价的内容。

15. C。**解析：**效应评价的主要内容包括4个方面：倾向因素、促成因素、强化因素、健康相关行为。

16. E。**解析：**测试或观察因素包括测量者因素、测量工具因素和测量对象因素三个方面。其中测量者因素又包括暗示效应（A）、测量者成熟性、评定错误（B）；测量对象因素包括测量对象成熟性（D）和霍桑效应（C）。

17. C。**解析：**形成评价包括：①目标人群的各种基本特征；②目标人群对各种干预措施的看法；③教育材料发放系统相关情况，包括生产、储存、批发、零售及发放渠道；④是否在最初的计划执行阶段根据出现的新情况、新问题对计划进行适度调整。

18. E。**解析：**效应评价是对目标人群因健康教育项目所导致的相关行为及其影响因素的变化进行评价。其主要包括四个方面的内容：倾向因素、促成因素、强化因素和健康相关行为。其中健康相关行为即指干预前、后目标人群健康相关行为是否发生改变、改变程度及各种变化在人群中的分布（E）。

19. B。**解析：**人们在得知自己正在被研究和观察而表现出行为异乎寻常的现象称为霍桑效应。在健康教育项目评价中，霍桑效应也可能影响对项目效果的客观反映。

20. E。**解析：**"确定目标人群对各种干预措施的看法"属于形成评价的内容而非健康教育评价的主要目的。健康教育评价的主要目的包括：①确定健康教育计划的先进性和合理性；②确定健康教育计划的执行情况；③确定健康教育目标的实现及持续性；④总结健康教育的成功与不足之处，提出进一步的研究假设。

21. A。**解析：**形成评价的方法有文献、档案、资料的查阅与回顾，专家咨询，专题小组讨论等。其具体内容包括：①目标人群的各种基本特征；②目标人群对各种干预措施的看法；③教育材料发放系统相关情况；④是否在最初的计划执行阶段根据出现的新情况、新问题对计划进行适度调整。

22. E。**解析：**应激是个体对紧张刺激的一种非特异性适应性反应。如果出现了应激过程中的非适应性反应而引发身心症状，则为应激适应不良。

23. E。**解析：**李女士刚进入工作岗位，担心得不到认可，焦虑是其当前最主要的情绪体验，应当引起护士的关注。

24. A。**解析：**谈话过程中应注意内容明确，一次谈话围绕一个主题，避免涉及内容过广。

25～28. A、B、C、D。**解析：**（1）时间因素：又称历史因素，是指在健康教育计划执行过程中发生重大且可能对目标人群产生影响的事件，如与健康相关公共政策的颁布、重大生活条件的改变、自然灾害或社会灾害等。（2）测量者因素：在评价过程中，测试者本身的态度、工作人员对有关知识和技能的熟练程度、测量工具的有效性和准确性及目标人群的成熟性对评价结果的正确性均有影响。如测量者的态度和行为使目标人群受到暗示，并按照测量者的希望进行表现，将影响评价效果的客观反映。（3）回归因素：是指由于偶然因素，个别测试对象的某项特征水平过高或过低，但在以后的测试中可能又恢复到原有实际水平的现象。（4）选择因素：在评价阶段，如果干预组和对照组选择不均衡，可引起选择偏倚，从而影响观察结果的正确性。但在评价中，可以通过随机化或配对选择的方法防止或减少选择偏倚对评价结果正确性的影响。

29～30. A、C。**解析：**本题考查健康教育评价的种类。（1）形成评价是一个为健康促进计划设计和发展提供信息的过程，包括为制定干预计划所进行的需求评估及为计划设计和执行提供所需要的基础资料，使健康促进计划更加符合目标人群的实际情况，使计划策略更科学、更完善，A正确。(2) 效应评价是要评估健康教育/健康促进项目所导致的目标人群健康相关行为及其影响因素的变化。与健康结局相比，健康相关行为的影响因素及行为本身较早发生改变，故效应评价又称为近-中期效果评价，C正确。过程评价起始于健康教育计划实施开始之时，贯穿于计划执行的全过程。

# 第五章 医院健康教育

## 第一节 医院健康教育的基本概念

1. 医院健康教育的意义不包括
   A. 消除疾病因素
   B. 心理治疗
   C. 降低医疗成本
   D. 密切医患关系
   E. 提高患者对医院文化的了解
2. 医院健康教育的最终目的是
   A. 改善病人生活方式
   B. 指导病人家属正确护理
   C. 促进病人身心康复
   D. 引导病人准确服药
   E. 增强病人战胜疾病的信心

### 答案与解析

1. E。**解析**：医院健康教育的意义包括：①提高患者依从性；②心理治疗；③消除疾病因素；④密切医患关系；⑤降低医疗成本。

2. C。**解析**：医院健康教育，又称临床健康教育或患者健康教育，是以病人为中心，针对到医院接受医疗保健服务的患者个体及其家属所实施的有目的、有计划、有系统的健康教育活动，其目的是防治疾病、促进身心康复。

## 第二节 患者健康教育

1. 健康教育处方的形式属于
   A. 医嘱　B. 咨询
   C. 口头教育　D. 书信
   E. 发放宣传资料
2. 通过阅读患者的病例、分析病史及其健康影响因素来评估患者健康需求的方法是
   A. 直接评估法　B. 间接评估法
   C. 病历评估法　D. 非语言评估法
   E. 语言评估法
3. 某24岁产妇，护士通过与其交谈，了解到年轻母亲缺乏婴儿喂养的知识和技能。这是健康教育程序的
   A. 评估需求阶段　B. 确定目标阶段
   C. 制定计划阶段　D. 实施计划阶段
   E. 评估效果阶段
4. 患者，男，35岁，因糖尿病、高血压住院治疗。不属于病房教育内容的是
   A. 高血压的病因
   B. 陪伴探视制度
   C. 糖尿病的饮食要求
   D. 高血压病治疗原则

E. 糖尿病并发症的防治措施

5. 在门诊健康教育中，以医嘱的形式对患者的行为和生活方式给予指导，称之为

A. 候诊教育　　B. 随诊教育

C. 咨询教育　　D. 健康教育处方

E. 疾病防治教育

6. 患者，女，46 岁，因直肠癌行直肠切除、结肠造口术，其住院期间所进行的健康教育内容不包括

A. 直肠癌的病因及发病机制

B. 直肠癌的主要临床表现

C. 直肠癌的治疗原则及方法

D. 直肠癌术后复查要求

E. 直肠癌术后常见的并发症

7. 下列哪项是入院教育所要达到的行为结果

A. 减轻焦虑　　B. 减少并发症

C. 建立遵医行为　　D. 减少恐惧

E. 建立健康行为

8. 在诊疗过程中，护士根据患者病情，对患者进行口头教育。此教育属于

A. 住院教育　　B. 候诊教育

C. 咨询教育　　D. 随诊教育

E. 健康教育处方

9. 患者刘某，男，23 岁，急性阑尾炎术后，主管护士通过阅读患者病历了解到患者对阑尾炎术后的康复知识了解不足，并制订了健康教育计划。主管护士评估患者健康教育需求的方法称为

A. 直接评估法　　B. 间接评估法

C. 病历评估法　　D. 非语言评估法

E. 语言评估法

10. 随诊教育是指

A. 针对到医院接受医疗保健服务的患者个体及其家属所实施的有目的、有计划、有系统的健康教育活动

B. 在患者候诊期间，针对候诊知识及该科常见性疾病的防治所进行的健康教育

C. 在诊疗过程中，医护人员根据病情对患者进行的口头教育和指导

D. 医护人员对门诊患者或家属提出的有关疾病与健康相关问题进行解答

E. 在诊疗过程中，以医嘱的形式对病人的行为和生活方式给予指导

11. 患者健康教育中，评估教育需求时，下列属于直接评估的是

A. 阅读患者病历

B. 观察患者家属的非语言表现

C. 与患者接触

D. 分析患者病史

E. 分析患者健康影响因素

12. 关于患者健康教育的分类，以下表述正确的是

A. 门诊教育和住院教育

B. 病房教育和随诊教育

C. 咨询教育和病房教育

D. 入院教育和出院教育

E. 候诊教育和病房教育

（13～14 题共用题干）

李某，女，48 岁，糖尿病病史 6 年，口服降糖药可以保持血糖平稳；高血压病史 4 年。此次因冠心病入院，入院检查后医生建议做冠状动脉旁路移植手术。患者当天即出现按平时降糖药物剂量服用后血糖却难以控制在正常范围，且夜间难以入睡、食欲下降等异常情况。护士通过与患者沟通，了解到患者主要因为对手术的害怕而导致了焦虑、紧张的情绪，护士即对患者进行了相应的健康教育，使患者的情

绪逐渐好转，血糖也逐渐降到以前的水平，睡眠和食欲改善。

13. 在该案例中，护士的健康教育主要对患者起到了什么作用

A. 提高依从性　B. 密切护患关系

C. 心理治疗　D. 加强信任

E. 降低医疗成本

14. 该护士对患者的健康教育属于

A. 入院教育　B. 病房教育

C. 随诊教育　D. 术前教育

E. 心理教育

15. 下列不属于门诊教育的是

A. 候诊教育　B. 随诊教育

C. 咨询教育　D. 健康教育处方

E. 病房教育

16. 下列属于住院教育的是

A. 出院教育　B. 随诊教育

C. 健康教育处方　D. 咨询教育

E. 候诊教育

17. 下列属于入院教育的内容是

A. 探视制度

B. 所患疾病的病因

C. 治疗原则

D. 饮食知识

E. 定期复查

18. 下列不属于健康教育计划组成部分的为

A. 教育时间　B. 教育场所

C. 教育人员　D. 教育工具

E. 教育效果

19. 关于实施健康教育计划的注意事项，以下表述错误的是

A. 注重信息的双向传播

B. 适当重复重点内容

C. 采取多种教育方法和方式

D. 注重教育者的态度

E. 教育场所可依医务人员的方便而定

20. 患者陈某，男，45岁，高血压。医生针对陈某的情况，以医嘱的形式，对陈某进行了高血压防治知识、用药及生活方式等方面的指导，这种健康教育材料称为

A. 门诊咨询处方　B. 自我保健处方

C. 治疗处方　D. 健康教育处方

E. 治疗方案

(21～22题共用备选答案)

A. 根据患者的病情、心理变化，进行有针对性的教育

B. 以医嘱的形式对病人的行为和生活方式给予指导

C. 根据季节、地域，给予常见疾病的防治教育

D. 提高患者依从性

E. 根据病情对患者进行口头教育和指导

21. 病房教育可以

22. 住院教育可以

23. 门诊教育的主要内容是

A. 患者病因的教育

B. 医院环境的教育

C. 常见病防治的教育

D. 医院生活制度的教育

E. 患者治疗原则的教育

24. 患者，男，78岁，患慢性支气管炎30年，有吸烟史35年，每天抽烟20余支。护士拟对其进行戒烟相关的健康教育，首先应该

A. 评估教育需求　B. 确定教育目标

C. 制定教育计划　D. 实施教育计划

E. 评价教育效果

25. 患者，男，57岁，因“发现血糖升高5

年、波动2天”收住入院。护士对其进行入院健康教育，内容不包括

A. 医院制度　　B. 医护人员

C. 饮食控制　　D. 医院环境

E. 定期复查

26. 患者，男，47岁，头晕、头痛1周，以“高血压”收入院，测血压180/100 mmHg。责任护士对患者及其家属进行高血压饮食、药物治疗的健康宣教，其健康教育类型属于

A. 入院健康教育　　B. 病房健康教育

C. 出院健康教育　　D. 随诊健康教育

E. 门诊健康教育

## 答案与解析

1. A。**解析：**健康教育处方是医院最常用、最简单和最直接有效的健康教育方法，是以医嘱形式提供的健康教育材料。

2. B。**解析：**评估健康需求的方法包括：①直接评估法：从患者及家属的谈话中直接获得。②间接评估法：通过观察患者与家属的非语言表现、阅读病例、分析病史及其健康影响因素而获得。

3. A。**解析：**患者健康教育包括评估教育需求、确定教育目标、制定教育计划、实施教育计划和评价教育效果五个步骤。评估教育需求主要从以下四个方面考虑：①患者对疾病或健康问题的知识水平；②患者对健康教育的态度；③患者的学习能力；④患者的环境因素。

4. B。**解析：**病房教育指医护人员在患者住院期间进行的健康教育。病房教育的内容应较系统、深入，主要包括患者所患疾病的病因、发病机制、症状、并发症、治疗原则、生活起居、饮食要求等相关知识，以提高患者的依从性。

5. D。**解析：**门诊教育包括：①候诊教育：指在患者候诊期间，针对候诊知识及该科的常见性疾病防治所进行的健康教育；②随诊教育：指在诊疗过程中，医护人员根据病情对患者进行的口头教育和指导；③咨询教育：指医护人员对门诊家属提出的有关疾病与健康相关问题进行解答；④健康教育处方：指在诊疗过程中，以医嘱的形式对患者的行为和生活方式给予指导。

6. D。**解析：**术后复查要求属于出院后健康教育（遵医嘱服药、定期复查等）。住院期间健康教育包括患者所患疾病的病因、发病机制、症状、并发症、治疗原则、生活起居、饮食要求等相关知识，以提高患者的依从性。

7. C。**解析：**入院教育指医护人员在患者入院时对患者及家属进行的教育。入院教育的主要内容是医院的有关规章制度，如生活制度、探视制度、卫生制度等，以帮助患者及家属尽快熟悉住院环境，遵守住院制度，配合治疗。

8. D。**解析：**随诊教育是指在诊疗过程中，医护人员根据病情对患者进行的口头教育和指导。A住院教育是指住院治疗期间对患者进行的健康教育。B候诊教育是指在患者候诊期间，针对候诊知识及该科的常见性疾病防治所进行的健康教育。C咨询教育是指医护人员对门诊患者或家属提出的有关疾病与健康相关问题进行解答。E健康教育处方是指在诊疗过程中，以医嘱的形式对患者的行为和生活方式给予指导。

9. B。**解析：**评估健康教育需求的方法主要包括直接评估和间接评估，间接评估即通过阅读病历、分析病史及健康影响因素而

获得相关资料。

10. C。**解析：**A指医院健康教育，B指候诊教育，D指咨询教育，E指健康教育处方。

11. C。**解析：**直接评估即通过与患者的接触、谈话而直接获得。A、B、D、E均属于间接评估。

12. A。**解析：**患者健康教育分为门诊教育和住院教育，其中门诊教育包括候诊教育、随诊教育、咨询教育和健康教育处方，住院教育包括入院教育、病房教育和出院教育。

13. C。**解析：**护士通过健康教育缓解了患者焦虑、紧张的情绪，属于心理治疗方面的作用。

14. B。**解析：**病房教育指医护人员在患者住院期间进行的健康教育。

15. E。**解析：**门诊教育主要包括候诊教育、随诊教育、咨询教育和健康教育处方。病房教育属于住院教育。

16. A。**解析：**住院教育主要包括入院教育、病房教育和出院教育。B、C、D、E各项均属于门诊教育。

17. A。**解析：**入院教育的主要内容是医院的有关规章制度，如生活制度、探视制度、卫生制度等，以帮助患者及家属尽快熟悉住院环境，遵守住院制度，配合治疗。

18. E。**解析：**健康教育计划主要由教育时间、场所、内容、方法和工具以及教育人员五个部分组成。

19. E。**解析：**实施健康教育应以患者为中心，在适宜的场所进行，以免使患者或家属感到不安或尴尬。

20. D。**解析：**健康教育处方指在诊疗过程中，以医嘱的形式对病人的行为和生活方式给予指导。

21～22. D、A。**解析：**（1）病房教育的内容应较系统、深入，主要包括患者所患疾病的病因、发病机制、症状、并发症、治疗原则、生活起居、饮食要求等相关知识，以提高患者的依从性。（2）住院教育是指在住院治疗期间对患者进行的健康教育，可根据患者的病情、心理变化，进行有针对性的教育。

23. C。**解析：**门诊教育的主要内容是常见病防治的教育。门诊教育主要包括候诊教育、随诊教育、咨询教育和健康教育处方（常见病防治的教育）。

24. A。**解析：**患者健康教育程序是科学的思维方法和工作方法，患者健康教育包括评估教育需求、确定教育目标、制定教育计划、实施教育计划和评价教育效果五个步骤。“评估教育需求”是患者健康教育程序的第一步骤。通过调查分析，评估教育需求旨在了解教育对象需要学习的知识和掌握的技能，为确定教育目标、制定教育计划提供依据。

25. E。**解析：**“定期复查”属于出院健康教育内容，其余选项所述均属于入院健康教育内容。

26. B。**解析：**本题干中，患者已收入院治疗，所进行的健康教育属于住院教育内容。“高血压饮食、药物治疗的健康宣教”属于住院教育内容中的病房健康教育。患者健康教育分为门诊教育和住院教育。门诊教育主要包括候诊教育、随诊教育、咨询教育和健康教育处方。住院教育主要包括入院教育、病房教育和出院教育。入院教育指医护人员在患者入院时对患者及家属进行的教育，主要内容是医院环境及其有关规章制度。病房教育指医护人员在患者住院期间进行的健康教育，内容主要包括患者所患疾病的病因、发病机制、临床表现、并发症、治疗原则、生活起居、饮食调养等知识，以提高患者的诊治依从性。出院教育指医护人员在患者出院时进行的教育，内容主要包括医疗效果、病情现状、继续用药、定期复查等注意事项。

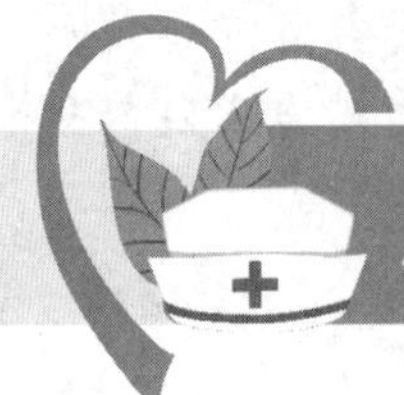

# 第二篇　医院感染护理学

## 第一章　医院感染护理学绪论

### 第一节　医院感染的基本概念

1. 真菌引起院内感染的常见病原体是
   A. 流感病毒　B. 铜绿假单胞菌
   C. 新型隐球菌　D. 白色念珠菌
   E. 大肠埃希菌
2. 引起内源性感染的病原体主要来自
   A. 医院内周围环境中存在的致病菌
   B. 病人体内或体表的正常菌群或条件致病菌
   C. 医院内工作人员携带的致病菌
   D. 由探视人员带到院内的致病菌
   E. 原发感染部位蔓延而出的致病菌
3. 患者，男，行疝修补术后 1 周，手术切口处红、肿、热、痛，伴少量脓性分泌物渗出，脓液细菌培养为阳性。应诊断为
   A. 表浅切口感染，属于医院感染
   B. 表浅切口感染，不属于医院感染
   C. 深部组织感染，属于医院感染
   D. 深部组织感染，不属于医院感染
   E. 交叉感染
4. 医院感染不包括下列哪一类
   A. 病人在医院内获得的感染
   B. 入院时已处于潜伏期的感染
   C. 新生儿经产道分娩时发生的感染
   D. 出院时已处于潜伏期且出院后不久发生的感染
   E. 手术后输血造成的病毒感染
5. 不属于医院感染的是
   A. 无明确潜伏期，入院 48 小时后发生的感染
   B. 皮肤黏膜开放性伤口，虽无炎症表现，但存在细菌定植
   C. 医护人员在医院工作时获得的感染
   D. 新生儿经母体产道时获得的感染
   E. 由于治疗措施激活的潜在性感染
6. 感染源是指被病原体感染的
   A. 伤口　B. 分泌物
   C. 人和动物　D. 体液
   E. 药物
7. 对于有明确潜伏期的感染，入院后多长时间内发生为医院感染
   A. 24 小时　B. 36 小时
   C. 48 小时　D. 72 小时
   E. 超过平均潜伏期后
8. 以下选项中属于医院感染的是
   A. 病人皮肤黏膜开放性伤口有细菌定植，但尚未有炎症表现
   B. 新生儿在院内经产道感染链球菌
   C. 新生儿在院内经胎盘感染单纯疱疹
   D. 新生儿在分娩过程中误吸未被污染的

羊水形成肺炎

E. 术后3日内病人体温升高，3日后恢复正常

9. 对无明确潜伏期的感染，入院多少小时后发生即属于医院感染

A. 24小时　　B. 36小时

C. 48小时　　D. 72小时

E. 96小时

10. 以下人群中，发生医院感染危险性相对最低的人群是

A. 长期住院病人

B. 新生儿

C. 择期手术的病人

D. 免疫功能低下的病人

E. 卧床病人

11. 患者，男，39岁，因“肾绞痛”入急诊，某医生为其肌注哌替啶50 mg后疼痛缓解。2天后自觉注射部位疼痛，4天后就诊。查体：局部压痛，皮肤发红，皮温增高，有波动感，穿刺抽出少量脓液。判断该患者发生感染的类型是

A. 注射部位感染，属于医院感染

B. 注射部位感染，不属于医院感染

C. 无菌性脓肿，属于医院感染

D. 无菌性脓肿，不属于医院感染

E. 自然感染

## 答案与解析

1. D。**解析：**近年来，真菌引起的院内感染呈现进一步增长的趋势，常见的真菌感染病原体有白色念珠菌、热带念珠菌和曲霉菌。念珠菌感染多发生在长期应用广谱抗菌药物或免疫力低下的病人身上，常导致深部真菌感染。

2. B。**解析：**内源性感染也称自身感染。引起这类感染的微生物主要来自病人体内或体表的正常菌群或条件致病菌；包括虽来自其他病人或周围环境中的，但原已在该病人身上定植的微生物。

3. A。**解析：**本病例可诊断为“表浅切口感染，属于医院感染”。临床诊断依据：表浅手术切口感染仅限于切口涉及的皮肤和皮下组织，感染发生于术后30天内，表浅切口有红、肿、热、痛，伴少量脓性分泌物渗出；病原学诊断依据：脓液细菌培养阳性。

4. B。**解析：**入院时已处于潜伏期的感染属于院外感染。医院感染的诊断标准：①无明确潜伏期，入院48小时后发生的感染；②有明确潜伏期，住院日超过平均潜伏期后发生的感染；③本次感染直接与上次住院有关；④在原有感染基础上出现其他部位的新发感染（慢性感染的迁徙病灶除外），或在已知病原体基础上又分离出新型病原体（排除污染和原来的混合感染）的感染；⑤新生儿在分娩过程中和产后获得的感染；⑥由于诊疗操作激活的潜在性感染，如疱疹病毒、结核杆菌等的感染；⑦医护人员在医院工作期间获得的感染。

5. B。**解析：**医院感染的诊断标准：①无明确潜伏期，入院48小时后发生的感染；②有明确潜伏期，住院日超过平均潜伏期后发生的感染；③本次感染直接与上次住院有关；④在原有感染基础上出现其他部位的新发感染（慢性感染的迁徙病灶除外），或在已知病原体基础上又分离出新型病原体（排除污染和原来的混合感染）的感染；⑤新生儿在分娩过程中和产后获得的感染；⑥由于诊疗操作激活的潜在性感染，如疱疹病毒、结核杆菌等的感染；⑦医护人员在医院工作期间获得的感染。

医院感染的排除标准：①皮肤黏膜开放性伤口只有细菌定植而无炎症表现（B）；②由于创伤或非生物性因子刺激而产生的炎症表现；③新生儿经胎盘获得（出生后48小时内发病）的感染，如单纯疱疹、弓形虫病等；④患者原有的慢性感染在医院内急性发作。

6. C。

7. E。**解析：**无明确潜伏期的感染，规定入院48小时后发生者为医院感染；有明确潜伏期的感染，自入院时起超过平均潜伏期后发生者为医院感染。

8. B。**解析：**新生儿经母体产道时获得的感染属于医院感染。以下均不属于医院感染：皮肤黏膜开放性伤口只有细菌定植而无炎症表现（A）；新生儿经胎盘获得（出生后48h内发病）的感染，如单纯疱疹（C）、弓形虫病、水痘、误吸羊水形成肺炎（D）等；由于创伤或非生物性因子刺激而产生的炎症表现，如术后吸收热（E）等。

9. C。**解析：**《医院感染诊断标准》规定对于无明确潜伏期的感染，在入院48小时后发生者属于医院感染。

10. C。**解析：**5个选项所述人群中，发生医院感染危险性相对最低的是“择期手术的病人”（C正确）。随着住院时间和卧床时间的延长，发生医院感染的风险也随之增加，A、E错误。新生儿和免疫功能低下的病人机体免疫抵抗力差，易发生医院感染，B、D错误。

11. A。**解析：**患者因“肾绞痛”入急诊，医生为其肌内注射哌替啶后局部出现红、肿、热、痛的炎症表现，有波动感并穿刺抽出少量脓液，提示已有脓肿形成。无菌性脓肿是指非注射污染造成的化脓性感染，多发生于注射吸附剂疫苗后；是由于注射部位不正确，或注射过浅，或注射剂量过大，或使用疫苗前未充分摇匀等因素所致。无菌性脓肿一般在注射后1周左右局部出现硬结，可有肿胀、疼痛，但炎症反应不剧烈，因此C、D错误。医院感染是指入院病人在医院内获得的感染，包括在住院期间发生的感染和在医院内获得而于出院后发生的感染，但不包括入院前已开始或者入院时已处于潜伏期的感染。根据本题中所述，患者是在诊疗过程中发生的注射部位感染，属于医院感染，B、E错误。故选A。

## 第二节 医院感染的分类与防治

1. 引起病人发生内源性感染的微生物来自
   A. 患同类疾病的病人
   B. 床位医生
   C. 探视亲友
   D. 病人自身
   E. 责任护士

2. 以下有关内源性感染预防原则的叙述，错误的是
   A. 避免扰乱病人的正常防御机制
   B. 仔细检查，明确病人的潜在性病灶
   C. 明确机体带菌状态
   D. 如有必要，可限制使用抗生素
   E. 抵抗力下降的高危人群应采取保护性隔离和全部去污染

（3~4题共用备选答案）

A. 交叉感染　B. 自身感染
C. 医源性感染　D. 二重感染
E. 呼吸道感染

3. 慢性肝炎、肝硬化合并自发性腹膜炎属于哪种感染
4. 输血后肝炎属于哪种感染
5. 患者王某，男，45 岁，术中输血 400ml，6 个月后因结膜黄染、食欲不振就诊，考虑为丙肝，由于接受了被污染的血制品所致。这种情况属于
   A. 环境感染　B. 交叉感染
   C. 自身感染　D. 医源性感染
   E. 不属于医院感染
6. 患者林某，男，3 岁，1 周前因急性化脓性扁桃体炎入院治疗，发病后患儿出现高热、烦躁不安、哭闹，扁桃体、颊黏膜等多处出现化脓性病灶。昨日患儿出现腹泻症状，病原学检测为轮状病毒感染。患儿最有可能发生
   A. 环境感染　B. 交叉感染
   C. 自身感染　D. 医源性感染
   E. 医院感染

（7 ~9 题共用题干）

某男，55 岁，诊断为慢性肝炎、肝硬化（失代偿期），住院时无腹水，住院期间出现腹痛、低热、腹水征阳性，怀疑医院感染（自发性腹膜炎）。

7. 最有意义的检查是
   A. 血常规检查
   D. 血培养检查
   C. 肝功能检查
   D. 腹水常规检查及培养
   E. 腹腔镜检查
8. 应首先考虑
   A. 化脓性扁桃腺炎
   B. 上呼吸道感染
   C. 咽炎
   D. 结核性腹膜炎
   E. 肺部感染
9. 患者的感染形式属于
   A. 院内感染　B. 院外感染
   C. 家庭感染　D. 医院感染
   E. 肺部感染

## 答案与解析

1. D。**解析：** 内源性医院感染又称自身感染，引起这类感染的微生物来自病人体内或体表的正常菌群或条件致病菌，包括虽来源于其他病人或周围环境中，但已在该病人身上定植的微生物。

2. E。**解析：** 抵抗力下降的高危人群应采取保护性隔离，但不应采取全部去污染。

3 ~4. B、C。**解析：** 内源性感染也称自身感染，引起这类感染的微生物来自病人体内或体表的正常菌群或条件致病菌，包括虽从其他病人或周围环境中来的，但已在该病人身上定植的微生物。医源性感染是医院感染的一部分，指在医院实施手术、治疗、诊断、预防等技术措施（如静脉内插管、导尿管、输血等过程中）以及滥用抗生素与应用免疫抑制剂等而引起的感染。

5. D。**解析：** 病原体来自未经有效消毒灭菌的医疗器具、污染的血液制品或药品等医疗行为所导致的医院感染，属于外源性医院感染中的医源性感染。

6. E。

7. D。**解析：** 患者发生了自发性腹膜炎，可能为细菌性腹膜炎或结核性腹膜炎，因此应进行腹水常规的检验及细菌培养，以明确诊断。

8. D。**解析：** 肝硬化患者发生腹膜炎可为结核性或细菌性，需要进一步明确诊断。根据病例描述患者出现低热，因此，应首

先考虑结核性腹膜炎。

9. D。**解析**：患者可能由于诊疗措施激活了潜在性感染（如结核杆菌等），因此属于医院感染。

# 第二章 医院感染的微生物学原理

## 第一节 人体正常菌群的分布与作用

1. 肠道正常菌群参与合成叶酸，体现的是其
   A. 营养作用　B. 免疫调节作用
   C. 定植抵抗力作用　D. 生物屏障作用
   E. 抗衰老作用

2. 人体正常菌群的生理作用不包括
   A. 营养作用　B. 稳定作用
   C. 免疫调节作用　D. 生物屏障作用
   E. 定植抵抗力作用

3. 人体内的正常菌群大部分是
   A. 需氧菌　B. 厌氧菌
   C. 寄生菌　D. 杆菌
   E. 球菌

4. 在什么情况下，正常菌群可转变成机会致病菌
   A. 免疫功能亢进
   B. 免疫功能低下
   C. 防御功能良好
   D. 皮肤黏膜完整无损
   E. 以上都是

### 答案与解析

1. A。**解析**：营养作用是指在肠道可降解未消化的食物残渣，有利于机体进一步吸收，同时亦可合成各种维生素，如维生素 $B_2$、叶酸、泛酸及维生素K等。

2. B。**解析**：人体正常菌群的生理作用：①营养作用：在肠道可降解未消化的食物残渣，有利于机体进一步吸收，同时亦可合成各种维生素；②免疫调节作用：能产生多种抗原物质，刺激机体免疫应答，使免疫系统经常保持活跃状态，在抗感染上有重要作用；③定植抵抗力作用：主要是通过争夺营养物质和空间位置等而产生代谢产物来杀伤侵入的有害细菌；④生物屏障作用：在人体皮肤、黏膜表面特定部位的正常菌群，通过黏附和繁殖能形成一层自然菌膜屏障，是一种非特异性的保护膜，有利于抗拒致病微生物的侵袭及定植。

3. B。**解析**：正常菌群绝大部分是厌氧菌，它们在人体特定部位定植，且密度极高，与定植区的黏膜上皮细胞有密切的关系。

4. B。**解析**：在机体免疫功能低下时，正常菌群可成为机会致病菌。

## 第二节 微生态的平衡与失衡

1. “原正常菌群大部分被抑制，只有少数菌种占决定性优势”，这种菌群失调属于
   A. 原位失调　B. 一度失调
   C. 二度失调　D. 三度失调
   E. 四度失调

2. 属于原位菌群二度失调的是
   A. 正常菌群在原有部位发生了数量的暂时性变化

B. 正常菌群在原有部位发生了种类与结构的暂时性变化
C. 正常菌群在原有部位发生了病理性波动
D. 正常菌群转移到另一部位定植或定居
E. 可逆性失调

3. 关于原位菌群失调的叙述，正确的是
A. 一度失调可通过细菌定量检查得到反映
B. 二度失调去除失调因素后，正常菌群可自然恢复
C. 二度失调的原因常为广谱抗菌药物的大量使用
D. 三度失调又称为比例失调
E. 三度失调是某部位正常菌群结构与数量的暂时变动

4. 移位菌群失调原因与哪些因素无关
A. 不适当使用抗菌药物
B. 插管或介入治疗
C. 细菌结构变化
D. 外科手术
E. 免疫功能下降

5. 患者，女，60 岁，因胃癌住院，术后使用头孢噻肟钠和甲硝唑预防感染。第 5 天出现发热 39℃，腹痛、腹泻。大便培养：大量白色念珠菌生长。最可能的诊断是
A. 急性菌痢　　B. 急性肠炎
C. 二重感染　　D. 败血症
E. 菌群移位

6. 二度菌群失调时，正常菌群比例失调处于相持状态，不易恢复，不属于此类失调的临床表现是
A. 大叶性肺炎　　B. 慢性腹泻
C. 慢性咽喉炎　　D. 慢性阴道炎
E. 肠功能紊乱

7. 原位菌群失调分为几度
A. 2　　B. 3
C. 4　　D. 5
E. 6

8. 下列关于原位菌群失调的叙述，正确的是
A. 也称定位转移
B. 即正常菌群在外来菌的入侵下在原有部位发生了数量或种类结构上的变化
C. 失调因素被消除后，正常菌群均可自然恢复
D. 免疫力低下的病人仅发生原位菌群失调
E. 二度失调为菌群发生了病理性波动

9. 三度原位菌群失调的主要原因是
A. 免疫功能低下
B. 大量应用广谱抗菌药物
C. 慢性病诱发
D. 介入治疗与各种导管的应用
E. 体弱

10. 常见引起伪膜性肠炎的肠道菌有
A. 铜绿假单胞菌
B. 白色念珠菌
C. 肺炎克雷伯杆菌
D. 难辨梭状芽孢杆菌
E. 大肠埃希菌

11. 造成三度原位菌群失调最常见的原因是
A. 气管插管　　B. 中心静脉置管
C. 导尿管　　D. 环境污染
E. 大量应用广谱抗生素

## 答案与解析

1. D。**解析：**菌群失调根据称为分为三度。①一度失调：在外环境因素、宿主患病或所采取的医疗措施（如使用抗菌药物

或化学药物治疗）的作用下，一部分细菌受到了抑制，而另一部分细菌却得到了过度生长的机会，造成某些部位正常菌群的结构和数量发生暂时性的变动，去除失调因素后可自行恢复，即为一度失调。②二度失调：正常菌群的结构、比例失调呈相持状态，菌群内由生理波动转变为病理波动；去除失调因素后菌群仍处于失调状态，不易恢复，即具有不可逆性。③三度失调：原正常菌群大部分被抑制，只有少数菌种占决定性优势；发生三度失调的原因常为广谱抗菌药物的大量应用使大部分正常菌群消失，而代之以暂居菌或外袭菌，并大量繁殖而成为该部位的优势菌。

2. C。**解析：**二度失调又称比例失调，是指正常菌群的结构、比例失调呈相持状态；菌群内由生理性波动转变为病理性波动。去除失调因素后菌群仍处于失调状态，不易恢复，即具有不可逆性。

3. A。**解析：**①一度失调又称可逆性失调，在外环境因素、宿主患病或所采取医疗措施的作用下，一部分细菌受到了抑制，而另一部分细菌却得到了过度生长的机会，造成某些部位正常菌群的结构和数量发生暂时性的变动，可通过细菌定量检查得到反映。失调的因素被消除后，正常菌群可自然恢复（A）。②二度失调又称比例失调，去除失调因素后菌群仍处于失调状态，不易恢复，即具有不可逆性。③三度失调常为广谱抗菌药物的大量应用而使大部分正常菌群消失，代之以过路菌或外袭菌，并大量繁殖而成为该部位的优势菌。

4. C。**解析：**移位菌群失调原因多为不适当地使用抗菌药物，即该部位的正常菌群被抗菌药物抑制或消失，从而为外来菌或过路菌提供了生存的空间和定植的条件。外科手术、插管等侵入性诊疗措施容易引发移位菌群失调；免疫力低下的病人易发生移位菌群失调。

5. C。**解析：**根据题意考虑患者发生了三度失调，正常菌群的三度失调又称菌群交替症或二重感染。其原因为广谱抗菌药物的大量应用而使大部分正常菌群消失，代之以过路菌或外袭菌，并大量繁殖而成为该部位的优势菌。三度失调表现为急性重症感染，如难辨梭菌引起的假膜性肠炎。白色念珠菌、铜绿假单胞菌和葡萄球菌等都可能成为三度失调的优势菌。

6. A。**解析：**二度失调：指正常菌群的结构、比例失调呈相持状态；菌群内由生理性波动转变为病理性波动，去除失调因素后菌群仍处于失调状态，不易恢复，即具有不可逆性，多表现为慢性腹泻（肠炎）、肠功能紊乱及慢性咽喉炎、口腔炎、阴道炎等，临床常称为菌群比例失调。

7. B。**解析：**原位菌群失调可分为三度：一度失调、二度失调和三度失调（二重感染）。

8. E。**解析：**原位菌群失调是指正常菌群虽仍生活在原来部位，亦无外来菌入侵，但发生了数量上或种类与结构上的变化。一度原位菌群失调在失调因素被消除后，可自然恢复；二度失调时，菌群内由生理性波动转变为病理性波动（E），去除失调因素后菌群仍处于失调状态，不易恢复，具有不可逆性。移位菌群失调又称定位转移，免疫力低下的病人易发生。

9. B。**解析：**三度原位菌群失调又称为菌群交替症或二重感染，是指原正常菌群大部分被抑制，只有少数菌种占决定性优势。其发生的原因常为大量应用广谱抗生素而致使大部分正常菌群消失，代之以过路菌或外袭菌，这些细菌大量繁殖而成为该部位的优势菌。

10. D。**解析：**难辨梭状芽孢杆菌可引起伪膜性肠炎，属于三度原位菌群失调。

11. E。**解析：**三度原位菌群失调又称为菌群交替症或者二重感染，是指原正常菌群大部分被抑制，只有少数菌种占决定性优势。其发生的原因常为大量应用广谱抗生素使得大部分正常菌群受到抑制而消亡，而代之以过路菌或外袭菌，这些细菌大量繁殖并成为该部位的优势菌而引发感染性疾病。

## 第三节　细菌的定植与定植抵抗力

下列关于细菌在人体的定植，叙述错误的是

A. 定植的微生物必须依靠人体的营养物质才能生长和繁殖

B. 定植抵抗力仅与机体状态有关

C. 必须有适宜的环境

D. 必须有相当的数量

E. 必须具有黏附力

### 答案与解析

B。**解析：**细菌在人体定植必须有适宜的环境和一定的条件，通常需要具有：适宜的环境、相当的数量、有效的黏附力等，还与宿主的免疫状态有关。定植抵抗力是指已在特定部位定植的正常菌群一般都具有抑制其他细菌再定植的能力，也与上述因素有关，而不是仅与机体状态有关。

## 第四节　医院感染中常见的病原体

1. 引起医院感染的病原微生物主要是

A. 条件致病菌

B. 致病菌

C. 自然界的一切微生物

D. 空气中的微生物

E. 环境中的微生物

2. 医院感染中，泌尿道感染的主要致病病原体是

A. 表皮葡萄球菌　　B. 不动杆菌

C. 大肠埃希菌　　D. 支原体

E. 衣原体

3. 耐甲氧西林金黄色葡萄球菌的感染途径主要是

A. 污染的手导致人与人之间的传播

B. 病房的清扫工具

C. 一次性医疗用品

D. 探视人员从外界带给病人

E. 空气传播

4. 医院感染中最常见的病原体是

A. 病毒　　B. 衣原体

C. 细菌　　D. 真菌

E. 肺孢子虫

5. 下列关于医院感染常见病原体的叙述，错误的是

A. 常为多重耐药菌株

B. 大部分为人体正常菌群的转移菌或条件致病菌

C. 常侵犯免疫功能低下的宿主

D. 大肠埃希菌是泌尿道感染的主要病原菌

E. 同一种细菌，医院外分离出的病原体菌株耐药性更强、更广

6. 吴某，男，35岁，吸入性肺脓肿，病原菌为金黄色葡萄球菌。关于该病原菌，下列叙述正确的是
   A. 革兰阴性球菌
   B. 广泛分布于水和土壤中
   C. 人群中带菌状态相当普遍
   D. 很少对全身各系统引起感染性疾病
   E. 凝固酶阴性的金黄色葡萄球菌是人体感染的主要致病菌

(7~9题共用备选答案)
   A. 过氧化氢
   B. 维生素K
   C. 维生素A
   D. 金黄色葡萄球菌
   E. 白喉杆菌

7. 可被皮肤上的痤疮丙酸杆菌抑制生长的是
8. 口腔中的唾液链球菌可以产生
9. 正常菌群可在肠道内合成

(10~11题共用备选答案)
   A. 革兰阴性菌 B. 革兰阳性菌
   C. 真菌 D. 病毒
   E. 衣原体

10. 医院感染病原菌中最常见的是
11. 感染多发生在应用抗生素和皮质激素病人的病原菌是

(12~16题共用题干)

某男性患者，40岁，有精神分裂症病史10年，近2个月服用大剂量氯氮平治疗，3天来发热、畏寒，T 39.5℃。查血常规：WBC $2.0\times10^9$/L。经积极地应用白细胞成分血，肌内注射升白细胞药物，静脉输注抗生素治疗，症状逐渐减轻。但第7天起出现排便次数增多，6~7日后，自述肛门周围疼痛，查大便涂片为白色念珠菌生长；肛门指诊检查：肛周可触及直径4~5cm肿物，有波动感。

12. 该病人的肠道感染属于
   A. 急性胃肠炎
   B. 痢疾
   C. 伤寒
   D. 内源性医院感染
   E. 食物中毒
13. 引起该感染致病菌的形式是
   A. 菌群移位
   B. 菌群失调
   C. 二重感染（三度失调）
   D. 细菌内毒素
   E. 细菌外毒素
14. 此时最恰当的治疗选择是
   A. 继续抗生素治疗 B. 理疗
   C. 切开引流 D. 免疫治疗
   E. 外敷中药膏
15. 对该患者实行的防控措施是
   A. 消化道隔离 B. 呼吸道隔离
   C. 接触隔离 D. 床边隔离
   E. 保护性隔离
16. 关于白色念珠菌的叙述，错误的是
   A. 常导致深部感染
   B. 可致肺部和消化道感染
   C. 造成的医院感染有进一步增长的趋势
   D. 主要引起泌尿道和血液系统感染
   E. 常发生于免疫功能低下的病人

## 答案与解析

1. A。**解析**：医院感染类型既有内源性，也有外源性，其中以内源性感染为主；条件致病菌为常见感染菌，且以革兰阴性菌常见。

2. C。**解析**：大肠埃希菌能黏附在泌尿

道的上皮细胞上，是泌尿道感染的主要病原菌。

3. A。**解析：** 耐甲氧西林金黄色葡萄球菌在医院内的传播途径有：①接触传播：即经医务人员的手在患者与患者之间的传播，是主要传播途径；②空气传播：在烧伤病房，耐甲氧西林金黄色葡萄球菌可附着于尘埃和液滴上，存在于空气中，通过空气进行传播。

4. C。**解析：** 常见的病原体通常可分为细菌、病毒、真菌、肺孢子虫、弓形虫、衣原体和疟原虫等，其中以各种细菌最为常见，约占95%。

5. E。**解析：** 同一种细菌，在医院外和医院内分离出的病原体菌株具有不同的耐药性，即后者的耐药性比前者更强、更广。尤其是肠杆菌科细菌和假单胞菌属，对氨基糖苷类抗菌药物的耐药表现得尤为突出。

医院感染的病原体有以下几个特点：医院感染的病原体，对某些环境有特殊的适应性。常为多重耐药菌株，有较强和较广的耐药性。常侵犯免疫功能低下的宿主。大肠埃希菌是人和动物肠道的正常菌群，是条件致病菌，常引起泌尿道、腹腔、胆道、血液等部位感染。

6. C。**解析：** 金黄色葡萄球菌是革兰阳性球菌，广泛分布在人和动物的皮肤以及其与外界相通的腔道中。人群中带菌状态相当普遍（C 正确）。对全身各系统均可引起感染性疾病，其中凝固酶阳性的金黄色葡萄球菌是人体感染的主要致病菌。

7 ~ 9. D、A、B。**解析：**（1）皮肤上的痤疮丙酸杆菌，能产生抗菌性脂类，抑制金黄色葡萄球菌和溶血性链球菌的生长。（2）口腔中的唾液链球菌能产生过氧化氢，可杀死白喉杆菌和脑膜炎双球菌。（3）正常菌群在肠道可合成各种维生素，如维生素 B、叶酸、泛酸及维生素 K 等。

10 ~ 11. A、C。

12. D。**解析：** 白色念珠菌是来自病人体内或体表的条件致病菌，在病人健康状况不佳、抵抗力下降或免疫功能受损以及抗生素的不良应用等因素下，可导致人体发病。属于内源性医院感染。

13. C。**解析：** 该患者发生了三度原位菌群失调。

14. C。

15. E。**解析：** 患者免疫功能受损，应给予保护性隔离。

16. D。**解析：** 白色念珠菌主要引起深部感染，可引起泌尿道感染、肺部感染、血液系统感染、消化道感染及外科创伤性真菌感染。因此，不能说“主要引起”泌尿道和血液系统感染（D 错误）。

# 第三章　医院感染监测

## 第一节　医院感染监测的类型

1. 按照《医院感染管理方法》规定，医疗机构发生哪种情况，须在 12 小时内向有关部门报告医院感染暴发

A. 由于医院感染暴发导致患者人身损害后果

B. 由于医院感染暴发导致 3 人以下人身损害后果

C. 由于医院感染暴发导致 5 人以上人身

损害后果
D. 由于医疗责任事故导致患者死亡
E. 由于医院感染暴发直接导致患者死亡

2. 某胃大部切除手术后的患者自述腹部切口疼痛加重，检查发现患者有体温升高、脉搏加速和血白细胞增高等异常。如确诊为医院感染，其主治医师最迟在何时填表报告医院感染管理科
A. 立即　　B. 6小时内
C. 8小时内　　D. 12小时内
E. 24小时内

3. 医院感染目标监测的最佳方法是
A. 医院实验室细菌培养阳性病例回顾
B. 临床医师填报病例
C. 专职人员到病案室进行前瞻性调查
D. 病案室监控护士报告病例
E. 到病案室从出院病历中查阅病例

4. 医院出现感染散发病例时，经治医师应及时向本科室医院感染监控小组负责人报告，并应填表报告医院感染管理科的时间期限是
A. 6小时内　　B. 12小时内
C. 24小时内　　D. 48小时内
E. 1周内

5. 某医院证实医院感染流行，医院报告当地卫生行政部门的时间为
A. 8h内　　B. 12h内
C. 24h内　　D. 36h内
E. 48h内

## 答案与解析

1. E。**解析**：《医院感染管理办法》和《医院感染暴发报告及处置管理规范》中规定，医疗机构经调查证实发生以下情形时，应当于12小时内向所在地县级地方人民政府卫生行政部门报告，并同时向所在地疾病预防控制机构报告：①5例以上疑似医院感染暴发。②3例以上医院感染暴发导致人身损害后果。③由于医院感染暴发直接导致患者死亡。
医疗机构发生以下情形时，应按照《国家突发公共卫生事件相关信息报告管理工作规范（试行）》的要求在2小时内进行报告：①10例以上的医院感染暴发事件。②发生特殊病原体或者新发病原体的医院感染。③可能造成重大公共影响或者严重后果的医院感染。

2. E。**解析**：发生院内感染应在24小时内上报医院感染管理科。

3. C。

4. C。**解析**：当出现医院感染散发病例时，经治医师应及时向本科室医院感染监控小组负责人报告，并于24h内填表报告医院感染管理科。

5. C。**解析**：经调查证实出现医院感染流行时，医院应于24h内报告当地卫生行政部门，全国医院感染监控网所布控单位应同时报告全国医院感染监控管理培训基地。

## 第二节　医院感染监测方法

1. 在较短时间内能反映医院感染的基本情况是
A. 医院感染发生率
B. 医院感染罹患率
C. 部位感染发生率
D. 医院感染患病率
E. 医院感染实查率

2. 500张病床以上的医院感染发生率应

低于

A. 5%　　B. 6%

C. 7%　　D. 8%

E. 10%

3. 500 张病床以上医院内 Ⅰ 类手术切口感染率应低于

A. 0.1%　　B. 0.5%

C. 1%　　D. 1.5%

E. 2%

4. 为使统计分析资料具有说服力，实查率应

A. 大于 95%　　B. 大于 90%

C. 小于 95%　　D. 小于 90%

E. 大于 85%

5. 某新生儿室有 100 名新生儿，3 周内 14 人因某种共同的原因发生脐部感染。因此暴露于某种危险因素的新生儿罹患率为

A. 14/100　　B. 14/86

C. 86/100　　D. 86/114

E. 14/114

6. 对某外科 ICU 住院病人的医院感染进行监测，某月 1 日有病人 5 人，该月新收治病人 20 例，监测发生医院感染 8 例。该月医院感染发病率为

A. 8/20　　B. 8/25

C. 8/12　　D. 8/17

E. 8/33

7. 某儿科病房于 2005 年 10 月 3 日至 10 日共收治患儿 60 例，其中新生儿病房 15 例，有 3 例发生轮状病毒感染，计算新生儿轮状病毒感染的罹患率为

A. 5%　　B. 10%

C. 15%　　D. 20%

E. 25%

8. 某医院研究一种新型手部消毒剂的效果，从医院手术科室系统随机抽取 200 例病人，随机分为对照组（传统洗手法）100 例和实验组（使用手部消毒剂）100 例。结果对照组中发生医院感染 5 例，实验组为 4 例。下列选项正确的是

A. 可计算相对危险度，值为 0.8

B. 可计算相对危险度，值为 1.2

C. 可计算相对危险度，值为 0.5

D. 可计算比值比，值为 0.8

E. 可计算比值比，值为 1.2

9. 下列关于医院感染监测的叙述，错误的是

A. 包括综合性监测和目标监测

B. 需要监测医院感染各科室发病率

C. 漏报调查样本量不少于年监测病人数的 10%，漏报率应低于 30%

D. 500 张病床以上的医院感染发病率应低于 10%

E. 目标监测开展的期限不应少于 1 年

（10 ~ 12 题共用题干）

某三甲医院 2007 年 6 月共收治住院病人 2500 人。其中有 200 人新发医院感染，新感染例次数为 250 次，同期共有 375 人存在医院感染。新发医院感染中，50 人发生术后切口感染。同期住院病人中共有 800 人接受了外科手术。

10. 这所医院在 2007 年 6 月的医院感染患病率约为

A. 5%　　B. 8%

C. 10%　　D. 15%

E. 20%

11. 这所医院在 2007 年 6 月的术后切口感染发生率约为

A. 2%　　B. 5%

C. 6%　　D. 8%
E. 10%

12. 经过感染监测实查，发现6月份漏报新发感染人数50人，漏报率及实际医院感染发生率分别为
A. 15%，8%　　B. 15%，10%
C. 15%，15%　　D. 20%，10%
E. 20%，15%

（13~15题共用备选答案）
A. 0.5%　　B. 1%
C. 5%　　D. 7%
E. 10%

13. 500张病床以上医院的医院感染发病率应低于
14. 500张病床以上医院内Ⅰ类手术切口感染率应低于
15. 100张病床以下医院的医院感染发病率应低于
16. 医院儿科10日内共收住患儿40例，其中新生儿病房10例，有2例发生轮状病毒感染，则新生儿轮状病毒感染的罹患率为
A. 5%　　B. 10%
C. 15%　　D. 20%
E. 25%
17. 医院感染监测中，查阅病历的重点对象不包括
A. 细菌及真菌培养阳性的病人
B. 长期使用免疫抑制剂的病人
C. 接受过手术或侵入性操作的病人
D. 恶性肿瘤和长期卧床的病人
E. 女性和少数民族病人
18. 按照规定，拥有1000张病床医院的医院感染发病率应低于
A. 7%　　B. 8%
C. 9%　　D. 10%
E. 15%

## 答案与解析

1. B。**解析：**医院感染罹患率可用于衡量住院病人中发生医院感染新发病例频率的一种方式，一般用于小范围或短时间的流行，以日、周、月或一个流行期为时间单位。其计算公式为：医院感染罹患率=观察期间医院感染新发病例数/同期暴露于危险因素的病人数。

2. E。

3. B。

4. B。**解析：**进行病患率调查必须强调实查率，只有实查率达到90%~100%，统计分析的材料才具有意义和说服力。

5. A。**解析：**罹患率是用来统计处于危险人群中新发生医院感染的频率。此病例中，危险人群为新生儿室的100名新生儿，新发医院感染为14人，因此暴露于某种危险因素的新生儿罹患率为14/100。

6. B。**解析：**医院感染发病率是指在一定时间和一定人群（通常为住院病人）中新发生医院感染的频率。此病例中，ICU住院病人为25人，发生医院感染8例，因此医院感染发病率应为8/25。

7. D。**解析：**医院感染罹患率指同期新发生医院感染病例数/观察期间具有感染危险的住院病人数。此题中，分母应为新生儿病房同期所有住院患儿，故新生儿轮状病毒感染的罹患率=3/15=20%。

8. A。**解析：**相对危险度（RR）：亦称危险度比，是暴露组的危险度（测量指标是累积发病率）与对照组的危险度之比。RR=暴露组累积发病率（或死亡率）/对照组累积发病率（或死亡率），RR值越大，

表明暴露的效应越大，暴露与结局的关联强度越大。本例属于队列研究，应采用相对危险度计算。

9. C。**解析：**漏报调查样本量不少于年监测病人数的10%，漏报率应低于20%。

10. D。**解析：**医院感染患病率又称医院感染现患率，是指在一定时间或一段时期内，在一定危险人群中实际感染例数所占的百分比。其中，分子为实际感染例数，包括新、老感染例数，即同期总例数；分母为危险人群，是指同期住院病例。因此题干中2007年6月的医院感染患病率＝375/2500＝15%。

11. C。**解析：**术后切口感染发生率属于部位感染发生率，用来统计处于特定部位感染危险人群中新发生该部位医院感染的频率。就本题中，分子为新发切口感染的病例数；分母为危险人群，是指6月份接受手术病人的总体。因此2007年6月术后切口感染发生率＝50/800＝6.25%，约为6%。

12. D。**解析：**漏报率的计算为：分子为漏报感染例数，分母为已报感染例数与漏报感染例数的总和，即50/（50＋200）＝20%。实际医院感染发生率是指一定时间和一定人群中新发生的医院感染频率，就本题中，分子为新发医院感染的病例数，分母为同期住院病人总数。因此，实际医院感染发生率＝（50＋200）/2500＝10%。

13～15. E、A、D。**解析：**（1）500张病床以上医院的医院感染发病率应低于10%。（2）500张病床以上医院内Ⅰ类手术切口部位感染率应低于0.5%。（3）100张病床以下医院的医院感染发病率应低于7%。

16. D。**解析：**罹患率表示某人群中罹患某疾病的新病例发生频率，通常多指在某一局限范围、短时间内的发病频率。计算方法＝（观察期内某人群中某疾病的新发病例数÷同期暴露人口数）×K，其中K通常取100%。本题中新生儿轮状病毒感染的罹患率＝（2÷10）×100%＝20%。

17. E。**解析：**医院感染监测中，查阅病历的重点对象应放在细菌及真菌培养阳性的病人（A排除），长期使用免疫抑制剂（B排除）或抗菌药物的病人，以及发热和接受过手术或侵入性操作（C排除）、器官移植、恶性肿瘤和长期卧床（D排除）、免疫功能低下、昏迷和老年人、婴幼儿、早产儿等易感病人。

18. D。**解析：**按照规定，拥有1000张（＞500张）病床医院的医院感染发病率应低于10%。

## 第三节 医院感染暴发流行的调查

1. 医院感染暴发中流行病学处理的基本步骤，前三步是
   A. 证实流行或暴发—查找感染源—查找引起感染的因素
   B. 证实流行或暴发—组织落实有效的控制措施—写出调查报告
   C. 查找感染源—证实流行或暴发—查找引起感染的因素
   D. 查找引起感染的因素—证实流行或暴发—查找感染源
   E. 查找感染源—查找引起感染的因素—证实流行或暴发

2. 医院感染暴发流行时，不正确的处理措施是

A. 先将发病患者转移到安全区
B. 先将健康患者转移到安全区
C. 分组护理
D. 单元隔离
E. 进行流行病学调查

3. 一旦医院发生急性胃肠道感染的暴发流行不应
A. 立即将发病患者转入传染病医院
B. 调查了解发病情况
C. 掌握暴发流行的时间分布
D. 查阅病历及细菌检查结果
E. 切断传染途径

4. 医院感染暴发是指
A. 医院科室的住院病人中，在短时间内突然发生许多医院感染病例的现象
B. 医院感染发病率显著超过历年散发发病率水平
C. 医院科室的住院病人中，在短时间内发现相同临床医院感染病例
D. 医院科室的住院病人中，在短时间内同时出现了3例以上医院感染病例
E. 医院感染病例数增加迅速，短期内不能控制

5. 某医院2006年度住院病人中共200人发生医院感染，其中普通外科100人，妇产科50人，呼吸内科40人，其他科室合计10人。下列选项中正确的是
A. 普通外科医院感染发生率为50%
B. 妇产科医院感染发生率为25%
C. 呼吸内科医院感染在全院的构成比是20%
D. 普通外科医院感染在全院的构成比无法计算
E. 妇产科医院感染在全院的构成比是10%

6. 某医院发生大规模甲型肝炎暴发，已出现1人死亡，以下措施错误的是
A. 查找感染源
B. 对感染病人及同期住院病人进行详细的流行病学调查
C. 进行消化道隔离措施
D. 医院于24小时内报告当地卫生行政部门
E. 当地卫生行政部门于24小时内逐级上报省卫生行政部门

## 答案与解析

1. A。**解析：**医院感染暴发中流行病学处理的基本步骤依次为：证实流行或暴发；查找感染源及查找引起感染的因素；制定控制措施；分析调查资料，写出调查报告；总结经验，制定防范措施。

2. A。**解析：**医院感染暴发流行时，应隔离感染源、切断传播途径、保护未感染人群、调查暴发原因。

3. A。**解析：**发生医院感染的暴发流行时，应充分查找感染源、调整可引起感染暴发的原因，以切断传播途径。不应将病人立即转入传染病医院。

4. D。**解析：**医院感染暴发是指在某医院、某科室的住院病人中，短时间内，突然出现3例以上医院感染病例的现象。

5. C。**解析：**由于题干给出的为发生医院感染的病人数，而未给出各科室在2006年度的所有住院病人数，因此无法计算医院感染发生率，只能计算各科室感染人数占全院感染人数的构成比：分子为各科室感染病人数，分母为医院感染总人数。呼吸内科医院感染在全院的构成比 = 40/200 = 20%；普通外科医院感染在全院的构成比 = 100/200 = 50%；妇产科医院感染在全

院的构成比 =50/200 =25%。

6. D。**解析**：当出现5例以上疑似医院感染暴发、由于医院感染暴发直接导致患者死亡、由于医院感染暴发导致3人以上人身损害后果这三种情况时，医疗机构应于12小时内向当地卫生行政部门报告。

# 第四章　消毒与灭菌

## 第一节　消毒与灭菌的概念

1. 消毒与灭菌的原则不包括
   A. 重复使用的器械、物品，应先清洁，再进行消毒或灭菌
   B. 当受到患者的血液、体液等污染时，先去除污染物，再清洁与消毒
   C. 环境与物体表面，应先消毒，再清洁
   D. 耐热、耐湿的手术器械首选压力蒸汽灭菌
   E. 疑似或确诊朊病毒感染的病人应选用一次性治疗器械、器具和物品
2. 灭菌是指杀灭外环境传播媒介物上的
   A. 细菌和病毒
   B. 细菌繁殖体
   C. 病原微生物
   D. 有害微生物
   E. 所有微生物
3. 注射室的地面溅有病人的血液，应采取的措施是
   A. 用干拖把拖净
   B. 用湿拖把拖净
   C. 用含氯消毒剂浸泡，然后用拖把拖净
   D. 用消毒纸巾擦拭
   E. 用拖把擦拭，然后丢弃拖把
4. 下列有关消毒与灭菌原则的叙述，错误的是
   A. 进入人体无菌器官的医疗用品必须灭菌
   B. 耐热、耐湿物品首选化学灭菌法
   C. 手术器具首选压力蒸汽灭菌
   D. 室内空气消毒不宜选用自然挥发的甲醛熏箱
   E. 接触皮肤黏膜的器具必须消毒
5. 杀灭外环境中一切微生物包括细菌芽孢的物理、化学方法称为
   A. 灭菌　　B. 消毒
   C. 高水平消毒　　D. 中水平消毒
   E. 低水平消毒

### 答案与解析

1. C。**解析**：消毒与灭菌基本原则：重复使用的诊疗器械、器具和物品，使用后应先清洁，再进行消毒或灭菌。被朊病毒、产气荚膜梭状芽孢杆菌及突发不明原因的传染病病原体污染的诊疗器械、器具和物品应选用一次性制品，并严格做好隔离。耐热、耐湿的手术器械，应首选压力蒸汽灭菌，不应采用化学消毒剂浸泡灭菌。环境与物体表面，一般情况下先清洁，再消毒；当受到患者的血液、体液等污染时，先去除污染物，再清洁与消毒。医疗机构消毒与灭菌工作中使用的产品应经卫生行政部门批准或符合相应技术规范标准，并应遵循批准使用的范围、方法和注意事项。

2. E。**解析**：灭菌是指杀灭外环境传播媒介物上所有的活体微生物。包括病原微生物及有害微生物，同时也包括非病原微

生物及非有害微生物，包括细菌繁殖体、芽孢、真菌及真菌孢子。

3. C。**解析**：环境与物体表面，一般情况下先清洁，再消毒；当受到患者的血液、体液等污染时，先去除污染物，再清洁与消毒。

4. B。**解析**：耐热、耐湿的手术器械，应首选压力蒸汽灭菌，不应采用化学消毒剂浸泡灭菌。

5. A。**解析**：灭菌是指杀灭或去除外环境中传播媒介物携带的所有活体微生物。包括病原微生物及有害微生物，同时也包括非病原微生物及非有害微生物，包括细菌繁殖体、芽孢、真菌及真菌孢子。

## 第二节 医用物品的消毒与灭菌

1. 下列属于高度危险性医疗用品的是
   A. 压舌板
   B. 痰盂、便器和餐具
   C. 活体组织检查钳
   D. 胃肠道内镜和喉镜
   E. 呼吸机和麻醉机管道

2. 使用中紫外线消毒灯的强度应不低于
   A. 30μW/cm² B. 50μW/cm²
   C. 70μW/cm² D. 80μW/cm²
   E. 100μW/cm²

3. 对胃镜检查中使用过的活检钳进行灭菌处理，首选的方法是
   A. 压力蒸汽灭菌法
   B. 环氧乙烷灭菌法
   C. 过氧化氢低温等离子体灭菌法
   D. 甲烷蒸汽灭菌法
   E. 喷雾消毒法

4. 对碘伏消毒作用的叙述，不正确的是
   A. 适用皮肤消毒
   B. 可用于会阴护理
   C. 属于低效消毒剂
   D. 不用于金属器械消毒
   E. 可用于手术部位皮肤消毒

5. 受下列微生物污染的物品，不需要选用高水平消毒法的是
   A. 细菌芽孢 B. 亲脂病毒
   C. 真菌孢子 D. 分枝杆菌
   E. 肝炎病毒

6. 普通手术器械首选的灭菌方法是
   A. 电离辐射灭菌法
   B. 压力蒸汽灭菌法
   C. 环氧乙烷灭菌法
   D. 干热灭菌法
   E. 湿热灭菌法

(7～8题共用备选答案)
   A. 过氧化氢 B. 过氧乙酸
   C. 戊二醛 D. 氯己定
   E. 乙醇

7. 能达到低水平消毒效果的消毒剂是
8. 能达到中水平消毒效果的消毒剂是

(9～10题共用备选答案)
   A. 炭疽杆菌 B. 结核分枝杆菌
   C. 乙型肝炎病毒 D. 甲型肝炎病毒
   E. 人类免疫缺陷病毒

9. 对低效消毒剂都敏感的病原体是
10. 必须使用高效消毒剂的病原体是
11. 进行肌内注射时，关于皮肤消毒的叙述，错误的是
   A. 消毒方法是以注射或穿刺部位为中心，由内向外逐步涂擦
   B. 用无菌棉签浸润含有效碘5000mg/L的碘伏消毒1遍

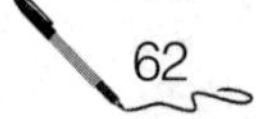

C. 进针时手不可接触消毒部位皮肤
D. 消毒皮肤面积应≥5cm×5cm
E. 中心静脉导管如短期中心静脉导管、PICC、植入式血管通路的消毒范围直径应>15cm

12. 护士处理被开放性肺结核患者口鼻分泌物污染的不锈钢容器时，按照最低标准应该选择的是
A. 低效消毒剂　B. 中效消毒剂
C. 高效消毒剂　D. 灭菌剂
E. 干燥剂

13. 灭菌后的治疗巾包打开后，剩余的治疗巾有效期为
A. <4h　B. <24h
C. <48h　D. <12h
E. <36h

14. 夏天高压蒸汽灭菌后的无菌包，保存有效期最长时间不能超过
A. 3 天　B. 14 天
C. 28 天　D. 7 天
E. 21 天

15. 医疗用品按其污染后造成危险的程度，可分几类
A. 1 类　B. 3 类
C. 5 类　D. 2 类
E. 4 类

16. 口腔科牙钻结构复杂，经常接触破损的黏膜，常有血液污染，因此牙钻属于
A. 高度危险性物品
B. 低度危险性物品
C. 中水平消毒的物品
D. 中度危险性物品
E. 高水平消毒的物品

17. 凡高度危险性物品，必须选用
A. 高效消毒法　B. 中效消毒法
C. 灭菌法　D. 低效消毒法
E. 机械清洗法

18. 不属于中度危险性物品的是
A. 体温表　B. 呼吸机管道
C. 透析器　D. 麻醉机管道
E. 气管镜

19. 在行纤维支气管镜检查时，下列哪项容易引起肺部感染
A. 应在专用窥镜室内进行
B. 应戴口罩、帽子
C. 毛刷和活剪钳要符合无菌要求
D. 纤维支气管镜应行中水平消毒
E. 操作时要戴无菌手套

20. 关于物品选择消毒、灭菌方法的叙述，错误的是
A. 内镜需采用中水平消毒方法
B. 对受到真菌污染的物品选用中水平以上的消毒方法
C. 腹腔镜可选择环氧乙烷消毒、灭菌
D. 表面光滑的物品表面可选择紫外线消毒
E. 器械浸泡灭菌，应选择对金属基本无腐蚀性的消毒剂

21. 不能达到灭菌效果的方法是
A. 电离辐射　B. 医用甲醛
C. 微波　D. 氯己定
E. 热力

22. 属于高效消毒剂的是
A. 季铵盐类　B. 碘伏
C. 过氧化氢　D. 乙醇
E. 氯己定

23. 使用戊二醛溶液灭菌的常用灭菌浓度和浸泡时间是
A. 1%，5 小时　B. 2%，5 小时
C. 1%，10 小时　D. 2%，10 小时

E. 0.5%，24小时

24. 不宜用于手部消毒的是

A. 氯己定 B. 聚维酮碘

C. 戊二醛 D. 苯扎溴铵

E. 乙醇

25. 患者，男，23岁，突发高热，反复腹泻、呕吐1天，诊断为霍乱入院。护士给患者的排泄物消毒时最好选用的消毒剂是

A. 戊二醛 B. 过氧乙酸

C. 过氧化氢 D. 含氯消毒剂

E. 乙醇

26. 应用最普遍、效果最可靠的灭菌方法是

A. 煮沸法 B. 紫外线照射法

C. 消毒剂浸泡法 D. 消毒剂熏蒸法

E. 高压蒸汽灭菌法

27. 煮沸法不适宜消毒

A. 肛管 B. 鼻饲管

C. 手术刀 D. 持物钳

E. 治疗碗

28. 使用季铵盐类消毒剂消毒物品时，下列叙述错误的是

A. 苯扎溴铵仅能杀灭部分细菌繁殖体和亲脂病毒

B. 双链季铵盐用作皮肤消毒时，浓度为500mg/L，作用时间为2～5min

C. 苯扎溴铵用于黏膜消毒时，浓度为500mg/L，作用时间为3～5min

D. 可用于环境表面消毒

E. 与肥皂、洗衣粉等合用时，有增强消毒效果的作用

29. 使用医用干热灭菌箱进行物品灭菌时，下列叙述错误的是

A. 适用于耐高温、不耐湿热或不宜穿透物品的灭菌

B. 温度为160℃时，灭菌时间仅需要1h

C. 灭菌时不要与箱底部及四壁接触

D. 物品包装不可超过10cm×10cm×20cm

E. 物品高度不能超过箱高度的2/3

30. 用预真空压力蒸汽灭菌器对金属器皿包进行压力蒸汽灭菌时，下列叙述最正确的是

A. 重量不超过10kg

B. 灭菌时间需要20min

C. 灭菌不同种类的物品，以最易达到的温度和时间为准

D. 装载量不超过柜室容积的90%

E. 与敷料包同时灭菌时，放于柜室的上层

31. 下列物品与所选用的消毒灭菌方法对应不妥的是

A. 耐热的玻璃器材：干热灭菌法

B. 不耐热的塑料制品：3%过氧化氢

C. 不耐热的精密仪器：2%戊二醛

D. 伤口清洗：5%过氧化氢

E. 物品表面：0.4%过氧乙酸

32. 患者吴某，乙肝“大三阳”患者，使用含氯消毒剂对其水杯进行浸泡消毒处理时，浓度及作用时间分别为

A. 有效氯1000mg/L，30min

B. 有效氯5000mg/L，30min

C. 有效氯1000mg/L，15min

D. 有效氯5000mg/L，15min

E. 有效氯10000mg/L，15min

33. 患者刘某，29岁，于今日5时分娩(顺产)，会阴侧切伤口使用碘伏冲洗，应用碘伏的浓度为

A. 含有效碘250mg/L

B. 含有效碘500mg/L

C. 含有效碘1000mg/L

D. 含有效碘2000mg/L

E. 含有效碘2500mg/L

34. 某医院腹腔镜室，由于病人较多，腹腔镜反复使用，清洗匆忙，消毒时间为25min，经监测发现腹腔镜管道有致病菌，其导致上述状况发生的直接原因是

A. 清洗充分，刷洗到位

B. 酶清洗液多次使用

C. 腹腔镜部件复杂，不能拆卸

D. 消毒液浓度不够

E. 浸泡消毒时间不足，只达到高水平消毒，未达到灭菌效果

35. 器械护士刘某，术后对手术金属器械进行去污处理时，下列做法中错误的是

A. 手术结束及时清洗，避免污物干燥

B. 选用弱酸性洗涤剂进行清洗

C. 发现器械上血迹污染较重，因此预先用酶洗涤剂浸泡2min以上

D. 清洗中注意避免污物与身体的直接接触

E. 清洗中避免直接用手对器械尖锐端进行清洗

（36～38题共用题干）

王某，男，44岁，急性化脓性阑尾炎，急诊行开腹阑尾切除术，术前检查各项指标均正常。

36. 手术结束后，手术器械的消毒灭菌方法应首选

A. 压力蒸汽灭菌

B. 环氧乙烷灭菌

C. 2%戊二醛浸泡

D. 75%乙醇擦拭

E. 3%过氧化氢浸泡

37. 手术器械在灭菌前准备中，下列叙述错误的是

A. 灭菌前应将物品彻底清洗干净

B. 尽量将多个物品包装在一起以节省空间

C. 重量不超过7kg

D. 穿刺针和管腔内部应先用蒸馏水或去离子水润湿后再灭菌

E. 装载时不能贴靠门和四壁

38. 关于灭菌后的处理，下述正确的是

A. 检查包装的完整性，若有破损应在12小时内立即使用

B. 若灭菌包包布沾有液体，晾干后可正常使用

C. 只需检查包外指示胶带变色情况

D. 不得与未灭菌物品混放

E. 若未经使用，夏天可保存10天，冬季20天

（39～40题共用题干）

吴先生，近日自觉下腹不适，大便稀溏。今日做肠镜检查。检查结束后器械护士对肠镜进行灭菌处理。

39. 应选用的化学消毒剂与浸泡时间正确的是

A. 1%增效戊二醛，30min

B. 1%增效戊二醛，40min

C. 2%戊二醛，30min

D. 2%戊二醛，1h

E. 2%戊二醛，10h

40. 关于消毒后菌落数量标准，正确的是

A. 不得检出任何微生物

B. ≤10cfu/件

C. ≤15cfu/件

D. ≤20cfu/件

E. ≤30cfu/件

(41～42题共用题干)

护士小张用紫外线灯为某病室进行空气消毒。

41. 消毒前，小张发现紫外线灯管积聚大量灰尘，应用下列哪种棉球擦拭灯管
    A. 无水乙醇棉球
    B. 75%乙醇棉球
    C. 生理盐水棉球
    D. 次氯酸钠棉球
    E. 碘伏棉球
42. 该病室湿度为70%，为保证良好的消毒效果，小张应
    A. 更换紫外线灯管
    B. 延长消毒时间
    C. 缩短消毒时间
    D. 降低室内温度
    E. 增高室内温度

(43～45题共用备选答案)

A. 4小时　　B. 24小时
C. 1周　　D. 14天
E. 3天

43. 已铺好无菌盘有效期为
44. 无菌包内物品一次未用完，包内其他物品的有效期为
45. 夏天未打开的无菌包有效期为

(46～49题共用备选答案)

A. 自来水清洗
B. 清洁剂
C. 酶清洗剂
D. pH<7的洗涤剂
E. pH>7的洗涤剂

46. 上述哪项可用于无机污物的清洗
47. 上述哪项可用于有机污物如血、脂肪和粪的清洗
48. 上述哪项可用于污染较轻、无有机物污染、表面光滑物品的清洗
49. 上述哪项可用于污染较重（尤其是有机物污染）、物品结构复杂、表面不光滑物品的清洗
50. 0.5%洗必泰－酒精溶液进行手消毒时，手的清洁可保持2h左右，这种作用称为
    A. 拮抗作用　　B. 后效作用
    C. 吸附作用　　D. 分解作用
    E. 增强作用
51. 下列关于氯己定的叙述，正确的是
    A. 属于中效消毒剂
    B. 对皮肤黏膜有刺激性
    C. 对织物无腐蚀性
    D. 对金属有腐蚀性
    E. 受有机物影响大

(52～55题共用备选答案)

A. 75%乙醇
B. 2%过氧乙酸
C. 0.5%碘伏
D. 10mg/L二溴海因
E. 2%戊二醛

52. 可用于术前刷手的是
53. 可用于胃镜消毒的是
54. 可用于水质消毒的是
55. 用于浸泡金属器械时需加亚硝酸钠防锈的是

(56～57题共用备选答案)

A. 静脉穿刺针　　B. 气管镜
C. 导尿管　　D. 听诊器
E. 输液器材

56. 属于中度危险性物品的是
57. 属于低度危险性物品的是
58. 进入人体组织或无菌器官的医疗器械必须达到

A. 清洁　　B. 高水平消毒
C. 灭菌　　D. 中水平消毒
E. 低水平消毒

59. 紫外线用于空气消毒时，其有效强度低于多少时应立即更换
A. 90 μW/cm²　　B. 80 μW/cm²
C. 70 μW/cm²　　D. 60 μW/cm²
E. 50 μW/cm²

60. 选择紫外线进行室内消毒时，每立方米空间安装紫外线灯的瓦数应
A. ≥1.0 W　　B. ≥1.5 W
C. ≥2.0 W　　D. ≥2.5 W
E. ≥3.0 W

61. 以下可以达到灭菌水平的化学消毒剂是
A. 含氯制剂　　B. 环氧乙烷
C. 复方氯己定　　D. 碘酊
E. 碘伏

62. B－D 实验用于常规检测的时间是
A. 每日开始灭菌前
B. 每日灭菌结束后
C. 新安装的灭菌器进行调试时
D. 灭菌器维修后
E. 每日下班前

63. 下列属于消毒或灭菌效果合格的物品是
A. 化学消毒剂的细菌菌落数含量为 150 cfu/ml
B. 使用中紫外线灯管的照射强度为 80 μW/cm²
C. 消毒后的喉镜细菌菌落数为 30 cfu/件
D. 透析器入口液的细菌菌落总数为 500 cfu/ml
E. 透析器出口液的细菌菌落总数为 2500 cfu/ml

## 答案与解析

1. C。**解析：**高度危险性医疗用品是指进入正常无菌组织、脉管系统或有无菌体液从中流过，一旦被微生物污染将导致极高感染危险的器材。如：注射针、外科手术器械、膀胱镜、腹腔镜等。A、D、E 三项，属于中度危险性医疗用品。B 项，属于低度危险性医疗用品。

2. C。**解析：**紫外线消毒灯在电压为 220V、相对湿度为 60%、温度为 20℃ 时，辐射的 253.7nm 紫外线强度（使用中的强度）应不低于 70μW/cm²。灯管吊装高度距离地面 1.8～2.2m。安装紫外线消毒灯的数量为平均≥1.5W/m³，照射时间≥30 分钟。

3. A。**解析：**耐高热、耐湿的诊疗器械、器具和物品，首选压力蒸汽灭菌法。

4. C。**解析：**C 项错误，碘伏可杀灭细菌、真菌、病毒，杀死细菌繁殖体的时间可以用秒计算，是中效消毒剂，可用于皮肤创伤、注射部位及口腔、妇科等黏膜消毒。碘伏对金属有腐蚀性，不可用于金属器械的消毒。

5. B。**解析：**高水平消毒指杀灭一切细菌繁殖体包括分枝杆菌、病毒、真菌及其孢子和绝大多数细菌芽孢。受细菌芽孢、真菌孢子、分枝杆菌及经血传播病原体（如乙型肝炎病毒）等污染的物品应选用高水平消毒法或灭菌法；受真菌、螺旋体、支原体和病原微生物污染的物品，应选用中水平及以上的消毒法；受一般细菌和亲脂病毒等污染的物品，可选用中水平或低水平消毒法。

6. B。**解析：**普通手术器械，耐高热、耐湿的诊疗器械、器具和物品，首选压力蒸汽灭菌法；耐热的油剂类和干粉类等采用干热灭菌法；不耐热、不耐湿的物品，

采用低温灭菌法（如环氧乙烷灭菌法）。

7～8. D、E。**解析：**（1）低效消毒剂仅可杀灭细菌繁殖体和亲脂病毒，达到消毒要求，包括苯扎溴铵等季铵盐类消毒剂、氯己定（洗必泰）等双胍类消毒剂，汞、银、铜等金属离子类消毒剂及中草药消毒剂。（2）中效消毒剂仅可杀灭分枝杆菌、真菌、病毒及细菌繁殖体等微生物，达到消毒要求，包括含碘消毒剂、醇类消毒剂、酚类消毒剂等。

9～10. E、A。**解析：**（1）低效消毒剂仅可杀灭细菌繁殖体和亲脂病毒，如酚类、胍类、季铵盐类消毒剂等。乙型肝炎病毒和人类免疫缺陷病毒都属于亲脂病毒。但是季铵盐类消毒剂对革兰阴性杆菌及肠道病毒作用弱，对结核杆菌、乙型肝炎病毒及细菌芽孢无效。（2）高效消毒剂可杀灭一切细菌繁殖体（包括分枝杆菌）、病毒、真菌及其孢子等，对细菌芽孢也有一定杀灭作用。炭疽杆菌属于芽孢杆菌属，是引起某些家畜、野兽和人类炭疽病（人畜共患性疾病）的病原菌。

11. B。**解析：**肌内注射皮肤消毒时，用无菌棉签浸润含有效碘5000mg/L的碘伏，直接涂擦注射部位皮肤2遍，待半干燥，即可注射。

12. D。**解析：**肺结核是可经空气传播的疾病，应选用灭菌剂。灭菌剂：杀灭一切微生物包括细菌芽孢，达到无菌保证水平。高效消毒剂：杀灭一切细菌繁殖体（包括分枝杆菌）、病毒、真菌及其孢子和绝大多数细菌芽孢，达到高水平消毒。

13. B。

14. D。

15. B。**解析：**医疗用品的危险性是指其污染后对人体造成危害的程度，通常分为：①高度危险性物品，指穿过皮肤、黏膜而进入无菌性组织或器官内部的器械，或与破损的组织、皮肤、黏膜密切接触的器材和用品；②中度危险性物品，指仅和皮肤、黏膜相接触，而不进入无菌性组织内部的物品；③低度危险性物品，指不进入人体组织、不接触黏膜，仅直接或间接地和健康无损的皮肤相接触的物品。

16. A。**解析：**高度危险性物品是指穿过皮肤、黏膜而进入无菌性组织或器官内部的器械，或与破损的组织、皮肤、黏膜密切接触的器材和用品。如手术器械、注射器、注射的药物和液体、血液和血液制品、透析器、脏器移植物、导尿管、膀胱镜等。

17. C。**解析：**高度危险性物品是指穿过皮肤、黏膜而进入无菌性组织或器官内部的器械，或与破损的组织、皮肤、黏膜密切接触的器材和用品。高度危险性物品必须选用灭菌法以杀灭一切微生物。

18. C。**解析：**透析器属于高度危险性物品。中度危险性物品是指仅和皮肤、黏膜相接触，而不进入无菌组织内部的物品，如体温表、压舌板、呼吸机管道、胃肠道内镜、气管镜、喉镜、避孕环等。

19. D。**解析：**纤维支气管镜的消毒属于高水平消毒。高水平消毒指杀灭一切细菌繁殖体包括分枝杆菌、病毒、真菌及其孢子和绝大多数细菌芽孢。

20. A。**解析：**内镜需采用高水平消毒方法。

21. C。

22. C。**解析：**高效消毒剂是杀灭一切细菌繁殖体包括分枝杆菌、病毒、真菌及其孢子和绝大多数细菌芽胞，达到高水平消毒。常用的方法包括采用含氯制剂、二氧化氯、邻苯二甲醛、过氧乙酸、过氧化氢、臭氧、碘酊等。A项，属于低效消毒剂；B、D、E三项，属于中效消毒剂。

23. D。**解析：**戊二醛属灭菌剂，具有广谱、高效杀菌作用。具有对金属腐蚀性小、受有机物影响小等特点。2%戊二醛常用于浸泡金属器械及内镜等，消毒时间需30～60min，灭菌时间需10h，应现配现用。

24. C。**解析：**戊二醛属灭菌剂，具有广谱、高效杀菌作用。具有对金属腐蚀性小、受有机物影响小等特点。常用灭菌浓度为2%。适用于不耐热的医疗器械和精密仪器等消毒与灭菌。戊二醛对皮肤黏膜有刺激性，接触戊二醛溶液时应戴橡胶手套，防止溅入眼内或吸入体内。

25. D。**解析：**霍乱是由霍乱弧菌引起的烈性肠道传染病，霍乱弧菌在人体消化道内繁殖很快，对患者分泌物、排泄物的消毒，须用含氯消毒剂干粉加入分泌物、排泄物中，使有效氯含量达到10000mg/L，搅拌后作用效果可维持超过2小时。

26. E。

27. C。**解析：**煮沸法会使刀片变钝，不适宜采用。

28. E。**解析：**肥皂、洗衣粉等含有阴离子表面活性剂，与季铵盐类消毒剂合用时，对其消毒效果有影响，因此不宜合用。

29. B。**解析：**灭菌参数一般为：150℃，150分钟；160℃，120分钟；170℃，60分钟；180℃，30分钟。

30. D。**解析：**用预真空压力蒸汽灭菌器对金属器皿包进行压力蒸汽灭菌时，金属包的重量不超过7kg（A错误）；预真空灭菌器的装载量不得超过柜室容积的90%（防止"小装置效应"）（D正确）；与敷料包同时灭菌时，金属物品放下层（E错误），织物包放上层；灭菌时间为4min（B错误）；灭菌不同种类的物品，以最难达到的温度和时间为准（C错误）。

31. D。**解析：**干热灭菌法用于高温下不损坏、不变质、不蒸发物体的灭菌及不耐湿、不耐热金属器械的灭菌，故可用于耐热的玻璃器材（A正确）；过氧化氢属高效消毒灭菌剂，可用于丙烯酸树脂制成的外科埋植物、不耐热的塑料制品、餐具等消毒及口腔含漱、外科伤口清洗，一般用3%过氧化氢，用于漱口时可用1%～1.5%过氧化氢（B正确，D错误）；戊二醛属高效消毒灭菌剂，可用于不耐热的医疗器械和精密仪器等消毒及灭菌，常用浓度2%（C正确）；过氧乙酸属高效消毒灭菌剂，用于耐腐蚀物品、环境及皮肤等的消毒与灭菌，用于物品表面时常用浓度0.2%～0.4%（E正确）。

32. B。**解析：**对经血传播病原体（如乙肝病毒）污染物品的消毒，用有效氯2000～5000mg/L消毒液浸泡30min以上。

33. B。**解析：**碘伏适用于手、皮肤、黏膜及伤口的消毒。其中，口腔黏膜及创面消毒用1000～2000mg/L擦拭，阴道黏膜及创面消毒用500mg/L冲洗。

34. E。**解析：**腹腔镜浸泡时间仅仅为25分钟，未达到灭菌需要的时间，为最可能的原因。

35. B。**解析：**金属器械应选用弱碱性洗涤剂进行清洗。

36. A。**解析：**手术器械、各种穿刺针、注射器的消毒灭菌首选压力蒸汽灭菌。

37. B。**解析：**物品应尽量单个包装，包装时应将盖打开；若必须将多个物品包装在一起时，所用器皿的开口应朝向同一个方向。

38. D。**解析：**检查包装的完整性，若有破损则不可作为无菌包使用；若包布沾有液体或明显水渍，不可作为无菌包使用；检查包内、包外指示卡变色情况，只要其一未达到或有可疑，都不可作为无菌包使用；已灭菌的物品不得与未灭菌物品混放；若未经使用，夏天可保存7天，冬天10～14天。

39. E。**解析：**肠镜需要进行灭菌处理时，应于清洗后浸泡在2%戊二醛中10h，再用无菌操作取出，以无菌水冲洗干净，并用无菌操作擦干后方可使用。

40. D。**解析：**灭菌后的肠镜，要求不得检出任何微生物。消毒后的肠镜要求细菌菌落数应≤20cfu/件，不得检出致病菌。

41. A。**解析：**紫外线灯管应每周2次用无水乙醇棉球擦拭灰尘及污垢。

42. B。**解析：**紫外线消毒的效果受环境温度、湿度的影响。该病室内湿度过高，为保证良好的消毒效果，应延长消毒时间。

43～45. A、B、C。

46～49. D、E、A、C。**解析：**(1) pH<7的洗涤剂主要用于无机污物的清洗。(2) pH>7的洗涤剂主要用于有机污物如血、脂肪和粪的清洗；金属器械主要选择弱碱性洗涤剂。(3) 自来水清洗适用于污染较轻、无有机物污染、表面光滑物品的清洗。(4) 酶清洗剂主要用于污染较重(尤其是有机物污染)、物品结构复杂、表面不光滑物品的清洗。

50. B。**解析：**0.5%碘伏和0.5%洗必泰-酒精溶液与皮肤结合后具有后效作用，可保持手的清洁在2h左右，手术前用这种消毒剂消毒手术者的手部，可防止手术过程中手套内部因出汗而滋生细菌。

51. C。**解析：**氯己定属于低效消毒剂，具有低效、速效、对皮肤黏膜无刺激性、对金属和织物无刺激性、受有机物影响轻微、稳定性好等特点。

52～55. C、E、D、E。**解析：**(1) 0.5%碘伏可用于术前刷手。(2) 胃镜消毒需要用高水平消毒剂，戊二醛属于灭菌剂，适用于不耐热的医疗器械和精密仪器等消毒与灭菌，如内镜等。(3) 二溴海因有效杀菌浓度较低，杀菌速率较快，使用后不产生残留毒性，不产生难闻的刺激性气味，可用于饮水消毒、医疗卫生单位环境消毒和诊疗用品消毒，以及餐（茶）具、果蔬等消毒。(4) 2%戊二醛对手术刀片等碳钢制品有腐蚀性，用于浸泡金属器械时需加亚硝酸钠防锈。

56～57. B、D。**解析：**（1）与皮肤、黏膜接触的物品，如呼吸机管道、胃肠道内镜、气管镜、压舌板、体温计等属于中度危险性物品。(2) 直接或间接与健康皮肤接触的物品，如听诊器、血压计袖带及各种环境用物等（如毛巾、便器）属于低度危险性物品。

58. C。**解析：**医疗卫生机构使用的进入人体组织或无菌器官的医疗用品必须达到灭菌要求；各种注射、穿刺、采血器具应当遵循“一人一用一灭菌”的原则；凡接触皮肤、黏膜的器械和用品必须达到消毒要求；医疗卫生机构的一次性医疗用品在应用后必须及时进行无害化处理。

59. C。**解析：**紫外线用于空气消毒时，其有效强度低于70 $\mu W/cm^2$时应立即更换。

普通 30 W 新灯管辐照强度≥90 μW/cm² 为合格；使用中的紫外线灯管辐照强度≥70 μW/cm² 为合格。

60. B。**解析：**紫外线消毒要求每立方米空间紫外线灯瓦数≥1.5 W，照射时间一般为 30～60 分钟，并规定紫外线的辐照强度不得低于 70 μW/cm²；否则杀菌效果不佳或无效，从而无法达到无菌目的。

61. B。**解析：**能达到灭菌效果的化学消毒剂包括：环氧乙烷（B 正确）、过氧化氢、甲醛、戊二醛、过氧乙酸等。高水平消毒化学消毒剂包括：含氯制剂（A 排除）、二氧化氯、邻苯二甲醛、过氧乙酸、过氧化氢、臭氧等。中水平消毒化学消毒剂包括：碘类消毒剂（碘伏、碘酊等）（D、E 排除）、醇类和氯己定的复方制剂（C 排除）、醇类和季铵盐类化合物的复方制剂、酚类等消毒剂。低水平消毒化学消毒剂包括：季铵盐类消毒剂（苯扎溴铵）、双胍类消毒剂（氯己定）等。

62. A。**解析：**B－D 实验是用于检测预真空压力蒸汽灭菌器的冷空气排除效果的试验，应于每日开始灭菌前（A 正确）进行 B－D 测试，B－D 测试合格后，灭菌器方可使用；如 B－D 测试失败，应及时查找原因进行改进，直至监测合格后，灭菌器方可使用。

63. B。**解析：**紫外线的辐照强度不得低于70 μW/cm²，否则杀菌效果不佳或无效，从而无法达到无菌目的。而其余 4 个选项中所述物品的细菌菌落数均超过消毒或灭菌的合格标准。

## 第三节　消毒与灭菌效果监测

1. 对戊二醛的效果监测为
   A. 每日 1 次　　B. 隔日 1 次
   C. 每周 1 次　　D. 两周 1 次
   E. 每月 1 次
2. 高压蒸汽灭菌有效性监测最可靠的方法是
   A. 化学指示胶带　　B. 程序监测
   C. 化学指示卡　　D. 生物监测
   E. 温度计
3. 压力蒸汽灭菌中化学指示卡和指示带的监测要求是
   A. 每包　　B. 每小时
   C. 每天　　D. 每周
   E. 每个月
4. 医用物品灭菌效果监测合格率必须达到
   A. 60%　　B. 70%
   C. 80%　　D. 90%
   E. 100%

（5～7 题共用备选答案）
   A. 工艺监测　　B. 化学监测
   C. 生物监测　　D. 日常监测
   E. 强度监测

5. 压力蒸汽灭菌必须每锅进行的监测是
6. 灭菌剂必须每月进行的监测是
7. 环氧乙烷气体灭菌应每包进行的监测是

### 答案与解析

1. C。**解析：**含氯消毒剂、过氧乙酸等应每日监测，对戊二醛的监测应每周不少于 1 次。

2. D。**解析：**生物监测是使用活体细菌芽孢制成生物指示剂，其抗力均大于或等于各种致病微生物。用生物指标剂来证明灭菌物品内微生物是否全部死亡，是判断灭菌是否合格、有效的直接指标，也是最可靠的监测方法。

3. A。**解析**：压力蒸汽灭菌中化学监测法具体要求为每一个灭菌包的包外应标志化学指示物，高度危险性物品应放置包内化学指示物，置于最难灭菌的部位。如果透过包装材料可直接观察包内化学指示物的颜色变化，则不必放置包外化学指示物。通过观察化学指示物颜色的变化，判定是否达到灭菌合格的要求。

4. E。**解析**：医院必须对消毒、灭菌效果定期进行监测。灭菌合格率必须达到100%，不合格物品不得进入临床使用。

5~7. A、C、B。

# 第五章　手、皮肤的清洁和消毒

## 第一节　手卫生

1. 控制医院感染最简单、最有效、最方便、最经济的方法是
   A. 手卫生
   B. 环境卫生
   C. 抗菌药物的合理使用
   D. 传染病的防控
   E. 消毒与灭菌
2. 关于洗手和手消毒的指征叙述，错误的是
   A. 直接接触每一个患者前后
   B. 从同一个患者身体的清洁部位移动到污染部位
   C. 接触患者的分泌物、体液、排泄物之后
   D. 接触清洁物品之前
   E. 穿隔离衣，戴手套之前
3. 下列哪项不需要手的消毒
   A. 进入和离开隔离病房
   B. 接触特殊感染病原体后
   C. 脱无菌手套前
   D. 接触患者血液后
   E. 接触患者体液后
4. 护士护理细菌性痢疾患者后，对双手采取手消毒，其目的是
   A. 去除污垢和碎屑　B. 减少暂住菌
   C. 杀灭暂住菌　D. 减少常住菌
   E. 清除常住菌
5. 工作人员在接触病人前后均应认真洗手，用清洁剂认真揉搓掌心、指缝、手背、手指关节、指腹、指尖、拇指、腕部等，时间不少于
   A. 5~8s　B. 10~15s
   C. 16~20s　D. 21~25s
   E. 26~30s
6. 患者李某，上消化道大出血，乙肝“大三阳”。急救过程中，护士小张的手部被大量血液污染，此时小张应采取的措施是
   A. 反复洗手
   B. 用肥皂水浸泡双手
   C. 先洗手，再用手消毒剂搓洗2min
   D. 先用手消毒剂搓洗2min，再洗手
   E. 采用外科洗手消毒法
7. 下列叙述错误的是
   A. 进入和离开病房前都应认真洗手
   B. 无菌导尿术操作完毕，脱去手套后，必须认真洗手
   C. 一副手套只用于一位病人、一个部位

的护理操作

D. 紧急情况下，无法按规定要求洗手，可用快速手消毒剂进行手消毒取代洗手

E. 连续进行下一台手术时，需更换无菌手术衣和无菌手套，不需重新行外科手消毒

8. 护士小李要为甲、乙两位病人更换引流袋，其操作过程如下，正确的是

A. 洗手→戴手套→换甲病人引流袋→换乙病人引流袋→摘手套→洗手

B. 洗手→戴手套→换甲病人引流袋→洗手→换乙病人引流袋→摘手套→洗手

C. 洗手→戴手套→换甲病人引流袋→换手套→换乙病人引流袋→摘手套→洗手

D. 洗手→戴手套→换甲病人引流袋→摘手套→洗手→戴手套→换乙病人引流袋→摘手套→洗手

E. 洗手→戴手套→换甲病人引流袋→摘手套→洗手→戴手套→换乙病人引流袋→洗手→摘手套

9. 穿好无菌手术衣、戴好无菌手套，手术未开始时，双手应置于

A. 胸前部　　B. 腹前部

C. 夹于腋下　　D. 身体两侧下垂

E. 背后部

10. 下列情况不需要洗手的是

A. 在进行护理操作时，可能接触了患者的血液、体液、分泌物、排泄物和污染物的器械

B. 护理两个患者之间

C. 脱手套后

D. 护理人员给患者测血压后，进行导尿

E. 与患者交谈后

11. 下列五家医院的手术室，外科洗手消毒的消毒药液存放方法不同，其中正确的是

A. 甲医院：消毒药液盛放于无菌治疗碗内，敞口放置

B. 乙医院：消毒药液盛放于无菌弯盘内，上面扣另一无菌弯盘

C. 丙医院：消毒药液盛放于有盖的下口瓶内，红外线感应式开关

D. 丁医院：消毒药液盛放于无盖的下口瓶内，脚踏式开关

E. 戊医院：消毒药液盛放于橡胶塞密封瓶内，使用时用手倒出药液

12. 正确的刷手范围是

A. 从指尖到上臂上 1/3 处

B. 从指尖到上臂中 1/3 处

C. 从指尖到上臂中、上 1/3 处

D. 从指尖到上臂中、下 1/3 处

E. 从指尖到上臂下 1/3 处

13. 下列有关外科手消毒的做法，正确的是

A. 消毒范围从指尖到肘下 10cm

B. 不需用肥皂、清水洗手，可直接进行外科手消毒

C. 消毒过程只用一个无菌小刷

D. 以无菌巾从手向肘部擦干

E. 消毒完毕，双手保持高过肩部

（14 ~ 15 题共用备选答案）

A. 双手及手腕

B. 双手、手腕及腕上 10cm

C. 双手及前臂

D. 双手、前臂及肘部

E. 双手、前臂及肘上 10cm

14. 普通病房中进行无菌操作前洗手的范围是

15. 手术前进行外科手消毒的范围是

## 答案与解析

1. A。**解析**：发生医院感染的原因有：交叉感染、条件致病菌感染、不合理使用抗生素及抗菌化学药物、医院管理不当等。最简单、最有效、最方便、最经济的控制方法为注意手的卫生。

2. B。**解析**：洗手和手消毒的指征：①直接接触每一个患者前后，从同一个患者身体的污染部位移动到清洁部位时。②接触患者黏膜、破损皮肤或伤口前后，接触患者的血液、体液、分泌物、排泄物、伤口敷料等之后。③穿脱隔离衣前后，戴手套前、摘手套后。④进行无菌操作以及接触清洁、无菌物品之前。⑤接触患者周围环境及物品后。⑥处理药物或配餐前。

3. C。**解析**：洗手和对卫生手消毒的指征：①直接接触每一位患者前后，从同一患者身体的污染部位移动到清洁部位时。②接触患者黏膜、破损皮肤或伤口前后，接触患者的血液、体液、分泌物、排泄物、伤口敷料等之后。③穿、脱隔离衣前后，摘手套后。④进行无菌操作，接触清洁、无菌物品之前。⑤接触患者周围环境及物品后。⑥处理药物或配餐前。

4. C。**解析**：暂住菌主要是寄居在皮肤表面，常规洗手容易被清除的微生物。

5. B。**解析**：用清洁剂认真揉搓掌心、指缝、手背、手指关节、指腹、指尖、拇指、腕部等，时间不少于10～15s，流动水洗净。

6. D。**解析**：当手部被大量微生物或强致病微生物污染时，应用手消毒剂揉搓消毒2min后，再用肥皂和流动水洗手。

7. E。**解析**：A、B、C正确，可阻断细菌传播，对降低医院感染率有重要作用；不便于洗手时，应配备快速手消毒剂（D正确）；连续进行下一台手术时，应重新按外科手消毒法进行手消毒（E错误）。

8. D。**解析**：连续为不同患者更换引流袋时，每更换一个患者，需摘掉手套，重新洗手、戴手套。所有患者更换完毕后，摘手套，洗手。

9. A。**解析**：外科手消毒后，应保持双手高过肘部，置于胸前部，并远离身体，以背开门进入手术室，避免手、臂再被污染；手、臂若触碰非无菌物品，应重新刷洗。

10. E。**解析**：洗手和对卫生手消毒的指征：①直接接触每一位患者前后，从同一患者身体的污染部位移动到清洁部位时。②接触患者黏膜、破损皮肤或伤口前后，接触患者的血液、体液、分泌物、排泄物、伤口敷料等之后。③穿、脱隔离衣前后，摘手套后。④进行无菌操作，接触清洁、无菌物品之前。⑤接触患者周围环境及物品后。⑥处理药物或配餐前。

11. C。**解析**：消毒药液不能敞口放置，以避免药物挥发，影响有效浓度，并须防止消毒药液遭受污染，更不能用碗、盘等盛放消毒药液。正确的存放方法是：将消毒药液封闭在有盖的下口瓶内，应用压力开关、脚踏式开关或红外线感应式开关，随用随开，接取药液。

12. D。**解析**：刷手时，应用无菌刷接取抗菌皂液刷洗手、臂部，范围是从指尖至肘上10cm，即上臂中下1/3处。

13. D。**解析**：外科手消毒时，取无菌巾从手向肘部擦干，不得回擦，所以D为正确答案。消毒范围应为从指尖到肘上

10cm（A 错误）；应先用肥皂、清水洗手，再进行外科手消毒（B 错误）；消毒过程中应更换无菌小刷，再进行第二遍刷手（C 错误）；消毒完毕，双手应高于肘部（E 错误）。

14～15. B、E。**解析：**（1）无菌操作前洗手的范围是双手、手腕及腕上 10cm。（2）外科手消毒的范围是双手、前臂至肘上 10cm 处。

## 第二节 皮肤与黏膜的消毒

1. 静脉导管留置时间过长易发生感染，一般导管留置时间不宜超过
   A. 1 天　　B. 3 天
   C. 2 天　　D. 4 天
   E. 5 天

2. 用过氧化氢溶液进行口腔含漱，其浓度为
   A. 0.05%　　B. 0.1%
   C. 0.5%　　D. 1%
   E. 3%

3. 一实习护士在感染病房实习期间，在给一位乙型肝炎 HBeAg 阳性的病人做静脉采血时，不小心将病人的血液溅在自己手上，实习护士非常紧张，如临大敌，带教老师耐心指导，才趋于平静。此时实习护士应采取的防护措施为
   A. 病原微生物污染皮肤的消毒
   B. 传染病病原体污染皮肤的消毒
   C. 手术切口部位皮肤的消毒
   D. 穿刺部位皮肤的消毒
   E. 无需处理

4. 罗某，男，57 岁，长期应用抗生素，口腔内有真菌感染，口腔 pH 值偏酸性。为该病人进行口腔护理时，宜选择下列哪种溶液作为漱口液
   A. 3% 过氧化氢溶液
   B. 2% 碳酸氢钠溶液
   C. 2% 硼酸溶液
   D. 0.1% 醋酸溶液
   E. 0.9% 生理盐水

（5～8 题共用题干）

护士小张为病人进行肌内注射。

5. 注射前，洗手过程如下，其中错误的做法是
   A. 每个部位的揉搓时间不少于 10～15s
   B. 双手下垂，用流动水充分冲洗
   C. 洗净双手后，用手直接关闭水龙头
   D. 取擦手巾擦干双手
   E. 连续为两个病人注射时，中间用快速手消毒液消毒双手

6. 涂擦皂液后，小张进行了如下的揉擦，请问她漏洗了哪个部位

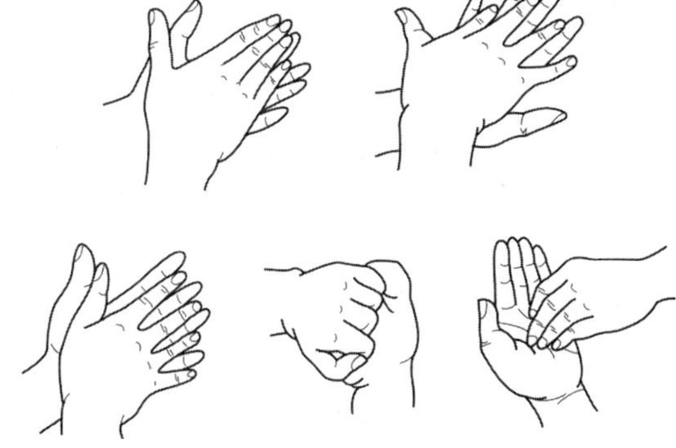

   A. 拇指　　B. 指间
   C. 指尖　　D. 手掌
   E. 手背

7. 穿刺部位皮肤消毒时，碘伏溶液的浓度为

A. 5mg/L　B. 50mg/L
C. 500mg/L　D. 5000mg/L
E. 50000mg/L

8. 穿刺部位皮肤消毒的方法，正确的是
A. 以穿刺点为中心，由内向外旋转涂擦，直径不小于5cm
B. 以穿刺点为中心，由外向内旋转涂擦，直径不小于5cm
C. 以穿刺点为中心，由内向外旋转涂擦，直径不小于2cm
D. 以穿刺点为中心，由外向内旋转涂擦，直径不小于2cm
E. 以穿刺点为中心，由上向下涂擦，直径不小于5cm

## 答案与解析

1. B。

2. E。**解析**：采用3%（30g/L）过氧化氢溶液冲洗伤口、口腔含漱，消毒处置须持续进行到规定时间。

3. B。**解析**：乙型肝炎病毒属血源性传染病病原体，应进行血源性传染病病原体污染皮肤的消毒。

4. B。**解析**：口腔内有真菌感染的病人可用偏碱性的2%碳酸氢钠溶液漱口，以抑制真菌生长。

5. C。**解析**：水龙头是接触传播感染的危险装置，洗手后隔着消毒纸巾去关闭水龙头，可防止已清洁的手再污染。

6. A。**解析**：由图可见，小张漏掉的步骤是：将拇指置于握拳状的手掌中揉擦。

7. D。**解析**：穿刺部位消毒方法为：用5000mg/L的碘伏棉签，以穿刺部位为中心，由内向外旋转涂擦，直径不小于5cm。

8. A。

# 第六章　医院环境的消毒

## 第一节　医院空气净化

1. 不适宜血液病病区采用的空气净化方法是
A. 紫外线灯照射消毒
B. 化学消毒
C. 自然通风
D. 空气消毒器
E. 集中空调通风系统

2. 普通病房治疗室空气培养细菌总数的卫生学标准为
A. ≤10cfu/m³　B. ≤50cfu/m³
C. ≤100cfu/m³　D. ≤200cfu/m³
E. ≤500cfu/m³

3. 某护士用紫外线灯对病房进行消毒，发现灯管灰尘较多，用酒精棉球擦拭后打开紫外线灯，此时室内温度20℃、湿度50%，照射30分钟后（开灯7分钟后计时）关灯。对该操作的判断是
A. 错误，照射时间不够
B. 正确
C. 错误，计时方法不对
D. 错误，照射前不能擦拭灯管
E. 错误，不能用酒精擦拭灯管

（4～8题共用备选答案）
A. ≤5cfu/m³　B. ≤200cfu/m³
C. ≤15cfu/m³　D. ≤10cfu/m³
E. ≤500cfu/m³

4. 上述环境卫生学标准哪项属于传染病房物体表面卫生学标准
5. 上述环境卫生学标准哪项属于新生儿病房空气卫生学标准
6. 上述环境卫生学标准哪项属于烧伤病房物体表面卫生学标准
7. 上述环境卫生学标准哪项属于层流洁净手术室的空气卫生学标准
8. 上述环境卫生学标准哪项属于普通病房空气卫生学标准
9. 医院Ⅱ类区域的空气卫生学标准为未检出金黄色葡萄球菌和溶血性链球菌，细菌总数

A. ≤100cfu/$m^3$　　B. ≤200cfu/$m^3$

C. ≤300cfu/$m^3$　　D. ≤400cfu/$m^3$

E. ≤500cfu/$m^3$

10. 医院Ⅰ类区域的空气消毒采用的方式是

A. 层流通风

B. 臭氧消毒

C. 紫外线消毒

D. 静电吸附式空气消毒器

E. 循环风紫外线空气消毒器

11. 以下消毒方法中不适用于空气消毒的是

A. 紫外线照射法

B. 臭氧消毒法

C. 甲醛熏蒸法

D. 过氧乙酸熏蒸法

E. 过氧化氢喷雾法

12. 骨髓移植病房应采用下列哪种消毒方法

A. 循环风紫外线空气消毒器

B. 静电吸附式空气消毒器

C. 层流洁净系统

D. 紫外线灯消毒

E. 臭氧消毒

13. 某手术室长6m、宽5m、高3m，安装有循环风紫外线空气消毒器，所用循环风量必须

A. <180$m^3$/h　　B. <360$m^3$/h

C. >180$m^3$/h　　D. >360$m^3$/h

E. >720$m^3$/h

14. 下列有关臭氧消毒的说法中，错误的是

A. 主要依靠强大的氧化作用杀菌

B. 臭氧发生器将空气中的氧气转换为臭氧

C. 要求臭氧浓度≤20mg/$m^3$

D. 消毒时间应≥30min

E. 温度、湿度、pH等影响臭氧的杀菌作用

15. 床单位进行紫外线灯照射消毒时，灯管应位于

A. 床旁2米处

B. 床面上方2米处

C. 床旁1米处

D. 床面上方1米处

E. 在房间内吸顶安装

16. 用下列方法进行消毒与灭菌时，可以有人在室内的是

A. 臭氧消毒

B. 甲醛熏蒸消毒

C. 过氧乙酸熏蒸消毒

D. 循环风紫外线空气消毒器

E. 电离辐射灭菌

17. 换药室地面上溅有病人血液，应采取的清洁与消毒措施是

A. 用干拖把拖净

B. 用湿拖把拖净

C. 用含氯消毒剂拖洗，然后将拖把洗净

D. 用含氯消毒剂拖洗，然后将拖把先消毒、再洗净

E. 用含氯消毒剂拖洗，然后将拖把丢弃

18. 某面积为 $25m^2$ 的妇产科检查室，高 3m，欲采用 30W 的紫外线灯进行空气消毒，应至少装几盏灯

A. 1　　B. 2

C. 3　　D. 4

E. 5

## 答案与解析

1. B。**解析**：化学消毒会对血液制品造成一定的破坏，不宜用于血液病病区消毒。

2. E。**解析**：治疗室空气培养细菌总数的卫生学标准为：Ⅰ类区域≤$10cfu/m^3$；Ⅱ类区域≤$200cfu/m^3$；Ⅲ类区域≤$500cfu/m^3$，Ⅲ类区域包括：儿科病房、妇产科检查室、注射室、换药室、化验室、急诊室、各类普通病房和房间。

3. B。**解析**：紫外线灯管消毒时注意事项：①保持灯管清洁：一般每2周1次用无水乙醇纱布或棉球轻轻擦拭以除去灰尘和污垢。②消毒环境适宜：清洁干燥，电源电压为220V，空气适宜温度为20℃～40℃、相对湿度为40%～60%。③正确计算并记录消毒时间：紫外线的消毒时间须从灯亮5～7分钟后开始计时，一般消毒30分钟；若使用时间超过1000小时，需更换灯管。④加强防护。⑤定期监测灭菌效果。

4～8. C、B、A、D、E。**解析**：（1）Ⅳ类区域（传染科及病房）的卫生学标准为：物体表面细菌总数≤ $15cfu/m^3$。（2）Ⅱ类区域（普通手术室、产房、婴儿室、早产儿室、普通保护性隔离室、供应室无菌区、烧伤病房、重症监护病房）的卫生学标准为：空气细菌总数≤$200cfu/m^3$，物体表面细菌总数≤$5cfu/m^3$。（3）Ⅱ类区域（普通手术室、产房、婴儿室、早产儿室、普通保护性隔离室、供应室无菌区、烧伤病房、重症监护病房）的卫生学标准为：空气细菌总数≤$200cfu/m^3$，物体表面细菌总数≤$5cfu/m^3$。（4）Ⅰ类区域（层流洁净手术室、层流洁净病房）的卫生学标准为：空气细菌总数≤$10cfu/m^3$，物体表面细菌总数≤$5cfu/m^3$。（5）Ⅲ类区域（儿科病房、妇产科检查室、注射室、换药室、治疗室、供应室清洁区、急诊抢救室、化验室、各科普通病房）的卫生学标准为：空气细菌总数≤$500cfu/m^3$，物体表面细菌总数≤$10cfu/m^3$。

9. B。**解析**：医院Ⅱ类区域包括普通手术室、产房、婴儿室、早产儿室、普通保护性隔离室、烧伤病区、重症监护病区等，要求空气中的菌落总数≤$200cfu/m^3$，且未检出致病菌。

10. A。**解析**：医院环境分为四类：Ⅰ类区域包括层流洁净手术室和层流洁净病房，Ⅱ类区域包括普通手术室、产房、婴儿室、早产儿室、普通保护性隔离室、供应室无菌区、烧伤病房、重症监护病房，Ⅲ类区域包括儿科病房、妇产科检查室、注射室、换药室、治疗室、供应室清洁区、急诊室、化验室、各类普通病室和房间，Ⅳ类区域指传染科和病房。

Ⅰ类区域的空气消毒要求空气中的细菌总数≤$10cfu/m^3$，故只能采用层流通风，才能使空气中的微生物减到此标准以下。

11. E。**解析**：过氧化氢属高效消毒剂，具有广谱、高效、速效、无毒、对金属及织物有腐蚀性、受有机物影响很大、纯品稳定性好、稀释液不稳定等特点。消毒处理：常用消毒方法有浸泡、擦拭等。不适

用于空气喷雾消毒。

12. C。**解析：**骨髓移植病房属Ⅰ类区域，只能采取层流通风洁净系统进行空气消毒，才能使该类环境的空气质量达标，要求细菌总数≤10cfu/$m^3$。Ⅱ类区域包括普通手术室、产房、婴儿室、早产儿室、普通保护性隔离室、供应室无菌区、烧伤病房、重症监护病房等，要求细菌总数≤200cfu/$m^3$。化验室和换药室属Ⅲ类区域，要求细菌总数≤500cfu/$m^3$。

13. E。**解析：**循环风紫外线空气消毒器进行空气消毒时，所用消毒器的循环风量（$m^3$/h）必须是房间体积的8倍以上。

14. C。**解析：**臭氧为强氧化剂，主要依靠其强大的氧化作用杀菌；臭氧灭菌灯内有臭氧发生器，在电场的作用下，将空气中的氧气转换为高纯度臭氧；臭氧消毒时，要求达到臭氧浓度≥20mg/$m^3$，消毒时间应≥30min；其消毒效果受温度、湿度、有机物、pH等因素的影响。

15. D。**解析：**紫外线灯进行物体表面消毒时，可安装在消毒面上方1米处；进行空气消毒时，可吸顶安装。

16. D。**解析：**循环风紫外线空气消毒器采用低臭氧紫外线灯制备，消毒环境中臭氧浓度低于0.2mg/$m^3$，对人体安全，故可在有人的房间内进行消毒。其余选项进行消毒与灭菌时均会对人体造成伤害，因此不得有人在室内。

17. D。**解析：**当地面被血迹、粪便、体液等污染时，应及时以含氯消毒剂拖洗，然后将拖洗工具先消毒、再洗净。

18. D。**解析：**紫外线消毒时，要求每立方米装紫外线灯瓦数≥1.5W。该检查室空间为$25\times3=75m^3$，假设须装$a$盏灯，则$\frac{a\times30W}{75m^3}\geq1.5\ W/m^3$，得出$a\geq3.75$，故应至少装4盏灯。

## 第二节　医院环境的清洁与消毒

医院一般环境的处理原则是

A. 以清洁为主

B. 以化学消毒为主

C. 以灭菌为主

D. 以清除医疗垃圾为主

E. 以清除传染源为主

**答案与解析**

A。**解析：**医院中一般的环境以清洁为主；如有医疗机构血渍、体液、粪便等污染时，或其他特殊地点，可加用消毒方法。消毒剂的选择和浓度应符合《消毒技术规范》要求。

# 第七章　隔离与防护

## 第一节　隔离的基本原理和技术

1. 关于隔离技术的叙述，不正确的是

A. 检验标本应放在有盖的容器内运送

B. 凡具有传染性的病人应集中在一个房间以便于管理

C. 被污染的敷料进行焚烧处理

D. 不将病历带进隔离室

E. 为患者抽血时戴手套

2. 下列属于污染区的是

A. 医务人员值班室

B. 医护人员办公室

C. 治疗室

D. 医生更衣室

E. 患者入院接待处

3. 医院感染中，组成感染链的要素包括

A. 传播途径

B. 病原携带者、传播途径

C. 病原携带者、易感人群

D. 病原携带者、易感人群、传播途径

E. 病原携带者、易感人群、传播途径、感染源

4. 控制医院感染最简单、直接而有效的方法是

A. 消灭感染源

B. 利用消毒、隔离技术来阻断传播途径

C. 改善宿主状况

D. 保护易感宿主

E. 合理应用抗生素以减少耐药菌的产生

5. 关于感染病人隔离室内物品的处理，错误的是

A. 体温计专人使用，用后须经高水平消毒才能用于其他病人

B. 同病原菌感染者可共用血压计和听诊器

C. 病历不可接触污染物品

D. 病历不应带进隔离室

E. 标本应经消毒处理后再丢弃

6. 某肿瘤科护士准备给患者做经外周穿刺中心静脉置管术（PICC），护士在操作前需戴

A. 3层纱布口罩　　B. 6层纱布口罩

C. 外科口罩　　D. 防护面罩

E. 医用防护口罩

7. 某护士正在整理患者换下的衣服，应该将居住在Ⅳ类区域患者的衣服放入哪种颜色的包装袋中

A. 白色　　B. 黑色

C. 无色　　D. 黄色

E. 红色

8. 隔离的概念是将下列哪些病人与其他病人分开

A. 传染期病人　　B. 疑似传染病人

C. 病原携带者　　D. 以上都是

E. 以上都不是

9. 下列有关保护性隔离病人隔离室设备的描述中，错误的是

A. 有独立空调

B. 单独的沐浴设备

C. 住单间

D. 房间为负压通气

E. 有空气净化装置

10. 传染病区设置隔离室的主要目的是

A. 为病人提供良好的休息环境

B. 便于对病人进行监护

C. 将感染源与传播途径分开

D. 将感染源与易感宿主从空间上分开

E. 方便家属探视

11. 关于隔离室的设置，不正确的是

A. 房间内应备有独立通风系统

B. 空气传播疾病患者的房间应为负压

C. 保护性隔离患者的房间应为正压

D. 应在隔离病室内为医务人员准备洗手设施

E. 房间内应备有缓冲区

12. 不属于隔离对象的是

A. 水痘病人　　B. 肾结石病人

C. 麻疹病人　　D. 甲肝病人

E. 感染性腹泻病人

（13～14 题共用备选答案）

A. 棉布口罩　B. 单层口罩

C. 外科口罩　D. 医用防护口罩

E. 防护面罩

13. 经飞沫传播疾病的隔离预防，要求进入室内的工作人员至少应佩戴

14. 经空气传播疾病的隔离预防，要求进入室内的工作人员至少应佩戴

## 答案与解析

1. B。**解析：**同一病种的病人可安排在同一病室区；病原体不同者，应分室收治。

2. E。**解析：**凡被病原微生物污染或被病人直接接触和间接接触的区域称为污染区。A、D 两项属于清洁区；B、C 两项属于半污染区。

3. E。**解析：**组成感染链的要素包括：病原携带者、易感人群、传播途径、感染源。

4. B。

5. E。**解析：**血压计、听诊器应与其他病人分开，同病原菌感染者可共同使用。检验标本应放在有盖的容器内，防止漏出。运送时必须在盒外再用一个袋子套好，并做好标记。标本应经灭菌（E 错误）处理后再丢弃。

6. C。

7. D。**解析：**Ⅳ类区域：传染科及病区。传染病人及疑似传染病人的被服放入有隔离标识的黄色袋中，送洗衣房单独消毒后再洗涤。

8. D。**解析：**隔离将处于传染期内的病人、可疑传染病人和病原携带者与其他病人分开，或将已感染者置于不能传染给他人的条件下。

9. D。**解析：**隔离室中应为正压通气，以防细菌等微生物进入。

10. C。**解析：**设置隔离室最主要的目的是切断感染链中的传播途径，保护易感者；将感染源与传播途径分开是防止感染性疾病传播的重要措施。

11. D。**解析：**隔离室的洗手设施应设置在缓冲区内。

12. B。**解析：**肾结石不属于传染性疾病，故不需要隔离治疗。水痘、麻疹应采取呼吸道隔离，甲肝、感染性腹泻采取消化道隔离。

13～14. C、D。**解析：**（1）经飞沫传播疾病的隔离预防，要求进入室内的工作人员至少应佩戴外科口罩；（2）经空气传播疾病的隔离预防，要求进入室内的工作人员至少应佩戴医用防护口罩。

## 第二节 标准预防的原则和措施

1. 关于对锐器的处理措施，错误的叙述是

A. 使用后针头不回套针帽

B. 不徒手去掉针头

C. 用后的针头及锐器置于双层黄色污物袋中

D. 用后的针头及锐器置于锐器盒内

E. 锐器盒不可过满

2. 防止手术部位感染最有效的对策是

A. 更换敷料前洗手

B. 选用吸附力很强的伤口敷料

C. 缩短病人在监护室的滞留时间

D. 严格无菌操作

E. 保持室内空气清洁

3. 属于经空气传播的乙类传染病是

A. 水痘　B. 白喉
C. 乙型脑炎　D. 细菌性脑膜炎
E. 伤寒

4. 标准预防的原则是
A. 将所有患者的血液、体液、分泌物、排泄物均视为具有传染性进行隔离预防
B. 将所有患者的血液、体液视为具有传染性进行隔离预防
C. 将所有患者的分泌物、排泄物视为具有传染性进行隔离预防
D. 将传染患者的分泌物、排泄物视为具有传染性进行隔离预防
E. 将传染患者的血液、体液、分泌物、排泄物视为具有传染性进行隔离预防

5. 下列应采取血液－体液隔离的是
A. 鼠疫　B. 艾滋病
C. 伤寒　D. 肺结核
E. 新生儿脓疱疮

6. 张某，男，30岁，电工，Ⅲ度烧伤，烧伤总面积70%。对该病人应采用
A. 严密隔离　B. 消化道隔离
C. 呼吸道隔离　D. 保护性隔离
E. 接触隔离

7. 李某，男，8岁，发热4天，体温39.6℃，伴意识障碍、抽搐、脑膜刺激征，考虑乙型脑炎，对该病人应施行
A. 呼吸道隔离　B. 接触隔离
C. 昆虫隔离　D. 保护性隔离
E. 消化道隔离

8. 李某，男，8岁，被诊断为脊髓灰质炎，应采取的隔离种类为
A. 严密隔离　B. 接触隔离
C. 呼吸道隔离　D. 消化道隔离
E. 血液－体液隔离

(9～14题共用备选答案)
A. 洗手　B. 戴手套
C. 戴口罩、护目镜　D. 穿隔离衣
E. 戴口罩

9. 为乙肝表面抗原阳性病人吸痰时应
10. 为病人测血压时应
11. 为病人输液后应
12. 手部有伤口而需要护理气性坏疽病人时应
13. 清洗黏附有血液的手术器械时应
14. 进入隔离室时应

15. 根据标准预防的概念，下列物质中不被看作具有传染性的是
A. 血液　B. 体液
C. 分泌物　D. 粪便和尿液
E. 汗液

16. 刘某，男，40岁，急性黄疸性肝炎，护理该病人时，下列做法中不妥的是
A. 给予低脂饮食
B. 护理病人前后均应洗手
C. 病人剩余的饭菜可用漂白粉混合搅拌后倒掉
D. 接触病人应穿隔离衣
E. 病人的排泄物直接倒入马桶冲入下水道

17. 根据标准预防概念，不具有传染性的物质是
A. 血液　B. 粪便
C. 分泌物　D. 尿液
E. 汗液

## 答案与解析

1. C。**解析**：用后的针头及尖锐物品应弃于锐器盒内。

2. D。

3. B。**解析**：白喉属于乙类传染病，主

要经呼吸道飞沫传播，也可经食物、玩具及物品间接传播。偶尔可经破损的皮肤传播。

4. A。**解析：** 标准预防是将病人的血液、体液、分泌物（不包括汗液）、排泄物均视为具有传染性，在接触这些物质以及病人黏膜和非完整皮肤时必须采取相应防护措施。其原则应为无论是否确定病人有传染性，均采取防护措施。

5. B。**解析：** 血液－体液隔离适用于直接或间接接触传染性血液或体液而传播的传染性疾病，如乙型肝炎、艾滋病、梅毒、黄热病、登革热、疟疾等。

6. D。**解析：** 大面积烧伤的病人抵抗力低，易受感染，应给病人提供保护性隔离。

7. C。**解析：** 乙脑由蚊子传播，应该实行昆虫隔离。

8. D。**解析：** 脊髓灰质炎由肠道病毒引起，应进行消化道隔离。

9 ~ 14. C、E、A、B、B、D。**解析：**（1）医护人员在有创操作中或近距离接触病人时需戴外科口罩。（2）医护人员接触通过空气传播的呼吸道传染病时应戴医用防护口罩。（3）当可能接触传染性病人血液、体液、分泌物、排泄物、污染的敷料、引流物时应戴手套、医用防护口罩和护目镜。（4）衣服有可能被分泌物、渗出物污染时，接触经接触性传播的感染性疾病患者时，对患者施行保护性隔离时应使用隔离衣。

15. E。**解析：** 标准预防的观念认为病人的血液、体液、分泌物、排泄物均具有传染性；但不包括汗液，除非其被血液污染。

16. E。**解析：** 黄疸性肝炎的病人须施行消化道隔离。病人的食具、便器以及吃剩的食物和排泄的粪便均须消毒。

17. E。**解析：** 标准预防是将病人的血液、体液、分泌物（不包括汗液）均视为具有传染性，在接触这些物质以及病人黏膜和非完整皮肤时必须采取相应防护措施。

## 第三节　特殊感染预防

1. 属于经空气传播的疾病是
   A. 水痘　B. 沙眼
   C. 乙型脑炎　D. 细菌性脑膜炎
   E. 伤寒
2. 为肺结核患者吸痰时，应佩戴的口罩是
   A. 纱布口罩　B. 外科口罩
   C. 防护口罩　D. 普通医用口罩
   E. 医用防护口罩
3. 某护士要进入水痘患儿的隔离病房进行护理，该护士在进入病房前应穿（佩）戴的防护装备是
   A. 防护服　B. 纱布口罩
   C. 防护面罩　D. 外科口罩
   E. 医用防护口罩
4. 呼吸道隔离的主要原则不包括
   A. 同一病菌感染者可同住一室
   B. 接近病人需戴口罩
   C. 接触病人污染的物品要洗手
   D. 必须穿隔离衣、戴手套
   E. 有病人在时房间应保持关闭
5. 患者，男，55岁，因火灾致大面积烧伤入院，某新护士将其安置在隔离病房，下列护理措施错误的是
   A. 接触患者要戴手套
   B. 进入病房要穿隔离衣
   C. 设立专用的隔离标识

D. 限制患者的活动范围

E. 嘱咐其亲人经常探视

6. 某男，22岁，诊断为麻疹。住院评估发现病人同学探视较多，此患者应采取的隔离措施是

A. 接触隔离　　B. 消化道隔离

C. 呼吸道隔离　　D. 严密隔离

E. 保护性隔离

(7~8题共用题干)

男性，22岁，近1个月来乏力，食欲减退，体重下降，低热，夜间盗汗，咳嗽，有少量的黏痰。查体：T 37.8℃，P 90次/分，BP 110/70mmHg。肺部听诊：右锁骨上、下方及肩胛区可闻及湿啰音。X线检查显示右侧肺尖结核病灶。痰涂片找到结核杆菌。诊断：右侧肺结核。

7. 对肺结核病人应采取哪种隔离预防

A. 严密隔离预防

B. 保护性隔离预防

C. 消化道隔离预防

D. 接触隔离预防

E. 空气隔离预防

8. 肺结核的传播途径是

A. 空气传播　　B. 粪-口传播

C. 接触传播　　D. 血液传播

E. 体液传播

9. 一早产男婴，体重1350g，出生后住在隔离病室。对该患儿应采取的隔离是

A. 接触隔离　　B. 严密隔离

C. 保护性隔离　　D. 呼吸道隔离

E. 血液-体液隔离

10. 对传染性非典型性肺炎（SARS）病人应采取

A. 接触隔离　　B. 严密隔离

C. 保护性隔离　　D. 呼吸道隔离

E. 血液-体液隔离

(11~12题共用题干)

孙某，男，28岁，高热、腹泻，诊断为细菌性痢疾。

11. 护理过程中应对其进行

A. 接触隔离　　B. 消化道隔离

C. 严密隔离　　D. 昆虫隔离

E. 保护性隔离

12. 护士小张对其进行护理的过程中，错误的是

A. 为该病人进行体格检查时，戴一次性橡胶手套

B. 为病人体格检查完毕后，脱去手套，用肥皂和流动水洗净双手

C. 协助病人倒粪便时，戴一次性橡胶手套

D. 若手直接接触到病人粪便，立即用肥皂和流动水洗净双手即可

E. 每接触一个病人应更换一副手套

## 答案与解析

1. A。**解析**：水痘主要通过接触或空气中飞沫吸入传染，故A为正确答案；B沙眼是体表传染病，经接触传播；C乙型脑炎经蚊传播，多见于夏、秋季；D细菌性脑膜炎是中枢神经系统严重的感染性疾病，致病菌由鼻咽部侵入血循环，形成败血症，最后局限于脑膜及脊髓膜，形成化脓性脑脊髓膜病变；E伤寒最常见的传播途径是通过污染的水或食物，日常生活接触，苍蝇或蟑螂等媒介传递病原菌。

2. E。**解析**：肺结核属于经空气传播性疾病，病人需限制在病房活动，进入室内的医护人员应佩戴医用防护口罩。

3. E。**解析**：水痘经空气传播疾病，病人需限制在病房活动，进入室内的工作人员应佩戴医用防护口罩。

4. D。**解析：**工作人员进入病室需要戴口罩，并保持口罩干燥，必要时穿隔离衣，故 D 错误。呼吸道隔离的主要原则包括：①将同种疾病的病人安置在一室，病室通向走廊的门窗关闭，出入随手关门。②接触病人须戴口罩、帽子，必要时穿隔离衣。③病人的口、鼻分泌物需消毒处理，接触病人及其污染的物品要洗手。④注意病室的通风换气，每晚进行紫外线灯照射或者过氧乙酸喷雾消毒。

5. E。**解析：**大面积烧伤应采用保护性隔离，尽量减少探视。

6. C。**解析：**麻疹病毒经空气传播，进行呼吸道隔离。

7. E。**解析：**肺结核经空气传播，应进行空气隔离预防。

8. A。**解析：**肺结核经空气传播，最主要的途径是通过飞沫，如打喷嚏、咳嗽等方式。

9. C。**解析：**该早产儿抵抗力低下，易发生感染及其他并发症，应进行保护性隔离。

10. B。**解析：**传染性非典型性肺炎（SARS）是经飞沫传播的烈性传染病，传染性强，死亡率高，应采取严密隔离。

11. B。**解析：**细菌性痢疾是经粪－口途径传播的疾病，应进行消化道隔离。

12. D。**解析：**若接触到病人的粪便，在洗手后还应进行手消毒。

# 第八章 合理使用抗菌药物

## 第一节 抗菌药物的作用机制及细菌耐药机制

1. 关于抗菌药物的作用机制，错误的叙述是
   A. 干扰细胞壁合成
   B. 抑制细菌芽孢生成
   C. 抑制细菌核酸合成
   D. 影响细菌蛋白质的合成
   E. 损伤细胞膜
2. 喹诺酮类抗菌药的主要作用机制是
   A. 干扰细菌细胞壁合成
   B. 损伤细胞膜
   C. 影响细菌蛋白质的合成
   D. 抑制细菌核酸的合成
   E. 抑制固醇类药物的合成
3. 不属于抗感染药物作用机制的是
   A. 抑制细菌核酸的合成
   B. 干扰细菌细胞壁的合成
   C. 细菌缺乏药物的靶作用位点
   D. 影响细菌蛋白质的合成
   E. 损伤细菌的细胞膜

### 答案与解析

1. B。**解析：**抗菌药物的作用机制：干扰细菌细胞壁合成，损伤细胞膜，影响细菌蛋白质的合成，抑制细菌核酸合成。

2. D。**解析：**喹诺酮类药物的作用机制是作用于 DNA 复制中的 DNA 螺旋酶，抑制其复制，从而干扰细菌核酸的合成。

3. C。**解析：**抗感染药物作用机制主要包括：①干扰细菌细胞壁的合成（B 排除）；②损伤细菌的细胞膜（E 排除）；③影响细菌蛋白质的合成（D 排除）；④抑制细菌核酸的合成（A 排除）。而“细菌缺乏药物的靶作用位点”为细菌耐药性产生的机制，故 C 错误，为本题正确答案。

## 第二节 抗菌药物的管理和合理使用原则

1. 关于合理使用抗菌药物的叙述，错误的是
   A. 严格掌握抗菌药物使用的适应证和禁忌证
   B. 预防和减少抗菌药物的毒副作用
   C. 根据细菌药敏试验结果及药物代谢动力学特征严格选择药物和给药途径
   D. 采用适宜的药物、剂量、疗程和给药方法，避免耐药菌株产生
   E. 对于感染高风险的人群可及早给予抗菌药物，预防感染发生
2. 对多重耐药细菌（MRSA、泛耐药鲍曼不动杆菌等）感染的患者应采取的措施不包括
   A. 尽可能安排单人间
   B. 采取专用隔离标识
   C. 限制探视人员
   D. 限制患者的活动范围、减少转运
   E. 进入室内的工作人员应戴高效防护口罩
3. 关于抗感染药物的应用方法，正确的叙述是
   A. 选择有针对性的一种抗生素治疗顽固性感染
   B. 将药敏试验作为常规的抗生素选药依据
   C. 长期应用抗生素者，应长期联合服用制霉菌素以防止真菌二重感染
   D. 大环内酯类药物采用间歇给药方法
   E. 氨基糖苷类抗生素可与 β－内酰胺类药物同瓶滴注
4. 在抗感染药物使用过程中，不属于护士职责的是
   A. 严格按照医嘱执行
   B. 观察患者用药后的反应
   C. 做好各种标本的留取和送检工作
   D. 注意配伍禁忌和配制要求
   E. 严格掌握药物使用适应证
5. 关于抗菌药物的管理，错误的是
   A. 实行分级管理
   B. 合理使用抗感染药物
   C. 有针对性地选择一种抗生素治疗感染，避免无指征的联合用药
   D. 病因未明的严重感染可联合使用抗生素
   E. 预防性抗生素的使用应为 72 小时
6. 不属于合理应用抗菌药物的原则是
   A. 外科预防用药
   B. 联合用药治疗顽固性感染
   C. 病毒性感染使用抗生素
   D. 注意给药途径、给药次数
   E. 两种抗生素不宜置于同一溶液中
7. 下列哪项不是抗感染药物的应用原则
   A. 严格掌握抗感染药物使用的适应证、禁忌证，密切观察药物效果和不良反应，合理使用抗感染药物
   B. 严格掌握抗感染药物联合应用和预防应用的指征
   C. 制订个体化的给药方案，注意剂量、疗程和合理的给药方法、间隔时间、给药途径
   D. 密切观察病人有无菌群失调，及时调整抗感染药物的应用
   E. 已明确病毒性感染者也可以加用抗菌药物
8. 孙某，女，40 岁，无明显诱因出现全身

性水肿，血压 155/95mmHg，尿蛋白（++++），24 小时尿蛋白 >3.5g，血清白蛋白 <30g/L。诊断为原发性肾病综合征。对该病人使用糖皮质激素治疗后，病情缓解。下列对该病人的健康指导，不妥的是

A. 增强抵抗力，避免感染

B. 定期随诊和复查，避免复发

C. 不可擅自停药

D. 经常服用抗生素预防感染

E. 避免劳累

9. 下列抗生素如果联合使用会导致毒性增加的是

A. 庆大霉素 + 阿米卡星

B. 青霉素 + 红霉素

C. 庆大霉素 + 红霉素

D. 红霉素 + 磺胺嘧啶

E. 青霉素 + 头孢唑林

10. 使用抗生素治疗败血症时，下列做法正确的是

A. 体温正常后 1~3 天方可停药

B. 体温正常后 7 天即可停药

C. 体温正常后 7~10 天再停药

D. 体温正常后 4 周停药

E. 体温正常后 8 周方可停药

11. 下列疾病不具备联合使用抗生素指征的是

A. 慢性骨髓炎

B. 结核病

C. 细菌性心内膜炎

D. 急性尿道炎

E. 腹腔脏器穿孔

（12~15 题共用备选答案）

A. 肾脏毒性反应

B. 血液系统毒性反应

C. 肝脏毒性反应

D. 二重感染

E. 过敏反应

12. 使用利福平时，病人出现黄疸是药物的

13. 使用磺胺类药物时，病人出现紫癜是药物的

14. 使用链霉素时，病人出现尿蛋白（++）是药物的

15. 在四环素治疗中发生的葡萄球菌性结肠炎是药物的

（16~17 题共用备选答案）

A. 3 天　　B. 5 天

C. 7~10 天　　D. 14 天

E. 4~8 周

16. 败血症抗菌药物一般用至体温正常、病情好转后

17. 心内膜炎抗菌药物一般用至体温正常、病情好转后

## 答案与解析

1. E。**解析：**预防性应用抗生素及人工合成类抗菌药物会促进耐药菌的产生，应严格限制。

2. E。**解析：**对多重耐药细菌感染的患者应采取的措施包括：①严格管理感染患者（及带菌者），如采取专室、专区进行隔离，限制病人的活动范围并减少转运；②由训练有素的专职医护人员对感染者进行医疗护理，发现为带菌者时暂调离工作岗位；③检查每一位病人前必须用消毒液洗净双手，并按需要更换口罩、白大衣或手套；④每日严格进行病室的环境消毒；⑤对医务人员进行“谨慎和合理使用抗菌药物”的再教育与职业培训。

3. B。**解析：**根据合理使用抗菌药物的原则，在诊断或高度疑似细菌性感染，决

定使用抗菌药物前，应留取标本做细菌学涂片镜检、细菌培养、分离病原体，并进行常规药敏试验，作为抗菌药物选药依据(B)。大环内酯类可采用连续给药方案，避免毒性反应。氨基糖苷类抗菌药物（浓度依赖性药物）采用间歇性给药方案或一日量一次性给药，可采用肌注，也可分次静脉滴注，不宜静脉推注，也不宜与β-内酰胺类药物同瓶滴注。

4. E。**解析**：严格掌握药物使用适应证是医生的职责。

5. E。**解析**：总体而言，预防性抗生素用药时间一般不超过24小时。

6. C。**解析**：抗感染药物合理应用的原则：①严格掌握抗感染药物使用的适应证、禁忌证，密切观察药物效果和不良反应，合理使用抗感染药物；②预防和减少抗感染药物的毒副作用，选择适宜的药物、剂量、疗程和给药方法，避免产生耐药菌株；③密切观察病人体内正常菌群，减少并避免抗感染药物相关性肠炎的发生；④根据细菌药敏试验结果及药物代谢动力学特征，严格选药和给药途径，降低病人抗感染药物费用支出；⑤病毒性感染不使用抗生素(C错误)。

7. E。**解析**：病毒性感染不使用抗生素。

8. D。**解析**：使用抗生素预防感染时，要严格掌握指征。此病例不符合抗生素预防应用指征。

9. A。**解析**：庆大霉素为氨基糖苷类广谱抗生素，与其他氨基糖苷类抗生素使用会增加其毒性；而阿米卡星也是氨基糖苷类抗生素。

10. C。**解析**：抗生素治疗应剂量足够，疗程够长，取得稳定的疗效后，方可停用，不可随便减量或停药。治疗败血症应待病情好转，体温正常后7~10天再停药。

11. D。**解析**：急性尿道炎应根据其药敏试验结果并明确其所感染病原体，给予针对性的抗菌药物。抗菌药物联合应用的指征：①单一抗菌药物难以控制的严重感染（如败血症、细菌性心内膜炎等）或混合感染和难治性感染（如腹腔脏器穿孔、复杂创伤感染、吸入性肺炎等）。②病因未明的严重感染。③为了减少各抗菌药物单一使用时的毒性反应，联合应用时可减小各自的用药剂量。④需较长期应用抗菌药物治疗，病原菌有产生耐药可能（如结核病、慢性尿路感染、慢性骨髓炎等）者。⑤单一抗菌药物不能控制的需氧菌及厌氧菌混合感染。

12~15. C、B、A、D。

16~17. C、E。**解析**：（1）败血症抗菌药物一般用至体温正常、病情好转后7~10天，C正确；（2）心内膜炎抗菌药物一般用至体温正常、病情好转后4~8周，E正确。急性感染体温恢复正常、症状消失后继续应用2~3天，体质好、无基础疾病且病程不易迁延者，病情基本控制后1~3天即可停药。急性感染应用抗菌药物后经过临床疗效不显著多因素分析，确属抗菌药物选择不当者，在48~72小时后应考虑改用其他抗菌药物，或调整用药剂量及给药途径。

## 第三节 抗菌药物在外科的预防应用

1. 某产妇计划剖宫产，青霉素过敏试验阳性，该产妇可以选择预防应用的抗生素是

A. 氨苄西林

B. 克林霉素

C. 阿莫西林－克拉维酸钾

D. 头孢哌酮－舒巴坦

E. 甲硝唑

2. 在围手术期，预防性抗生素的合理使用时间是

A. 入住外科病房后

B. 手术前 3 天

C. 手术前 24 小时

D. 麻醉诱导期（术前 0.5～1 小时）

E. 手术结束后 1 周内

3. 预防术后切口感染使用抗菌药物的最佳时间是

A. 术前 3 天给药

B. 术前 30～60 分钟给药

C. 术前 1 天给药

D. 术前 6 小时给药

E. 术后回病房即给药

4. 患者，男，65 岁，股骨头坏死，择期行人工股骨头置换术，最恰当的做法是

A. 将万古霉素作为常规预防用药

B. 术前 12 小时给予一次足量抗生素

C. 手术时间超过 4 小时可再次给予抗生素

D. 维持抗生素血药浓度至手术切口关闭

E. 手术前、后均不必给予抗生素

5. 宜常规预防性应用抗菌药物的是

A. 普通感冒　　B. 麻疹

C. 水痘　　D. 性传播疾病

E. 涉及重要脏器的手术前

6. 某男性患者，45 岁，结肠癌，择期行手术治疗。下列做法中不妥的是

A. 选用万古霉素作为术前预防性用药的一种

B. 术前通过静脉途径给予一次性足量抗生素

C. 手术过程中给予抗生素，以维持适当的血药浓度

D. 术前进行清洁灌肠

E. 甲硝唑是术前预防性用药的一种

7. 手术前需预防性使用抗生素的是

A. 经阴道子宫切除术

B. 甲状腺手术

C. 疝修补术

D. 子宫肌瘤切除术

E. 扁桃体摘除术

8. 预防手术部位感染，使用预防性抗菌药物的最佳时间是

A. 入住外科病房后

B. 术前 3 天

C. 术前 1 天

D. 术前 30～60 分钟

E. 术后 1 周内

## 答案与解析

1. D。**解析**：头孢菌素类抗生素在临床上广泛应用，妊娠期用药对胎儿影响极小，过敏反应率低，未发现致畸作用，安全性高，目前临床上已用到第 4 代。而 A、C 选项所述抗生素不适用于青霉素过敏试验阳性患者。

2. D。**解析**：一般在术前 0.5～1 小时通过静脉途径给予一次足量抗菌药物（最初的预防性抗菌药物剂量），应使手术开始时组织和血清内达到有效杀菌浓度。并在整个手术过程中维持组织和血清内的治疗浓度水平（手术时间超过 4 小时可于术中加用一次量）至少至手术切口关闭后的几个小时。总体而言，预防用药时间一般不超过 24 小时。

3. B。**解析**：住院患者预防术后感染应在手术操作前 30～60 分钟静脉给药。

4. C。**解析**：万古霉素主要用于葡萄球菌、难辨梭状芽孢杆菌等所导致的系统感染和肠道感染（A错误）；术前0.5～1小时内给药，或麻醉开始时给药，使手术切口暴露时局部组织中已达到足以杀灭手术过程中入侵切口细菌的有效药物浓度（B错误）；术后应用二联或三联足量抗生素，肌内及静脉联合应用至体温平稳，再肌内注射1周左右（D、E错误）；抗菌药物的有效覆盖时间应包括整个手术过程和手术结束后4小时；手术时间超过4小时可于术中加用一次量的抗生素（C正确）。

5. E。**解析**：外科手术预防性抗菌药物使用原则：清洁手术（如甲状腺手术、疝修补术、输卵管结扎术、膝软骨摘除术等）的手术野无污染，通常不需预防性应用抗菌药物。仅下列情况时，可考虑预防用药：①一旦发生感染将引起严重后果者（如心脏瓣膜病或已植入人造心脏瓣膜者因病需行其他手术者、脑脊液鼻漏者以及器官移植术等）。②各种人造物修补、置换或留置手术（如人工心脏瓣膜置换术、人造关节置换术、人造血管移植术、脑室－心房分流管放置术等）。③手术范围大、时间长的清洁手术。④高龄或免疫缺陷等高危人群。⑤手术时可能污染手术野而引起感染者。⑥污染手术、涉及重要脏器手术等术后有发生感染高度可能者。

6. A。**解析**：万古霉素耳毒性、肾损害严重，不可将万古霉素作为常规的预防性应用药物。在经常规抗菌药物治疗无效或不能应用时才考虑使用。

7. A。**解析**：术前预防性应用抗生素的指征：①污染手术，如复杂外伤、战伤、开放性骨关节伤、严重烧伤、伴有溃疡与坏疽的截肢术、感染性病灶（如脑脓肿）等手术和各种咬伤等；连通口咽部的颈部手术；回肠远端及结肠手术；腹部空腔脏器破裂或穿通伤；高危胆道手术；经阴道子宫切除术（A）。②发生感染将引起严重后果者，如心脏瓣膜病或已植入人造心脏瓣膜但因病需行其他手术者、脑脊液鼻漏者以及器官移植术等。③各种人造物修补、置换或留置手术，如人工心脏瓣膜置换术、人造关节置换术、人造血管移植术、脑室－心房分流管放置术等。④手术范围大、时间长的清洁手术。

8. D。**解析**：预防性抗菌药物使用的时间一般在术前0.5～1小时（30～60分钟），通过静脉途径一次性给予足量抗菌药物（最初的预防性抗菌药物剂量），应使手术开始时组织和血清内达到有效药物杀菌浓度，并在整个手术过程中维持组织和血清内的有效治疗水平（手术时间超过4小时者可于术中加用一次剂量），但总体预防用药时间一般不超过24小时。

# 第九章　医院感染与护理管理

## 第一节　常见医院感染的预防与护理

1. 血管内导管相关性感染的主要影响因素不包括

A. 导管的类型

B. 导管留置的时间

C. 对导管的日常护理

D. 置管时的无菌操作

E. 置管人的年资

2. 患者，男，59 岁，因脑出血术后呼吸功能不全给予机械通气，为预防呼吸机相关肺炎的发生，不正确的预防措施是

A. 在病情允许的情况下，抬高床头 30° ~40°

B. 按要求进行口腔护理

C. 呼吸机螺纹管每天常规更换

D. 持续或间断吸引声门下分泌物

E. 呼吸机湿化器使用无菌水，每天更换

（3 ~4 题共用备选答案）

A. 做好医疗用品的消毒与灭菌

B. 口服微生态制剂

C. 操作前、后要洗手

D. 合理使用灭菌药物

E. 做好病房及床单位的环境清洁

3. 患者，男，65 岁，冠脉旁路移植手术后出现咳嗽、咳痰、发热，听诊肺部有湿啰音，X 线显示肺部有炎性改变，痰培养细菌数≥108cfu/ml。该患者的预防感染措施不包括

4. 患儿，女，10 岁，颅内肿瘤切除术后 10 天，出现发热，伤口愈合不好，有脑脊液外渗。脑脊液培养细菌阳性。该患儿的预防感染措施不包括

5. 预防下呼吸道感染，不正确的护理措施是

A. 指导病人多进行深呼吸及有效的咳嗽

B. 指导病人多卧床休息，以保持体力

C. 适时开窗通风，保持室内空气新鲜

D. 协助病人定时翻身拍背

E. 使用胸部物理治疗技术

6. 物体表面监测的采样面积为

A. 被采表面 $<100cm^2$，取其 1/2 表面积

B. 被采表面 $>100cm^2$，取 $30cm^2$

C. 被采表面 $>100cm^2$，取 $50cm^2$

D. 被采表面 $>100cm^2$，取 $60cm^2$

E. 被采表面 $>100cm^2$，取 $100cm^2$

7. 下列预防手术部位感染的措施，错误的是

A. 尽量减少患者术后在监护室滞留的时间

B. 伤口敷料湿透应立即更换

C. 处理同一患者不同部位的伤口不必洗手

D. 厌氧菌感染切口的敷料须焚毁

E. 采用封闭式重力引流

8. 为气管插管患者进行护理时，下列哪项措施不正确

A. 正确进行吸痰操作

B. 每日给予口腔护理

C. 每日更换湿化器中蒸馏水

D. 定时引流声门下分泌物

E. 防止冷凝水倒流

9. 患者，男性，65 岁，因脑出血住院治疗，经积极治疗，患者病情稳定，但出现吞咽困难，给予留置胃管。病人留置胃管期间，下列哪项措施不能预防肺炎的发生

A. 协助病人取半卧位

B. 鼻饲液应少量多次给予

C. 使用硫糖铝保护胃黏膜

D. 每日给予口腔护理

E. 使用 $H_2$ 受体阻断剂

10. 患者，男性，80 岁，因 COPD 合并肺部感染入院治疗。在使用抗生素 7 天后，患者出现了发热、腹痛、腹泻，为水样便。查血常规白细胞计数升高，结肠镜检查见肠壁充血、水肿。考虑该病人出现了

A. 急性细菌性痢疾
B. 食物中毒引起的腹泻
C. 抗菌药物相关性腹泻
D. 病毒引起的腹泻
E. 胃肠功能紊乱引起的腹泻

11. 确诊血管相关性感染时，表明导管尖端培养结果为阳性的是
A. 细菌数≥3cfu　　B. 细菌数≥5cfu
C. 细菌数≥10cfu　　D. 细菌数≥12cfu
E. 细菌数≥15cfu

(12～14题共用题干)

某男，45岁，1个月前行脾切除术后经锁骨下静脉导管输液，因肝功能异常转入感染科。3天后病人出现发热，体温38.5℃，穿刺部位有弥散性红斑和炎性分泌物，并有疼痛感。

12. 此时患者应诊断为
A. 术后发热
B. 呼吸道感染
C. 血管相关性感染
D. 手术切口感染
E. 因肝病引起的发热

13. 此感染应属于
A. 穿刺部位感染
B. 穿刺部位感染，属于医院感染
C. 穿刺部位感染，不属于医院感染
D. 穿刺部位无菌性化脓，不属于感染
E. 以上都不正确

14. 此感染应如何预防
A. 医护人员必须贯彻WHO所提出的三条安全注射标准
B. 选择合适的导管
C. 植入时应严格无菌技术
D. 加强插管部位的护理
E. 以上都正确

15. 表浅手术切口感染发生在手术后
A. 10天内　　B. 30天内
C. 60天内　　D. 120天内
E. 180天内

16. 下列不属于术后切口感染的原因是
A. 备皮不符合要求
B. 手术时组织损伤多，止血不全
C. 术后严重腹胀
D. 污染手术，术前未预防性使用抗生素
E. 无菌操作不严格

17. 关于深部手术切口感染的描述，正确的是
A. 发生在阑尾切除术后45天
B. 发生在人工关节置换术后180天
C. 切口处皮肤及皮下组织发生感染
D. 切口处的深部肌肉发生感染
E. 手术涉及器官发生感染

(18～20题共用题干)

患者，女性，60岁，因肺炎住院治疗，由于长期输液需要，留置静脉套管针。

18. 护士在对留置针部位进行护理时，下列哪项措施不正确
A. 选择口径合适的导管
B. 局部使用透明敷料
C. 局部涂擦抗生素软膏
D. 3～5天更换导管插入部位
E. 输液器每24小时更换一次

19. 输液第3天，患者诉注射部位疼痛，局部沿静脉出现条索状红肿、灼热，考虑病人发生了
A. 发热反应　　B. 急性肺水肿
C. 静脉炎　　D. 空气栓塞
E. 肺炎加重

20. 对该患者的处理，下列不正确的是

A. 抬高患肢
B. 减慢输液速度
C. 更换注射部位
D. 局部50%硫酸镁湿热敷
E. 送导管尖端进行培养

（21～22题共用备选答案）
A. 接受注射者相对安全，注射操作者绝对安全
B. 提倡介入性方法，尽量减少非介入性方法
C. 注射操作者安全，环境安全
D. 接受注射者安全，注射操作者安全，环境安全
E. 严格无菌操作和洗手，做好消毒隔离

21. WHO提出的安全注射标准是
22. 预防介入性感染最基本的重要措施是
23. 气管切开行呼吸机支持患者，预防呼吸机相关性肺炎的护理措施不包括
A. 做好气道护理
B. 呼吸机的湿化器使用无菌水
C. 防止冷凝水倒流
D. 预防性使用广谱抗生素
E. 呼吸机管道视情况定期更换

## 答案与解析

1. A。

2. C。**解析：**呼吸机螺纹管每周常规更换2次，有明显分泌物污染时应及时更换。

3～4. B、B。**解析：**微生态制剂，是利用正常微生物或促进微生物生长的物质制成的活体微生物制剂。由于其具有调节肠道菌群之功效，可快速构建肠道微生态平衡，广泛用于防止和治疗腹泻、便秘。但不适用于题干所述两例患者的预防感染措施。

5. B。**解析：**预防下呼吸道感染：加强基础护理，对病人进行有关教育，指导病人进行深呼吸训练和有效咳嗽训练，鼓励病人适当多活动，对不能自主活动的病人应协助其活动，定时翻身拍背，推广使用胸部物理治疗技术。

6. E。**解析：**若采样面积 $>100cm^2$，应连续采样4个点（即采样 $100cm^2$）。

7. C。**解析：**更换敷料前应洗手，处理不同患者之间要洗手，处理同一患者不同部位的伤口之间也须洗手。预防手术部位感染的措施：（1）防止手术部位感染的最有效对策是严格的无菌操作，应用无菌生理盐水冲洗切口，并对疑有继发感染的切口做好标本留取，及时送检。（2）缩短患者在监护室滞留的时间。（3）选用吸附性很强的伤口敷料，敷料一旦被液体渗透要立即更换，以杜绝细菌穿透并清除有利于细菌增殖的渗液和避免皮肤浸渍。（4）尽量采用封闭式重力引流。（5）保持室内空气清洁，尽量减少人员流动，避免室内污染等。

8. C。**解析：**呼吸机的湿化器须使用无菌水，并每日更换。

9. E。**解析：**使用 $H_2$ 受体阻断剂可导致胃内pH升高，细菌浓度增高，从而增加内源性感染的机会。

10. C。**解析：**根据患者的临床表现以及用药情况，考虑该患者发生了抗菌药物相关性腹泻。

11. E。**解析：**导管尖端培养细菌数≥15cfu为阳性。

12. C。**解析：**血管相关性感染的临床诊断符合下述三条之一即可。①静脉穿刺部位有脓液排出，或有弥散性红斑（蜂窝

织炎的表现)。②沿导管的皮下走行部位出现疼痛性弥散性红斑并除外理化因素所致。③经血管介入性操作，T>38℃，局部有压痛，无其他原因可解释。

13. B。

14. E。**解析**：预防血管相关性感染应特别注意：严格洗手，严格无菌操作；采用各种导管应有明确指征；对病人实行保护性措施；应注意选择合适的导管；加强插管部位的护理及监测；使用合格的一次性医疗用品。

15. B。**解析**：表浅手术切口感染发生于术后30天内。

16. C。**解析**：严格无菌、按规定正确使用抗菌药物是预防术后切口感染的重要方法。

17. D。**解析**：深部手术切口感染是指无植入物手术后30天、有植入物（如人工心脏瓣膜、人造血管、机械心脏、人工关节等）手术后1年内发生的与手术有关并涉及切口深部软组织（深筋膜和肌肉）的感染。

18. C。**解析**：如果没有感染的表现，不需使用抗生素涂擦；若有感染的表现，应予拔管。

19. C。**解析**：注射部位疼痛，局部沿静脉出现条索状红肿、灼热，是静脉炎的表现。

20. B。**解析**：出现静脉炎应停止输液、拔针、更换输液部位、送导管尖端细菌培养，对炎症局部进行相应处理。

21~22. D、E。**解析**：WHO提出的安全注射标准是“接受注射者安全，注射操作者安全，环境安全”。预防介入性感染最基本的重要措施是严格无菌操作和洗手，做好消毒隔离。

23. D。**解析**：预防呼吸机相关性肺炎的护理措施不包括“预防性使用广谱抗生素”。引发呼吸机相关性肺炎（VAP）的危险因素较多，采取综合措施以减少VAP的发病风险可能更重要：如呼吸机的湿化器使用无菌水，每天更换无菌水；防止冷凝水倒流，及时倾倒冷凝水并认真洗手；呼吸机管道视情况定期更换；做好气道护理及有效的吸痰、叩背、雾化吸入等呼吸道管理措施。

## 第二节　医院高危人群和重点科室的感染管理

1. 不属于医院感染高危人群的是
   A. 老年病人
   B. 早产儿和新生儿
   C. 免疫抑制剂使用者
   D. ICU住院病人
   E. 孕产期妇女
2. 预防ICU病人医院感染最切实的措施是
   A. 提高从业人员素质
   B. 尽量减少使用介入性监护方法
   C. 关注医疗设备的使用
   D. 给予必要的保护性医疗措施
   E. 提高病人机体抵抗力
3. 幼儿对微生物易感性高的主要原因是
   A. 细菌容易发生定植与移位
   B. 免疫系统发育不成熟
   C. 正常菌群容易失调
   D. 自我保护能力低
   E. 缺乏生物屏障
4. 下列ICU的感染控制措施中，错误的是
   A. 病室定期消毒

B. 限制家属探视及陪住
C. 拔除有创导管时，应做细菌培养
D. 根据细菌培养和药敏试验结果选择抗生素
E. 严重创伤、感染及应用免疫抑制剂的病人安排在同一房间

5. 患者，男，70 岁，因脑卒中入住重症监护病房。为做好 ICU 医院感染的预防工作，工作人员应遵循的原则不包括
A. 提高患者抵抗力
B. 选用广谱抗生素
C. 采用保护性医疗措施
D. 选择非介入性监护方法
E. 减少介入性血流动力学监护的使用频率

6. 关于 ICU 的感染管理原则，不正确的是
A. 病室定期消毒
B. 限制家属探视及陪住
C. 拔除有创导管后做细菌培养
D. 尽量采用介入性血流动力学监测
E. 严重创伤、感染及应用免疫抑制剂的病人避免安排在同一房间

7. 最易在新生儿室形成暴发流行的病原微生物是
A. 柯萨奇病毒
B. 铜绿假单胞菌
C. 脑膜炎双球菌
D. 链球菌
E. 乙肝病毒

8. 调查医院感染暴发流行的基本原则和主要手段是
A. 先制定有效的控制措施再查找感染源
B. 先采取措施再调查
C. 边调查边采取措施
D. 先调查再采取措施
E. 先进行病原学检查

9. ICU 病人病情严重，为预防手术部位感染应注意，但需除外
A. 应严格无菌操作
B. 伤口敷料一旦有渗液应立即更换
C. 更换敷料前洗手，处理不同病人之间也要洗手，即使处理同一个病人不同部位的伤口之间也应清洁双手
D. 保持 ICU 室内空气清洁，尽量减少人员流动，避免室内污染等
E. 器官移植患者病情好转并稳定后仍需在 ICU 严密监护

10. 在护理使用抗菌药物的婴儿时，护士应每日观察婴儿的口腔有无
A. Koplik 斑
B. 皮疹
C. 鹅口疮
D. 牙龈感染
E. 瘀点

11. 下列抗生素中 6 岁以下儿童可以使用的是
A. 链霉素
B. 庆大霉素
C. 卡那霉素
D. 青霉素
E. 阿米卡星

12. 不属于 ICU 管理原则的是
A. 定期进行空气和环境的消毒
B. 对患者实施必要的保护性隔离措施
C. 限定探视时间和探视人数
D. 提倡介入性监护方法
E. 严格执行无菌消毒措施

13. 为预防老年人发生医院感染，错误的措施是
A. 保持室内环境清洁
B. 加强老年人的生活护理
C. 保持病人的口腔和会阴卫生
D. 使用小剂量抗生素预防感染
E. 严格执行陪护与探视制度

## 答案与解析

1. E。

2. B。**解析：**预防ICU病人医院感染的原则应是提倡非侵入性监护方法，尽量减少侵入性血流动力学监护的使用频率。对病人施行必要的保护性医疗措施，提高病人机体的抵抗力。

3. B。**解析：**幼儿处于生长发育阶段，免疫系统发育尚不成熟，对微生物的易感染性较高，尤其是葡萄球菌、克雷伯菌、鼠伤寒沙门菌、致病性大肠埃希菌和柯萨奇病毒等感染，较易在新生儿室形成暴发流行。

4. E。**解析：**严重创伤、感染及应用免疫抑制剂的病人须安排在单人间，以使抵抗力低下的病人得到保护。

5. B。

6. D。**解析：**预防ICU医院感染的原则应是提倡非介入性监护方法，尽量减少介入性血流动力学监护的使用频率。对病人施行必要的保护性医疗措施，提高病人机体的抵抗力。

7. A。**解析：**幼儿处于生长发育阶段，免疫系统发育尚不成熟，对微生物的易感染性较高，尤其是葡萄球菌、克雷伯菌、鼠伤寒沙门菌、致病性大肠埃希菌和柯萨奇病毒（A）等感染，较易在新生儿室形成暴发流行。

8. C。**解析：**调查暴发流行的基本原则和主要手段就是边调查边采取措施，以争分夺秒的精神阻止感染进一步发展。医院必须对病人开展医院感染监测，以掌握本地医院感染的发病情况。

9. E。

10. C。**解析：**长期服用抗菌药物或不适当应用激素治疗，将造成体内菌群失调，婴幼儿可能会引起鹅口疮。

11. D。**解析：**A、B、C、E选项药物属于氨基糖苷类抗生素，有耳毒性、肾毒性，6岁以下儿童不能使用。

12. D。**解析：**本题适宜采用排除法。“提倡介入性监护方法”显然不属于ICU管理原则。预防ICU医院感染的原则应是提倡非侵入性监护方法，尽量减少侵入性血流动力学监护的使用频率。因为所使用的各种侵入性检查、治疗，如机械通气、动脉穿刺测压、血液净化、静脉营养、留置导尿、胃肠引流等都可能为致病细菌侵入机体和正常菌群移位提供有利条件。

13. D。**解析：**本题适宜采用排除法。无临床指征随意使用抗生素可能引起细菌耐药及二重感染，不符合抗生素的使用规范与用药原则，不属于预防医院内感染的合理措施。

## 第三节　护理人员的自身职业防护

1. 某护士在给一位HBsAg阳性的患者抽血时不慎被针头刺伤手指，当时按照“针刺伤处理指南”处理了伤口，为预防感染最应该注射的药物是
   A. 破伤风抗毒素
   B. 抗病毒血清
   C. 广谱抗生素
   D. 免疫球蛋白
   E. 白蛋白

2. 针刺伤不易引起下列哪种感染
   A. 梅毒　　B. 艾滋病
   C. 丙型肝炎　　D. 乙型肝炎

E. 流行性出血热

3. 防止利器刺伤的错误做法是
   A. 用过的针头采用双手“复帽”
   B. 不能将针尖指向身体任何部位
   C. 采用单手“复帽”技术
   D. 污染针头置入防水且耐刺穿的容器内
   E. 严禁处置前折弯或折断针头

4. 下列预防医护人员发生医院感染的措施，不正确的是
   A. 定期进行身体检查
   B. 养成良好的洗手习惯
   C. 接触被患者血液污染的器械时戴手套
   D. 为患者进行口腔治疗时，戴口罩和眼部防护罩
   E. 被乙肝表面抗原阳性的器械刺破皮肤时，应及时进行乙肝疫苗的注射

5. 进行化学消毒时，正确的防护措施是
   A. 降低消毒液配制浓度
   B. 缩短化学消毒时间
   C. 注意环境通风及戴手套
   D. 消毒器严禁加盖，以利于消毒液挥发
   E. 少量多次消毒，减少单次消毒液用量

## 答案与解析

1. D。**解析：**患者已接触了乙肝患者的血液，应进行被动免疫，即接种抗毒素或免疫球蛋白。

2. E。**解析：**选项中，A、B、C、D 均可经血液直接传染给人。流行性出血热主要传播途径为动物源性，病毒能通过宿主动物的血液及唾液、尿、便排出，鼠向人的直接传播是人类感染的重要途径。

3. A。**解析：**为预防利器刺伤，禁止用双手将使用过的针头重新套上针帽；应采用单手“复帽”技术或使用一种器械夹持住针头鞘帽以“复帽”并盖住针头。

4. E。**解析：**被乙肝表面抗原阳性的器械刺破皮肤时，应及时注射抗乙肝的免疫球蛋白进行被动免疫。

5. C。**解析：**进行化学消毒时，正确的防护措施是注意环境通风及戴手套（C 正确）。消毒器必须加盖，防止消毒液挥发导致环境污染所带来的危害；其余选项所述亦不正确。

# 第十章　特殊病原菌的感染途径及消毒

## 第一节　甲型肝炎和戊型肝炎

1. 甲型肝炎患者使用过的餐（饮）具的消毒方法是煮沸消毒
   A. 10 分钟　　B. 15 分钟
   C. 20 分钟　　D. 30 分钟
   E. 60 分钟

2. 戊型肝炎病毒的传播途径是
   A. 粪 - 口传播　　B. 接触传播
   C. 蚊叮咬传播　　D. 体液传播
   E. 呼吸道传播

3. 主要经粪 - 口途径传播的肝炎病毒有
   A. 甲型肝炎病毒、丙型肝炎病毒
   B. 甲型肝炎病毒、戊型肝炎病毒
   C. 乙型肝炎病毒、丙型肝炎病毒
   D. 乙型肝炎病毒、戊型肝炎病毒
   E. 甲型肝炎病毒、乙型肝炎病毒

4. 主要经血液传播的肝炎病毒为
   A. HAV、HBV、HCV
   B. HAV、HBV、HDV

C. HCV、HEV

D. HBV、HCV、HDV

E. HAV、HBV

5. 不需要进行血液－体液隔离的疾病是

A. 乙型肝炎　　B. 艾滋病

C. 钩端螺旋体病　　D. 疟疾

E. 甲型肝炎

6. 对甲型肝炎病人的消毒隔离措施，下述错误的是

A. 实行消化道隔离

B. 病人的餐具应用250～500mg/L有效氯浸泡30min

C. 废弃物应进行焚烧

D. 接触甲肝病人前、后可用0.5%氯己定消毒双手

E. 不耐热的被污染物品可用过氧乙酸（按0.1g/$m^3$）熏蒸

## 答案与解析

1. D。**解析**：消毒时，应自水沸腾后开始计算时间，一般为15～20min。对肝炎患者污染的器械与物品，应煮沸30min。

2. A。**解析**：戊肝流行特点似甲型肝炎，多经粪－口途径传播，少数通过食物污染、平时生活接触、输血传播。

3. B。**解析**：甲肝和戊肝主要通过粪－口途径传播；乙肝、丙肝和丁肝主要通过血液传播、体液传播、垂直传播或性传播。

4. D。**解析**：肝炎病毒主要有5种，其中甲型肝炎病毒与戊型肝炎病毒由消化道传播；乙型、丙型及丁型肝炎病毒均由输血、血制品或注射器污染而经血液传播。

5. E。**解析**：甲型肝炎应进行消化道隔离。血液－体液隔离：为防止直接或间接接触传染性血液、体液而发生的疾病传播；此类隔离包括的疾病：艾滋病、乙型肝炎（含表面抗原携带者）、非甲非乙型肝炎、钩端螺旋体病、疟疾。

6. E。**解析**：不耐热的被污染物品应用过氧乙酸（按1g/$m^3$）熏蒸。

## 第二节　乙型肝炎、丙型肝炎、丁型肝炎

1. 丙型肝炎患者使用过的便盆用含氯消毒剂浸泡，消毒剂的有效浓度为

A. 有效氯100mg/L

B. 有效氯250mg/L

C. 有效氯500mg/L

D. 有效氯1000mg/L

E. 有效氯5000mg/L

（2～5题共用备选答案）

A. 飞沫传播

B. 唾液传播

C. 垂直传播

D. 粪－口途径传播

E. 经注射、输血或血制品传播

2. 丙型肝炎的主要传播途径是

3. 乙型肝炎的主要传播途径是

4. 戊型肝炎的主要传播途径是

5. 甲型肝炎的主要传播途径是

6. 患者王某，男，45岁，术中输血400ml，6个月后因结膜黄染、食欲不振就诊，诊断为丙肝，是由于接受了被污染的血制品所致。这种情况属于

A. 环境感染　　B. 交叉感染

C. 自身感染　　D. 医源性感染

E. 不属于医院感染

## 答案与解析

1. E。**解析**：丙型肝炎排泄物及容器的

处理与甲型肝炎相同，排泄物的容器可用含氯消毒剂（有效氯2000～5000mg/L）浸泡>30min。

2～5. E、E、D、D。**解析：**甲肝和戊肝主要通过粪－口途径传播；乙肝、丙肝和丁肝主要通过血液传播、体液传播、垂直传播或性传播。

6. D。**解析：**这是病人在医院内获得的感染，即使在住院期间没有发病，出院后才发病，也仍属医源性感染。

## 第三节 艾滋病

1. 不属于艾滋病传播途径的是
   A. 同性性接触　B. 异性性接触
   C. 同桌进餐　D. 输血
   E. 分娩
2. 采用血液－体液隔离的疾病是
   A. 艾滋病　B. 甲型肝炎
   C. 肠炭疽　D. 麻疹
   E. 腮腺炎
3. 关于隔离技术的描述，不正确的是
   A. 同一类传染病患者可住同一房间，床距应保持1m以上
   B. 空气传播疾病的患者应使用具有负压装置的隔离病房
   C. 护理有切口感染的患者时需戴手套
   D. HIV感染患者出院后，病房的所有被服应焚烧处理
   E. 传染病患者的血压计、听诊器应与其他患者分开使用
4. 目前还未发现艾滋病可以通过下列哪种方式传播
   A. 共用针头和注射器
   B. 医务人员被含血针头刺伤
   C. 应用病毒携带者的器官移植
   D. 人工授精
   E. 吸血昆虫
5. 艾滋病的潜伏期通常是
   A. 2～10天　B. 2～10周
   C. 2～10个月　D. 2～10年
   E. 2～5年

（6～8题共用题干）

患者，男性，40岁，患有艾滋病。

6. 患者发生鼻出血，护士将沾有患者血液的棉球放在弯盘中，弯盘用完后正确的处理方法是
   A. 用含有效氯250mg/L的消毒剂浸泡消毒30min
   B. 用含有效氯500mg/L的消毒剂浸泡消毒30min
   C. 用含有效氯1000mg/L的消毒剂浸泡消毒30min
   D. 用0.1%过氧乙酸溶液浸泡消毒30min
   E. 用0.2%过氧乙酸溶液浸泡消毒30min
7. 患者使用过的餐具，正确的消毒方法是
   A. 用含有效氯500mg/L的消毒剂浸泡消毒15min
   B. 用含有效氯500mg/L的消毒剂浸泡消毒30min
   C. 用含有效氯500mg/L的消毒剂浸泡消毒60min
   D. 用含有效氯1000mg/L的消毒剂浸泡消毒30min
   E. 用含有效氯1000mg/L的消毒剂浸泡消毒60min
8. 患者不幸去世，关于处理患者尸体的方

法，下述错误的是
A. 用0.5%过氧乙酸消毒尸体
B. 将消毒剂喷洒在尸体上
C. 用含有效氯3000mg/L的消毒剂浸泡消毒
D. 消毒剂作用120min
E. 消毒处理后尽快火化尸体

9. 可引起艾滋病传播的行为是
A. 同桌进餐 B. 近距离交谈
C. 拥抱和握手 D. 共用注射器
E. 共同乘车

10. 关于隔离技术的叙述，不正确的是
A. 同一类传染病患者可住同一房间，床距应保持在1 m以上
B. 空气传播疾病的患者应使用有负压吸引装置的隔离病房
C. 护理有切口感染的患者时需要戴手套
D. HIV感染患者出院后，病房的所有被服必须焚烧处理
E. 传染病患者的血压计、听诊器应与其他患者分开使用

## 答案与解析

1. C。**解析：**艾滋病的传播途径包括：性行为、静脉注射吸毒、母婴传播、血液及血制品传播。

2. A。**解析：**血液-体液隔离措施适用于病毒性肝炎（乙型、丙型）、艾滋病、第一期与第二期梅毒、疟疾等。

3. D。**解析：**HIV感染患者在出院或离开专科门诊后，病室的被服需先消毒后清洗，不需焚烧。病室的终末处理：关闭病室门窗、打开床旁桌、摊开棉被、竖起床垫，用消毒液熏蒸或用紫外线照射；消毒后的房间开窗通风，并用消毒液擦拭家具和地面；被服类先消毒处理后再清洗，最后再消毒；废弃的血液污染物品，如卫生巾、卫生护垫、卫生纸等可予焚烧，或经消毒液浸泡消毒后再做处理。

4. E。**解析：**艾滋病病原体为人类免疫缺陷病毒（HIV），主要通过性接触（同性或异性间）、血液传播（输血、使用血制品及静脉吸毒、针头刺伤、器官移植等）和母婴传播。而同桌进餐、共同浴具、握手和拥抱等不会传播。

5. D。

6. C。**解析：**对受血液污染的物品，可煮沸消毒15min，或用含氯消毒剂（有效氯1000mg/L）或0.5%过氧乙酸溶液浸泡消毒15～30min。

7. B。**解析：**餐具可采用煮沸消毒、流通蒸汽消毒或含氯消毒剂（有效氯250～500mg/L）浸泡消毒，消毒时间均为30min。

8. C。**解析：**艾滋病患者的尸体用0.5%过氧乙酸溶液或含氯消毒剂（有效氯30000mg/L）喷洒尸体，作用120min后尽快火化。

9. D。**解析：**HIV存在于艾滋病患者和带病毒者的血液、精液、宫颈分泌物、唾液、泪液、乳汁、尿液中，通过与艾滋病感染者进行性接触、输入含艾滋病病毒的血液制品、共用注射器静脉注射毒品（D正确）、使用被艾滋病病毒污染而未经消毒的注射器、移植带有艾滋病病毒的器官或组织等都可能传播HIV，已感染HIV的妇女可通过（妊娠）胎盘、分娩、哺乳将病毒传播给胎儿或婴儿。综上所述，艾滋病的主要传播途径有三大类：性传播、血液传播、母婴传播。除此以外，与艾滋病病毒感染者或艾滋病病人进行一般的生活和

工作接触不会感染艾滋病病毒，A、B、C、E 所述均错误。

10. D。**解析：** HIV 感染患者出院后，病房的所有被服可用含氯消毒剂进行消毒，无需焚烧处理（D 错误，为本题正确答案）。其他选项所述均正确。

## 第四节 淋病和梅毒

1. 梅毒的病原体是
   A. 奈瑟菌
   B. 钩端螺旋体
   C. 苍白螺旋体
   D. 汉坦病毒
   E. 人类乳头瘤病毒
2. 梅毒病原体易灭活的环境是
   A. 干燥环境　B. 37℃环境
   C. 缺氧环境　D. 寒冷环境
   E. 潮湿环境

（3～4 题共用备选答案）
   A. 甲肝　B. 流脑
   C. 狂犬病　D. 梅毒
   E. 肺结核
3. 以上经性行为传播感染机率最高的疾病是
4. 以上经消化道传播感染机率最高的疾病是
5. 患者，女性，28 岁，确诊为淋病，为其进行健康指导，下列哪项错误
   A. 应将内衣裤、毛巾等进行煮沸消毒
   B. 病人的便器应用含氯消毒剂擦拭
   C. 性生活时可向生殖器官上喷涂消毒剂以预防感染
   D. 指导患者的性伴侣同时接受治疗
   E. 治疗期间避免性交
6. 患者，男，38 岁，入院后血液检查梅毒抗体阳性。该患者病房环境及物品的消毒措施中，最合理的是
   A. 床头柜等物体表面用 500 mg/L 含氯消毒剂擦拭
   B. 床头柜等物体表面用 100 mg/L 含氯消毒剂擦拭
   C. 床头柜等物体表面用 200 mg/L 含氯消毒剂擦拭
   D. 马桶用 200 mg/L 含氯消毒剂擦拭
   E. 被服采用高压灭菌或焚烧处理

### 答案与解析

1. C。**解析：** 梅毒是由苍白（梅毒）螺旋体引起的慢性、系统性性传播疾病。主要通过性途径传播，临床上可表现为一期梅毒、二期梅毒、三期梅毒、潜伏期梅毒和先天性梅毒（胎传梅毒）等。

2. A。**解析：** 梅毒的病原体为苍白螺旋体，对干燥和热敏感，在 60℃经 3～5 分钟即死亡，在 100℃时立即死亡。

3～4. D、A。

5. C。**解析：** 向生殖器官喷涂消毒剂，不能有效预防在性生活中感染淋病。

6. A。**解析：** 梅毒患者病房环境及物品消毒时，应对居室的家具表面以及病人的内衣、内裤、被褥、床单、浴巾、毛巾等进行消毒，可用煮沸、含氯消毒剂浸泡（250～500mg/L）方法进行（A 正确，B、C、E 均错误）。病人用过的便器特别是马桶，须用 0.2% 过氧乙酸或 500mg/L 含氯消毒剂溶液擦拭（D 错误），也可使用中、低效消毒剂处理。

## 第五节 流行性出血热

1. 关于流行性出血热的叙述，错误的是
   A. 人群普遍易感
   B. 动物感染后一般不发病
   C. 病人易成为主要传染源
   D. 是一种自然疫源性疾病
   E. 具有多宿主性
2. 下列关于流行性出血热的叙述，正确的是
   A. 主要病原体为柯萨奇病毒
   B. 人类和鼠类感染后易发病
   C. 具有单一宿主性
   D. 不能垂直传播
   E. 可通过食入被感染动物排泄物污染的食物而感染
3. 流行性出血热的控制方法不包括
   A. 疫情监测　　B. 灭鼠、防鼠
   C. 积极治疗　　D. 全面消毒
   E. 灭蝇、防蝇
4. 患者，男性，40岁，2周前在家捕鼠时，被鼠咬伤。3天前出现高热，全身疼痛、乏力，遂来院就诊，确诊为流行性出血热。对该患者的消毒隔离措施，错误的是
   A. 病人的衣物、床单用含有效氯500ml/L的消毒液浸泡10min以上
   B. 病人的排泄物中须加入含氯消毒剂进行消毒
   C. 病室空气用2%过氧乙酸，按8ml/m$^3$进行消毒
   D. 病人家中应用含有效氯1000mg/L的消毒剂进行喷洒消毒
   E. 病人皮肤用0.5%碘伏进行消毒
5. 针刺伤不易引起下列哪种感染
   A. 梅毒　　B. 艾滋病
   C. 丙型肝炎　　D. 乙型肝炎
   E. 流行性出血热

### 答案与解析

1. C。**解析**：流行性出血热是由流行性出血热病毒（汉坦病毒）引起，以鼠类为主要传染源的自然疫源性疾病，具有多宿主性（包括鼠、人、猫、狗、猪、兔、臭鼩鼱、青蛙、蛇及鸟类等）、人群普遍易感的特点。

2. E。**解析**：流行性出血热是由流行性出血热病毒（汉坦病毒）引起的，宿主主要是小型啮齿类动物（包括野鼠及家鼠）；病毒能通过宿主动物的血液及唾液、尿、便排出；传播途径包括呼吸道传播、消化道传播、接触传播、母婴传播（垂直传播）和虫媒传播5种方式；人群普遍易感，隐性感染率较低，一般青壮年发病率高。

3. E。**解析**：流行性出血热主要传染源有野栖为主的黑线姬鼠和家栖为主的褐家鼠，通常情况下病人成为传染源的情况很少。流行性出血热可经鼠咬或革螨、恙螨、蚤、蚊叮咬传播，也可垂直传播，还可经感染动物的排泄物（尿、粪）、分泌物（唾液）和血液污染空气、尘埃、食物和水后再通过呼吸道、消化道、伤口接触感染给人。因此应开展杀虫、灭鼠；搜集的鼠尸和染疫的实验动物，应就近火焚。

4. C。**解析**：病人家中、庭院以及有鼠隐蔽、栖息场所的地面和杂物堆应用含有效氯1000mg/L的消毒剂或0.5%过氧乙酸，按100～200ml/m$^3$进行喷洒消毒。

5. E。**解析：**本题的5个选项中，A、B、C、D均可经血液途径（如针刺伤）直接传染给人。流行性出血热则为动物疫源性，病毒能通过宿主动物的血液及唾液、尿、便排出，其中鼠向人的直接传播是人类感染的重要途径。

## 第六节　炭　疽

1. 炭疽杆菌在泥土中能生存的时间为
   A. 2周　　B. 2个月
   C. 2年　　D. 5年
   E. 10年以上
2. 某护士随疾病预防控制中心工作人员到炭疽疫源地参与消毒和灭鼠等工作，工作结束后，对其医学观察期最少是
   A. 5天　　B. 7天
   C. 10天　　D. 12天
   E. 18天
3. 炭疽杆菌繁殖体在日光下可存活
   A. 2h　　B. 4h
   C. 8h　　D. 10h
   E. 12h
4. 对已确诊为炭疽的家畜应
   A. 整体深埋
   B. 整体焚烧
   C. 解剖后焚烧
   D. 消毒后深埋
   E. 解剖后深埋
5. 下列有关炭疽的叙述，错误的是
   A. 炭疽的传染源是病畜和病人
   B. 炭疽杆菌只通过与破损的皮肤接触进入人体内而感染
   C. 可使用含有效氯2000～5000mg/L的消毒液浸泡病人使用过的餐具
   D. 病室空气可采用过氧乙酸3g/m$^3$熏蒸1～2h
   E. 炭疽病人用过的治疗废弃物应焚烧处理

### 答案与解析

1. E。**解析：**炭疽杆菌繁殖体在日光下12小时死亡；加热到75℃时，1分钟即死亡。在有氧气与足量水分的条件下，能形成芽孢。其芽孢抵抗力强，能耐受煮沸10分钟，在水中可生存几年，在泥土中可生存10年以上。

2. D。**解析：**炭疽的传染源是病畜（羊、牛、马、骡、猪等）和感染的病员。人与带有炭疽杆菌的物品接触后，通过皮肤上的破损处或伤口感染可以形成皮肤炭疽；通过消化道感染可以形成肠炭疽；通过呼吸道感染可以形成肺炭疽。消毒人员要做好个人防护，工作结束后应至少进行12天的医学观察期。

3. E。**解析：**炭疽杆菌繁殖体的抵抗力与一般细菌繁殖体相同，在阳光下12小时死亡；加热到75℃时，1分钟即死亡。

4. B。**解析：**对已确诊为炭疽的家畜应整体焚烧，严禁解剖。当畜体腹部胀大时，用钢钎将畜皮刺破，以防内脏四溅。

5. B。**解析：**炭疽的传染源是病畜和病人。人与带有炭疽杆菌的物品接触后，通过皮肤上的破损处或伤口感染可形成皮肤炭疽；也可通过消化道感染形成肠炭疽，经呼吸道感染形成肺炭疽（B错误）。炭疽杆菌可形成芽孢，其芽孢具有很强的抵抗力，消毒时采用中、低效消毒剂通常无效。被芽孢污染物品可使用含有效氯2000～5000mg/L的消毒剂浸泡30min以上。

## 第七节 结核病

1. 除呼吸道传播外，结核病常见的传播途径还有
   A. 泌尿道传播　B. 消化道传播
   C. 皮肤接触传播　D. 性传播
   E. 血液传播
2. 关于结核病的叙述，不正确的是
   A. 传染源主要为排菌的结核病人
   B. 病人吐出的痰液干燥后无传染性
   C. 病人痰液应用纸盒盛装后焚烧
   D. 结核杆菌污染物品的消毒只能用中、高效消毒剂
   E. 以呼吸道传播最为常见
3. 某结核病产妇分娩一早产男婴，体重1350g，出生后住在隔离病室。对该患儿应采取的隔离是
   A. 接触隔离　B. 严密隔离
   C. 保护性隔离　D. 呼吸道隔离
   E. 血液－体液隔离
4. 以下结核病类型中，传染性最强的是
   A. 骨结核　B. 肾结核
   C. 肠结核　D. 结核性脑膜炎
   E. 开放性肺结核
5. 某护士护理一位肺结核患者，关于其治疗后所产生的废弃物和有机垃圾的处理方法，下述正确的是
   A. 深埋2米以下
   B. 置于双层黄色医用垃圾塑料袋内
   C. 用浓度为4000 mg/L有效含氯消毒剂处理后弃之
   D. 环氧乙烷熏蒸后弃之
   E. 焚烧处理

### 答案与解析

1. B。**解析**：结核病的传播途径：①空气传播；②消化道传播；③母婴传播；④皮肤伤口感染。

2. B。**解析**：结核分枝杆菌在干燥痰核、飞沫中可保持传染力8～10天。对病人的痰液及口鼻分泌物，用纸盒、纸袋盛装后焚烧，或加入等量1%过氧乙酸作用30～60分钟进行消毒。

3. C。**解析**：该早产儿抵抗力低下，易发生感染及其他并发症，应采取保护性隔离。

4. E。**解析**：结核病各种类型中，传染性最强的是开放性肺结核。开放性肺结核病人是主要传染源，呼吸道为主要传播途径，其痰中经常有结核菌排出，具有较强的传染性，故必须隔离治疗。

5. E。**解析**：肺结核患者治疗后所产生的一切废弃物和有机垃圾必须焚烧处理。

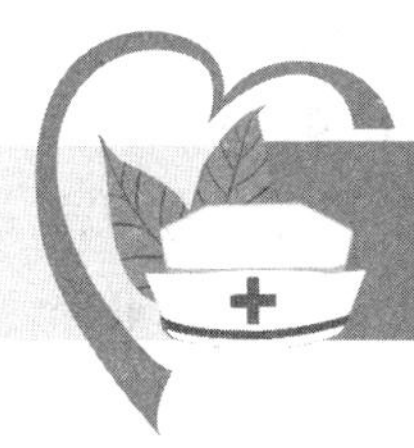

# 第三篇　护理管理学

## 第一章　绪　论

### 第一节　管理与管理学

1. 组织有形要素中最主要的是
   A. 人力　　B. 物力
   C. 财力　　D. 信息
   E. 时间
2. 管理的首要职能是
   A. 组织　　B. 领导
   C. 人力资源管理　　D. 计划
   E. 控制
3. 关于管理职能的叙述，正确的是
   A. 评估、计划、指导、领导、控制
   B. 计划、指导、人员管理、领导、控制
   C. 评估、计划、组织、领导、控制
   D. 计划、组织、人员管理、领导、控制
   E. 计划、组织、人员管理、领导、评估
4. 在管理学中，管理的对象不包括
   A. 人　　B. 财
   C. 物　　D. 时间
   E. 空间
5. 管理的核心是
   A. 人　　B. 财
   C. 物　　D. 信息
   E. 时间
6. 管理的二重性是指
   A. 人为属性和环境属性
   B. 人际关系和社会属性
   C. 自然属性和社会属性
   D. 客观性和自然属性
   E. 经济基础和上层建筑
7. 管理过程中关键的职能是
   A. 计划职能　　B. 组织职能
   C. 人员管理　　D. 领导职能
   E. 控制职能

（8～10 题共用备选答案）
   A. 行政方法　　B. 经济方法
   C. 法律方法　　D. 思想教育方法
   E. 社会心理学方法

8. 管理中依靠行政组织权威，通过命令、指示、规定等手段指挥下属工作而实现管理目标的方法称为
9. 通过制定和实施法律、法令、条规进行管理的方法称为
10. 运用社会学、心理学知识，按照群体和个人的社会心理活动特点及其规律进行管理的方法称为
11. 管理的职能不包括
    A. 计划职能
    B. 组织职能
    C. 人力资源管理职能
    D. 领导职能
    E. 经济职能

## 答案与解析

1. A。**解析**：人（力）是管理的最主要因素，是管理的核心。时间是最珍贵的资源。信息是管理活动的媒介。物（力）是指设备、材料、仪器、能源等。财（力）的管理是指对资金的分配和使用进行管理，以保证有限的资金产生最大的效益。财（力）的管理应遵守的原则是：开源、节流、注重投资效益。

2. D。**解析**：计划是管理的首要职能，是组织、领导和控制职能的基础和依据。组织是管理的重要职能。领导职能就是对组织内成员的个人行为及集体行为进行引导并运用各种手段和方法施加影响力的过程。人力资源管理是管理的核心职能。控制是管理的关键职能。

3. D。**解析**：管理的职能是指管理过程中各项活动的基本功能，又称管理的要素，是管理原则、管理方法的具体体现。其包括：计划、组织、人力资源管理、领导和控制。

4. E。**解析**：管理的对象包括人、财、物、时间和信息。

5. A。**解析**：管理的对象包括人、财、物、时间、信息。其中人是管理的核心。

6. C。**解析**：管理的二重性是指与生产力相联系的自然属性和与生产关系相联系的社会属性，其是管理的基本特征。

7. E。**解析**：控制职能是管理过程的关键职能，其通过信息反馈和绩效评估，对组织的活动进行监督、检查并纠正偏差，是连续不断、反复进行的过程，贯穿于整个管理活动的始终。

8 ~ 10. A、C、E。**解析**：（1）行政方法是最基本且最传统的管理方法，依靠行政组织权威，通过命令、指示、规定等手段指挥下属工作而实现管理目标。（2）法律方法是通过制定和实施法律、法令、条规进行管理的方法。（3）社会心理学方法是指运用社会学、心理学知识，按照群体和个人的社会心理活动特点及其规律进行管理的方法。

11. E。**解析**：管理的职能包括：计划职能、组织职能、领导职能、人力资源管理职能和控制职能。但不包括“经济职能”（E 错误，为本题正确答案）。

## 第二节 护理管理学概论

1. “护理管理既要运用管理学的基本理论和方法，又要考虑护理工作的特点和影响因素”描述的是护理管理的
   A. 整体性　　B. 目的性
   C. 广泛性　　D. 综合性
   E. 独特性

2. 下列不符合护理管理发展趋势的是
   A. 管理思想的现代化
   B. 管理体制的合理化
   C. 管理人才的专业化
   D. 管理方法的科学化
   E. 管理手段的自动化

## 答案与解析

1. D。**解析**：“护理管理既要运用管理学的基本理论和方法，又要考虑护理工作的特点和影响因素”描述的是护理管理的综合性。

2. E。**解析**：护理管理的发展趋势：①管理思想的现代化；②管理体制的合理化；③管理人才的专业化；④管理方法的科学化；⑤管理手段的信息化；⑥护理管理的内容趋向合理化。

# 第二章　管理理论在护理管理中的应用

## 第一节　中国古代管理思想及西方管理理论

1. 首次提出科学管理概念，被管理界誉为“科学管理之父”的是
   A. 韦伯　　B. 法约尔
   C. 泰勒　　D. 梅奥
   E. 麦格雷戈
2. 西方管理理论的古典管理理论阶段是
   A. 19 世纪前
   B. 19 世纪末至 1930 年
   C. 1940 ~ 1960 年
   D. 1960 年以后
   E. 1970 年以后
3. 被后人称为“管理过程之父”的是
   A. 法约尔　　B. 泰勒
   C. 韦伯　　D. 梅奥
   E. 卢因
4. 1957 年美国的麦格雷戈提出的人性理论又称为
   A. X 理论与 Y 理论　　B. 人本理论
   C. 动态理论　　D. 科学管理理论
   E. 行政组织理论
5. 人际关系学说的提出者是
   A. 麦格雷戈　　B. 韦伯
   C. 卢因　　D. 法约尔
   E. 梅奥

### 答案与解析

1. C。**解析：**弗雷德里克·温斯洛·泰勒是美国著名管理学家、经济学家，被后世称为“科学管理之父”，其代表作为《科学管理原理》。

2. B。**解析：**西方管理理论的发展按时间可以划分为三个阶段：古典管理理论阶段（19 世纪末至 1930 年）、行为科学管理理论阶段（1940 ~ 1960 年）和现代管理理论阶段（1960 年以后）。

3. A。**解析：**法国人法约尔对组织管理进行了系统且独创的研究，1925 年出版了《工业管理与一般管理》一书，后人把他称为“管理过程之父”。法约尔提出，管理活动包含五种职能：计划、组织、指挥、协调、控制。并且他给出了十四条一般管理原则，包括劳动分工、职权与职责相适应、纪律严明、统一指挥、统一领导、个人利益服从整体利益等。

4. A。**解析：**人性理论又称为 X 理论与 Y 理论。X 理论认为人是懒惰的，不喜欢工作，在严密监督下才能有效地工作。而 Y 理论认为人是喜欢工作的，是负责任的，能够自我控制和管理。

5. E。**解析：**人际关系学说是一种较为完整的全新管理理论法则，始于 20 世纪 20 ~ 30 年代美国哈佛大学心理学家梅奥等人所进行的霍桑试验。

## 第二节 现代管理原理与原则

1. 护士长甲，做护士长工作5年，在工作中她非常善于关注不同护士的个性和特点，积极为她们创造良好的工作和生活环境，用人所长、避人所短，她们病区的质量考核成绩一直名列全院前茅。护士长甲的管理原理主要是遵循了
A. 系统原理　B. 人本原理
C. 动态原理　D. 效益原理
E. 节能原理

2. 效益原理所对应的管理原则是
A. 反馈　B. 能级
C. 动力　D. 弹性
E. 价值

3. 人是具有多种需要的复杂的"社会人"，是生产力发展最活跃的因素，是以下哪种原理的思想基础
A. 行为激励　B. 人本原理
C. 动态理论　D. 参与管理
E. 系统原理

4. "在管理过程中围绕提高效益为中心，科学、有效地使用人、财、物和时间，以创造最大的经济价值和社会价值"描述的是
A. 动态原理　B. 效益原理
C. 效率原理　D. 人本原理
E. 系统原理

### 答案与解析

1. A。**解析**：系统是由若干相互作用与相互联系的要素组成的、具有特定功能的统一整体。每一个要素既在自己的系统之内相互联系、相互影响，又和其他系统发生各种形式的联系。

2. E。**解析**：效益原理是指管理者在任何系统的管理中，都要注意讲究实效；价值原则指在管理过程中的各个环节、各项工作都要以提高效益为中心。所以两者共通。

3. B。**解析**：人本原理的前提，人是具有多种需要的复杂的"社会人"。人本原理强调以人的管理为核心，以激励人的行为、调动人的积极性为根本。

4. B。**解析**："在管理活动中，效益与目标联系在一起，科学、有效地使用人、财、物和时间，讲究实效以创造最大的经济价值和社会价值"，描述的是管理的效益原理。

# 第三章 计划工作

## 第一节 概 述

1. 计划职能中最为关键的职能是
A. 计划制定职能　B. 决策职能
C. 预测职能　D. 修订职能
E. 控制职能

2. 某护士在职业生涯规划中列出3年内完成护理本科自学考试，获得本科学历。此计划属于的形式是
A. 宗旨　B. 任务
C. 目标　D. 策略
E. 规划

3. 某医院护理部在制定今年的工作计划时，请大家集思广益，并采纳了一些新思路、新方法和新措施放入工作计划中。该护理部的做法应用了计划工作的

A. 弹性原则　　B. 重点原则
C. 创新原则　　D. 系统性原则
E. 可考核性原则

4. 计划工作的核心是

A. 目标　　B. 预算
C. 时间　　D. 决策
E. 目的

5. 世界卫生组织护理专家委员会规定护士在“保持健康、预防疾病、减轻痛苦、促进健康”中发挥重要作用，是属于计划的何种表现形式

A. 目的或任务　　B. 目标
C. 职能　　D. 策略
E. 政策

(6～7 题共用题干)

某医院护理部制订了如下一个计划：“经过培训的测试，护士正确给药率达到 100%”。

6. 按照计划的表现形式划分，该计划属于护理部的

A. 目的　　B. 目标
C. 策略　　D. 规则
E. 预算

7. 在对该计划贯彻落实的过程中，“建立医院护理技术质量控制和评定小组”这个阶段属于目标管理步骤中的

A. 制订阶段　　B. 实施阶段
C. 执行阶段　　D. 评价阶段
E. 检查阶段

8. 以下哪项不属于计划工作的原则

A. 系统化原则　　B. 重点原则
C. 弹性原则　　D. 效益原则
E. 创新原则

9. 从组织的整体出发，全面考虑、统一规划，体现了计划工作的

A. 弹性原则　　B. 可考核性原则
C. 重点原则　　D. 系统原则
E. 创新原则

## 答案与解析

1. B。**解析：**计划职能包括：计划制定职能、预测职能和决策职能。其中，决策职能是计划职能中最重要、最关键的要素。

2. E。**解析：**规划是一个综合性计划，包括目标、政策、程序、规则、任务分配、步骤、资源分配以及为完成既定方针所需的其他要素。

3. C。**解析：**创新原则要求充分发挥创造力，提出一些新思路、新方法、新措施。

4. D。**解析：**计划工作的核心是决策，即对未来活动的目标及通向目标的多种途径做出符合客观规律以及当时实际情况的合理抉择。

5. A。**解析：**题干所述属于计划的表现形式之一“目的或任务”，是社会赋予组织的一个基本职能，用以回答组织是干什么的以及应该如何干这类问题，并根据此目的或任务制订目标计划。

6. B。**解析：**计划按其表现形式可划分为目的或任务、目标、策略、政策、规程、规则、规划和预算。其中目标是在目的或任务指导下，整个组织所要达到的具体成果。比如“护士经过培训，正确给药率达到 100%”。

7. A。**解析：**在该计划贯彻落实的过程中，包括了目标制订、目标实施和目标成果评定阶段。其中第一阶段又包括：①制

订总目标；②确立目标的具体内容，如建立“医院护理技术质量控制和评定小组”；③分目标的制订；④协议授权。

8. D。**解析**：计划工作的原则除了A、B、C、E外，还包括可考核性原则，就是说计划工作必须始终坚持以目标为导向，目标应具体、可测量、可考核，并能够作为计划执行过程和评价过程的标准和尺度。

9. D。**解析**：从组织的整体出发，全面考虑、统一规划，体现的是计划工作的系统原则（D正确）。系统原则是指计划工作要从组织系统的整体出发，全面考虑系统中各构成部分的关系以及它们与环境之间的关系，从而进行统筹规划。重点原则是指计划的制定既要考虑全局，又要分清主次轻重，抓住关键及重点，着力解决影响全局的问题。创新原则是指计划是一个创造性的管理活动，要求充分发挥创造力，提出一些新思路、新方法、新措施。弹性原则是指制定计划时必须要有一定弹性，留有一定调节余地，以预防及减少不确定因素对计划实施可能产生的冲击及影响，以确保计划目标的实现。可考核性原则是指计划工作必须始终坚持以目标为导向，目标应具体化、可测量、可考核，从而能够作为计划执行过程和效果评价过程的标准和尺度。

## 第二节　计划的步骤

1. 计划工作中，评估形势的主要内容包括
   A. 社会关系、社会经济、社会竞争、服务对象的需求
   B. 社会需求、社会竞争、组织资源、社会经济的需要
   C. 社会竞争、社会关系、社会需求、服务对象的需求
   D. 社会需求、社会竞争、组织资源、服务对象的需求
   E. 社会需求、社会关系、社会竞争、组织资源的需求

2. 某医院护理部为制定该院的5年护理发展规划，采用SWOT分析法以对该院的外部条件和内部条件进行了全面分析，这个步骤是制定计划中的
   A. 分析评估　　B. 确定目标
   C. 比较方案　　D. 拟定备选方案
   E. 制定辅助计划

3. 计划的第一个步骤是
   A. 发展可选方案　　B. 选定方案
   C. 分析评估形势　　D. 确定目标
   E. 编制预算

4. 班里决定组织春游，同学们提出了几个出游的目的地，但是各有利弊，例如有的太远、有的费用太高等等。班长经过对多个目的地的利弊权衡，决定了一个既不太远、费用又不太高的目的地。从计划的步骤来看，班长目前刚刚完成了
   A. 比较各种方案　　B. 发展可选方案
   C. 分析评估形势　　D. 确定目标
   E. 选定方案

5. 某医院计划发展社区护理服务项目，现要对计划的前提条件进行评估分析。属于医院外部前提条件的是
   A. 医院可提供社区服务的护理人员
   B. 医院医疗设备情况
   C. 医院可提供社区服务中心的场所
   D. 医院所处社区人口的数量
   E. 医院建立社区服务中心的经费

6. 为落实优质护理服务，护理部拟制定实

施计划。首先着手的步骤是

A. 选定方案　　B. 确定目标

C. 分析形势　　D. 计划预算

E. 评估资源

7. 在计划的步骤中，“发展可选方案”之后的步骤是

A. 选定方案　　B. 比较各种方案

C. 提出替代方案　　D. 编制预算

E. 评估资源

8. 计划工作中关键的步骤是

A. 确定目标　　B. 比较方案

C. 选定方案　　D. 形成规划

E. 编制预算

9. 有关计划的步骤，排序正确的是

A. 分析评估形势—确定目标—比较方案—发展可选方案—选定方案—编制预算

B. 分析评估形势—确定目标—发展可选方案—比较方案—选定方案—编制预算

C. 确定目标—分析评估形势—发展可选方案—比较方案—选定方案—编制预算

D. 确定目标—分析评估形势—比较方案—发展可选方案—选定方案—编制预算

E. 确定目标—分析评估形势—比较方案—发展可选方案—编制预算—选定方案

（10 ~ 11 题共用备选答案）

A. 源于组织外部可能的威胁或不利影响

B. 源于组织外部可能存在的机遇

C. 评估组织内部的劣势

D. 评估组织内部的优势

E. 整合组织的资源

10. 评估组织资源时可进行 SWOT 分析，其中“O”是指

11. 评估组织资源时可进行 SWOT 分析，其中“S”是指

## 答案与解析

1. D。

2. A。**解析：**制定计划的步骤：分析评估形势—确定目标—考虑制定计划的前提条件—发展可选方案—比较各种方案—选定方案—制定辅助计划—编制预算。SWOT 分析法即态势分析法，属于制定计划中的“分析评估”步骤。

3. C。**解析：**任何计划工作都要遵循一定的程序或步骤，其步骤依次包括：分析评估形势、确定目标、发展可选方案、选定方案、编制预算。

4. E。**解析：**选定方案是指经过对多种方案的利弊权衡，选择最优的或最满意的方案。选定方案就是确定计划，即实质性决策。

5. D。**解析：**组织的外部前提条件指整个社会的政策、法令、经济、技术、人口（D 项所述）等。A、B、C、E 四项，属于医院内部前提条件。

6. C。**解析：**制定计划首先应将系统看作是一个整体，通过适当的社会调查，获取相关信息资料，进行当前形势的评估分析。制定计划的步骤依次为：分析评估形势、确定目标、确定前提条件、确定可供选择的方案、评估各种方案、选择方案、制定辅助计划、编制预算。

7. B。**解析：**计划的步骤：分析评估形势—确定目标—考虑制定计划的前提条件—发展可选方案—比较各种方案—选定方案—制定辅助计划—编制预算。

8. C。**解析：**计划的步骤包括：分析评估形势、确定目标、考虑制定计划的前提

条件、发展可选方案、比较各种方案、选定方案、制定辅助计划、编制预算。其中“选定方案”是做出计划决策的关键步骤。

9. B。

10～11. B、D。**解析**：SWOT分析：S（strengths）是优势、W（weaknesses）是劣势，O（opportunities）是机会、T（threats）是威胁。

## 第三节　目标管理

1. 首先提出“目标管理”概念的是
   A. 孔安　B. 德鲁克
   C. 巴纳德　D. 西蒙
   E. 马斯洛
2. 目标管理的基本精神是
   A. 以考核为中心
   B. 以自我管理为中心
   C. 以任务为中心
   D. 以发展为中心
   E. 以质量为中心
3. 目标管理法最大的缺点是
   A. 需要的时间短
   B. 不能很好地激励员工
   C. 需要投入更多的物质激励
   D. 对员工绩效评估的公开性和透明性差
   E. 过分强调数量或短期目标而忽视质量或长期目标
4. 某医院护理部根据医院分级管理评审标准要求，全年设立了12项标准值，并将此项目标分解到科、区和个人，签订责任书并形成合同，年终12项目标值均达到或超额完成。这种管理方法是
   A. 目标管理法　B. 组织文化法
   C. 组织变革法　D. 目标激励法
   E. 目标控制法
5. 某医院护理部实行目标管理，目标之一是“使护理人员基础技能考核达标率≥96%”，在管理过程中第二阶段的工作是
   A. 提出年度计划
   B. 建立“护理技术操作考核及评定小组”
   C. 制定各病区及个人达标措施
   D. 护理人员自我检查、自我控制及自我管理
   E. 反馈进展情况，根据考核结果进行奖惩
6. 医院护理部为提高全院护理服务质量，准备采用目标管理的方法提高护理人员的护理技术操作水平，关于目标的描述，最有效的是
   A. 提高全体护理人员的护理技术操作水平
   B. 提高全体护理人员的护理技术操作合格率
   C. 一年内提高全体护理人员的护理技术操作合格率
   D. 全体护理人员的护理技术操作合格率达90%以上
   E. 一年内使全体护理人员的护理技术操作合格率达90%以上
7. 目标管理的优点不包括
   A. 有利于调动各级人员的积极性
   B. 有利于提高管理效率
   C. 激发员工的自觉性
   D. 具有灵活性
   E. 有利于控制
8. “协议授权”程序属于目标管理的
   A. 计划阶段　B. 实施阶段

C. 执行阶段　　　　D. 评价阶段
E. 检查阶段

9. 目标管理的特点不包括
A. 强调整体性管理
B. 强调管理者和被管理者共同参与
C. 强调自我管理
D. 强调自我评价
E. 强调下级服从上级

## 答案与解析

1. B。**解析：** 美国管理大师彼得·德鲁克于 1954 年在其名著《管理实践》中最先提出了“目标管理”的概念。

2. B。**解析：** 目标管理的特点：员工参与管理；基本精神是以自我管理为中心；强调自我评价；重视成果。

3. E。**解析：** 几乎在所有实行目标管理的组织中，所确定的目标一般都是短期的，很少超过一年，常常是一季度或更短期。因此，其最大的缺点是过分强调数量或短期目标而忽视质量或长期目标。

4. A。**解析：** 目标管理又称成果管理，目标管理是指由组织的员工共同参与制定具体、可行且能够客观衡量效果的目标，在工作中进行自我控制，努力实现工作目标，并以共同制定的目标为依据来检查和评价目标达到情况的一种管理方法。

5. D **解析：** 目标管理的基本程序包括：第一阶段：目标计划阶段。第二阶段：目标实施阶段，例如护士长组织护理人员自觉地、努力地实现这些目标，并对照目标进行自我检查、自我控制及自我管理。第三阶段：目标成果评定阶段。

6. E。**解析：** 组织高层管理者确定的目标可以是定量化、易于考核的数量目标，也可以是一些不适宜用数量表示的质量目标。一般而言，高层管理者面临更多的是质量目标，但在实施目标管理的过程中应该注意考虑目标的可考核性，应尽可能详尽地描述该质量目标的特点并强调各部分的完成日期，使目标更加易于考核。目标制定得越详细越好。

7. D。**解析：** 目标修正不灵活是目标管理的缺点。目标管理要取得成效，就必须保持目标的明确性和肯定性，如果目标经常改变，说明计划没有深思熟虑，所确定的目标是没有意义的。

8. A。**解析：** 目标管理分成三个阶段，即计划、执行和检查评价阶段；而计划阶段又可以分成四个步骤，协议授权是计划阶段的第四个步骤。

9. E。**解析：** 目标管理的特点如下。①员工参与管理目标：目标管理是强调管理者和被管理者共同参与的一种形式（B 排除），由上、下级共同商定（E 错误，为本题正确答案），依次确定各种目标；让各层次、各部门、各成员都明确自己的任务、方向、考评方式，促进相互之间协调配合，共同为实现组织目标而努力。②以自我管理为中心（C 排除）：目标管理的基本精神是以自我管理为中心；目标的实施由目标责任者自我进行，通过自身监督与衡量，不断修正自己的行为，以达到目标的实现。③强调自我评价（D 排除）：目标管理强调自我对工作中的成绩、不足、错误进行对照总结，经常自检自查，不断提高效益。④重视成果，强调整体性管理（A 排除）：目标管理将评价重点放在工作成效上，按员工的实际贡献大小如实进行评价，从而使评价机制更具有客观性与建设性。

## 第四节 时间管理

(1~2题共用备选答案)

A. 拟定时间进度表
B. ABC时间管理法
C. 记录统计法
D. 四象限时间管理法
E. 区域管理法

1. 管理者可以把时间分成整体、阶段和瞬时三种情况来进行管理，称为

2. 管理者通过记录和总结每天的时间消耗情况，分析时间浪费的原因，采取适当的措施节约时间，称为

3. ABC时间管理法的核心是
A. 抓住主要问题　B. 增加灵活性
C. 激励员工的进取心　D. 评价结果
E. 充分发挥管理者的能力

4. ABC时间管理法的第一个步骤是
A. 工作目标分类
B. 列出工作目标
C. 排列工作先后顺序
D. 根据目标分配时间
E. 记录时间利用情况

5. 有关时间管理的策略，不正确的是
A. 减少使用助手
B. 充分利用最佳工作时间
C. 保持时间利用的连续性
D. 学会授权
E. 学会拒绝

6. ABC时间管理法中，C类目标是指
A. 可暂时搁置的目标
B. 必须完成的目标
C. 最优先的目标
D. 很想完成的目标
E. 较重要的目标

(7~9题共用备选答案)

A. ABC时间管理法
B. 四象限时间管理法
C. 记录统计法
D. 拟定时间进度表
E. 区域管理法

7. 把时间分为整体、阶段和瞬时三种情况来进行管理属于

8. 按照重要性和紧迫性把事情分成两个维度，把所有事情纳入四个象限，按照顺序灵活而有序地安排工作属于

9. 记录和总结每日的时间消耗情况，分析时间浪费的原因，采取适当的措施属于

10. 四象限时间管理法的两个维度是指事情的
A. 战略性和战术性
B. 集体性和个人性
C. 时间性和紧迫性
D. 权威性和重要性
E. 重要性和紧迫性

11. 某病区护士长决定对全天的工作流程列出清单。根据ABC时间管理法，需要优先完成的是
A. 书写工作手册
B. 参与病人抢救
C. 检查护理文件书写质量
D. 制定年轻护士培训计划
E. 召开病人座谈会

### 答案与解析

1~2. E、C。**解析：**时间管理的方法包括很多，其中四象限时间管理法是按照重要性和紧迫性把事情分成两个维度与四个象限，一方面是按重要性排序，另一方面

是按紧迫性排序，然后把所有事情纳入四个象限，按照四个象限的顺序灵活而有序地安排工作；记录统计法是通过记录和总结每日的时间消耗情况，以判断时间耗费的整体情况和浪费状况，分析时间浪费的原因，以利于日后采取适当的措施节约时间；区域管理法是指管理者可以把时间分为整体、阶段和瞬时三种情况来进行管理。

3. A。**解析：**ABC 时间管理法，是以事务的重要程度为依据，将待办的事项按照由重要到次要的顺序划分为 A、B、C 三个等级，然后按照事项的重要等级依次完成任务的做事方法。故其核心是抓住主要问题。

4. B。**解析：**ABC 时间管理法的步骤如下：列出目标，目标分类，排列顺序，分配时间，实施，记录，总结。

5. A。**解析：**时间管理的策略包括：①时间的计划化、标准化及定量化；②充分利用自己的最佳工作时间；③保持时间利用的连续性；④学会授权；⑤学会拒绝；⑥善于应用助手（A 错误）。

6. A。**解析：**ABC 时间管理法中的 A、B、C 三个等级：A 级为最重要且必须完成的目标，B 级为较重要且很想完成的目标，C 级为不太重要且可以暂时搁置的目标。

7～9. E、B、C。**解析：**（1）区域管理法是护理管理者可以把时间分为整体、阶段和瞬时三种情况来进行管理。（2）四象限时间管理法是按照重要性和紧迫性把事情分成两个维度与四个象限，一方面是按重要性排序，另一方面是按紧迫性排序，然后把所有事情纳入四个象限，按照四个象限的顺序灵活而有序地安排工作。（3）记录统计法是通过记录和总结每日的时间消耗情况，以判断时间耗费的整体情况和浪费状况，分析时间浪费的原因，从而采取适当的措施节约时间。

10. E。**解析：**四象限时间管理法按照重要性和紧迫性把事情分成两个维度与四个象限，然后把所有事情纳入四个象限，按照四个象限的顺序灵活而有序地安排工作。

11. B。**解析：**根据 ABC 时间管理法，其各阶段目标分为 A、B、C 三个等级：A 级为最重要且必须完成的目标；B 级为较重要且很想完成的目标；C 级为不太重要且可以暂时搁置的目标。因此，需要优先完成的应为最重要且必须完成的 A 级目标；5 个选项中，"参与病人抢救"是目前最重要的任务；故选 B。

## 第五节　决　策

1. 某医院就 5 年发展目标进行决策，最适合的决策方法是
   A. 高层领导集体决策
   B. 高层领导个人决策
   C. 中层领导集体决策
   D. 高层和中层领导集体决策
   E. 高、中、基层领导集体决策
2. 关于团体决策的方法，不正确的叙述是
   A. 德尔菲法
   B. 名义集体决策法
   C. 记录统计法
   D. 电子会议法
   E. 头脑风暴法
3. 在团体决策中，为了克服障碍，鼓励一切有创见的思想，禁止任何批评，从而产生创造性方案的一种简单办法，称为

A. 头脑风暴法
B. 名义集体决策法
C. 德尔菲法
D. 专家意见法
E. 电子会议法

4. 按照决策的重复性划分，可以将决策划分为
A. 个人决策和团体决策
B. 确定型决策和风险型决策
C. 程序化决策和非程序化决策
D. 战略决策和战术决策
E. 常规决策和不确定型决策

(5～7题共用备选答案)
A. 战略决策 B. 战术决策
C. 常规决策 D. 非常规决策
E. 团体决策

5. 涉及面广、偶然性大、不确定因素多、无先例可循、无既定程序可依的决策属于
6. 为完成目标而制订的组织在未来一段较短时间内的具体行动方案属于
7. 与确定组织发展方向和长远目标有关的重大问题的决策属于
8. 在管理决策的过程中，护理管理者所应用的最简单且在日常管理中也最为常用的方法是
A. 集体决策法
B. 头脑风暴法
C. 德尔菲法
D. 个人判断法
E. 电子会议法

## 答案与解析

1. A。**解析**：高层领导集体决策是指组织内部高层管理人员集体做出的决策。其所要解决的是有关组织全局性，以及与当前及未来外界环境相关的重大决策问题。

2. C。**解析**：团体决策的方法包括：德尔菲法、名义集体决策法、头脑风暴法、电子会议法、无领导会议法。

3. A。**解析**：头脑风暴法又称思维共振法，是为了克服障碍，产生创造性方案的一种简单方法。原则是鼓励一切有创见的思想，禁止任何批评。

4. C。**解析**：本题考查决策的分类。按决策的重复性划分：①程序化决策：又称常规决策，是指对经常出现的活动的决策。②非程序化决策：又称非常规决策，一般指涉及面广、偶然性大、不确定因素多、无先例可循、无既定程序可依的决策。按决策的重要性划分为战略决策和战术决策。按决策条件的确定性划分为确定型决策、不确定型决策以及风险型决策。按决策的主体不同划分为个人决策与团体决策。

5～7. D、B、A。**解析**：(1) 按决策的重复性划分，可分为程序化决策和非程序化决策。前者又称常规决策，是指对经常出现的活动的决策。后者又称非常规决策，一般指涉及面广、偶然性大、不确定因素多、无先例可循、无既定程序可依的决策。(2) 按决策的重要性划分，可分为战略决策和战术决策。战术决策指为完成战略决策所规定的目标而制定的组织在未来一段较短时间内的具体行动方案。战略决策指与确定组织发展方向和长远目标有关的重大问题的决策。

8. B。**解析**：头脑风暴法（又称集思畅谈法）是为了克服障碍、产生创造性方案的一种简单且常用方法。

# 第四章　组织工作

## 第一节　组织工作概述

1. 关于直线型组织结构的特点，不正确的叙述是
   A. 组织关系简明
   B. 各部门目标清晰
   C. 适用于规模较大的组织
   D. 容易造成最高领导人滥用权力的倾向
   E. 为评价各部门或个人对组织目标的贡献提供了方便
2. 实行“集中政策、分散经营”的组织结构类型是
   A. 直线型组织结构
   B. 职能型组织结构
   C. 直线－参谋型组织结构
   D. 分部制组织结构
   E. 委员会
3. 某医院各科室护士自发组成志愿者服务队，定期对社会人群进行健康宣教，普及疾病防治知识。该组织分型是
   A. 正式组织　　B. 非正式组织
   C. 虚拟组织　　D. 学习型组织
   E. 公益性组织
4. 最古老、最简单的一种组织结构类型是
   A. 直线－参谋型组织结构
   B. 分部制组织结构
   C. 委员会
   D. 直线型组织结构
   E. 职能型组织结构

（5～7题共用备选答案）
   A. 直线型组织结构
   B. 职能型组织结构
   C. 职能－参谋型组织结构
   D. 分部制组织结构
   E. 委员会
5. 执行某方面管理职能并以集中活动为主要特征的组织形式是
6. 实行“集中政策，分散经营”集中领导下的分权管理的是
7. 最简单的组织结构类型，组织内部不设参谋部门的是
8. 关于非正式组织的叙述，正确的是
   A. 具有明确的分工
   B. 具有明确的组织目标
   C. 具有强制性服从的等级特点
   D. 具有正式的组织结构和职务关系
   E. 是建立在成员之间感情相投的基础上

### 答案与解析

1. C。**解析**：直线型组织结构的优点包括：①结构简单，命令统一；②责权明确；③联系便捷，易于适应环境变化；④管理成本低。适用于企业规模不大（C错误），职工人数不多，生产和管理工作都比较简单的情况或现场作业管理。

2. D。**解析**：分部制组织结构又称事业部制组织结构。其特点是在高层管理者之下，按地区或特征设置若干分部，实行“集中政策、分散经营”集中领导下的分权管理。

3. B。**解析**：非正式组织成员是在情感相投的基础上，因有共同的兴趣爱好而形成小群体。由于其重要功能是为了满足个人需要，自觉地进行相互帮助，因此又称

社会心理体系。

4. D。**解析：**直线型组织结构又称单线型组织结构，是最古老、最简单的一种组织结构类型。其特点是组织系统职权从组织上层“流向”组织基层。上、下级关系是直线关系，即命令与服从的关系。组织内部不设参谋部门。

5～7. E、D、A。**解析：**(1) 委员会是组织结构中的一种特殊类型，它是执行某方面管理职能并以集中活动为主要特征的组织形式。(2) 在高层管理者之下，按地区或特征设置若干分部，实行“集中政策，分散经营”集中领导下分权管理的是分部制组织结构，又称事业部制组织结构。(3) 直线型组织结构又称单线型组织结构，是最古老、最简单的一种组织结构类型；其特点是组织系统职权从组织上层“流向”组织基层；上、下级关系是直线关系，即命令与服从的关系；组织内部不设参谋部门。

8. E。**解析：**非正式组织是相对于“正式组织”而言的概念。最早由美国管理学家梅奥通过“霍桑试验”提出，是人们在共同工作过程中自然形成的以感情融洽与志趣相投等良性情绪为基础（E正确）的松散且没有正式组织结构和职务关系的群体。正式组织是为了实现组织的目标而按一定程序建立、具有明确职责和协作关系的群体，A、B、C、D项所述均属于“正式组织”的特点。

## 第二节 组织设计

1. 组织内的权利相对集中，实施一元化管理，符合组织设计的
   A. 精简要求　B. 统一要求
   C. 协作要求　D. 高效要求
   E. 分工要求
2. 某三级甲等综合医院有床位3500张，病区65个，科护士长3名，每位科护士长分管20余个病区，因此每个人都感到身心疲惫、力不从心。该院在组织设计中忽略了
   A. 目标统一原则　B. 分工协作原则
   C. 有效管理幅度原则　D. 最少层次原则
   E. 集权与分权原则
3. 一般情况下，从最高领导到基层领导合适的组织层次数是
   A. 1～2　B. 2～4
   C. 3～6　D. 4～8
   E. 5～10
4. 各部门、员工的期望与要求同组织总体期望与要求相一致，这是组织工作中的
   A. 集权与分权相结合的原则
   B. 责权一致原则
   C. 目标统一原则
   D. 有效管理幅度原则
   E. 分工协作原则
5. 有关管理幅度的说法，正确的是
   A. 组织内沟通渠道畅通，管理幅度不宜放宽
   B. 较大的管理幅度意味着较多的管理层次
   C. 下属工作地点分散，管理幅度相对较大
   D. 管理者为扩大权力性影响力，可适当增大管理幅度
   E. 管理幅度是指一个管理者所管理下属人员的数量

6. “组织中的主管人员直接管辖的下属人数应是适当的，才能保证组织的正常运转”所描述的组织设计原则是

A. 责权一致原则　B. 分工协作原则

C. 有效管理幅度原则　D. 最少层次原则

E. 目标统一原则

（7～9题共用题干）

某一所医院正在筹备建设过程中，医院筹备委员会要求主管护理的委员会成员进行一系列工作。

7. “按照组织设计要求，决定组织的层次及部门结构，形成层次化的组织管理系统”属于组织设计步骤中的

A. 确立组织目标

B. 划分业务关系

C. 提出组织结构的基本框架

D. 确定职责和权限

E. 设计组织的运作方式

8. 在“设计组织的运作方式”阶段的主要任务不包括

A. 联系方式的设计

B. 管理规范的设计

C. 各类运行制度的设计

D. 工作程序的设计

E. 岗位职责设计

9. 在最终组织设计的结果中，用以说明组织内部某一特定职位的责任、义务、权力及其工作关系的书面文件，称为

A. 组织职位图　B. 职位工作内容

C. 职位工作关系　D. 职位说明书

E. 组织职位素质要求

10. 新年伊始，急诊科护士长制定新一年度科室护理管理目标，她拿出护理部的护理管理目标认真阅读并根据护理部的要求制定了急诊科的工作计划和目标，这种做法遵循的原则是

A. 管理层次原则

B. 有效管理幅度原则

C. 责权一致原则

D. 精干高效原则

E. 任务与目标一致原则

## 答案与解析

1. B。**解析**：组织设计的要求：(1) 精简：注意避免机构重叠，头重脚轻，人浮于事；(2) 统一：组织内的权利应相对集中，实施“一元化管理”；(3) 高效：应使各部门、各环节、各组织成员组合成高效的结构形式。

2. C。**解析**：管理幅度，又称管理宽度，是指在一个组织结构中，管理人员所能直接管理或控制的部属数目。这个数目是有限的，当超过这个限度时，管理的效率就会随之下降。

3. B。**解析**：管理层次是组织结构中纵向管理系统所划分的等级数量。管理最少层次原则是指在保证组织合理有效运转的前提下，应尽量减少管理层次。一般情况下，组织越大，层次越多，但从高层领导到基层领导以2～4个层次为宜。

4. C。**解析**：组织设计的原则之一是目标统一原则，其是指在建立组织结构时，要有明确的目标，并使各部门、员工的目标与组织的总体目标相一致。

5. E。**解析**：管理幅度又称管理宽度，是指一个主管人员直接有效指挥下属人员的数量。管理幅度原则是指组织中的主管人员直接管辖的下属人数应是适当的，才能保证组织的有效运行。

6. C。**解析**：所谓的管理幅度又称管理宽度，是指一个主管人员直接有效指挥下

属人员的数量。有效管理幅度原则是指组织中的主管人员直接管辖的下属人数应是适当的，才能保证组织的有效运行。

7. C。**解析**："按照组织设计要求，决定组织的层次及部门结构，形成层次化的组织管理系统"属于提出组织结构的基本框架。

8. E。**解析**：设计组织的运作方式包括：①联系方式的设计，即设计各部门之间的协调方式和控制手段；②管理规范的设计，确定各项管理业务的工作程序、工作标准和管理人员应采用的管理方法等；③各类运行制度的设计。

9. D。**解析**：职位说明书是用以说明组织内部某一特定职位的责任、义务、权力及其工作关系的书面文件。包括：职位名称及素质能力要求、工作内容和工作关系等。

10. E。**解析**：本题干中，急诊科护士长根据护理部总体目标制定自己科室的工作计划和目标，这种做法遵循的是"任务与目标一致原则"。"任务与目标一致原则"强调各部门的分目标应与组织的总体目标保持一致，各部门或者科室的分目标必须服从组织的总体目标。病房、门诊、急诊、手术室等的科室护理管理目标必须服从护理部的总体目标。组织的存在和发展是以任务和目标为核心，组织的调整、改造也应以是否实现组织目标为衡量标准。

## 第三节 组织文化

1. 某医院护理部组织制订了护士行为规范以激发员工的积极性和自觉性，该医院护理部加强建设了组织文化建设中的
   A. 物质层　B. 行为层
   C. 制度层　D. 隐性层
   E. 精神层

2. 护理组织中最高层次的文化是
   A. 护理环境
   B. 护理专业形象
   C. 护理哲理
   D. 护理道德规范
   E. 护理制度

3. 组织文化区别于组织其他内容的根本点，也是最明显、最重要的特征之一是组织文化的
   A. 实践性　B. 自觉性
   C. 整合性　D. 综台性
   E. 文化性

4. 组织文化内容渗透到组织内部的各个方面，体现了组织文化特点中的
   A. 文化性　B. 综合性
   C. 整合性　D. 自觉性
   E. 实践性

5. 组织文化的核心是
   A. 以人为本
   B. 组织的价值观
   C. 软性管理
   D. 增强群体凝聚力
   E. 组织的调适功能

6. 设计和培育护理文化，要体现护理专业的个性以及医院文化特色，此处描述的是护理组织文化的
   A. 实践性　B. 群众性
   C. 针对性　D. 整合性
   E. 独特性

7. 护理组织文化的核心是
   A. 护理哲理
   B. 护理价值观

C. 护理工作环境
D. 护理组织制度
E. 护理组织形象

## 答案与解析

1. C。**解析：**护理组织文化应容易被护理人员所理解、认同和接受，尤其是制度文化，以增进护理管理者和护理人员的认同感、积极性和自觉性。

2. C。**解析：**护理哲理是护理组织中最高层次的文化，主导、制约着护理文化其他内容的发展方向。

3. E。**解析：**文化性是组织文化区别于组织其他内容的根本点，也是最明显、最重要的特征之一，组织文化是以文化的形式表现的。

4. B。**解析：**组织文化的特点包括：文化性，综合性，整合性，自觉性。其中综合性是指组织文化作为一种独特的文化，其内容渗透到组织内部的各个方面。

5. B。**解析：**组织文化又称企业文化，价值观是其核心，统一的价值观使企业内部成员在判断自己行为时具有统一的标准，并以此来决定自己的行为方式。

6. E。**解析：**护理组织文化的独特性是指设计和培育护理文化，要体现护理专业的个性；另外，由于每家医院形成与发展的条件不同、规模和技术专长不同、人员构成和素质不同等，这也就决定了每家医院文化和护理文化的内涵不同，从而具有相对独特性。

7. B。**解析：**护理哲理是护理组织中最高层次的文化，主导、制约着护理文化其他内容的发展方向。而护理价值观是护理组织文化的核心。

## 第四节　临床护理组织方式

1. 以各项护理工作为中心的护理方式称为
A. 个案护理　　B. 小组护理
C. 责任制护理　　D. 综合护理
E. 功能制护理

2. 对于一个护理人力严重不足的医院，护士长只能选择的护理工作方式是
A. 小组护理　　B. 责任制护理
C. 综合护理　　D. 功能制护理
E. 个案护理

3. 某病房采用功能制护理，护士长根据护理工作的内容分配每日护士的工作，一般每项特定任务安排
A. 1～2 名护士　　B. 2～3 名护士
C. 3～4 名护士　　D. 4～5 名护士
E. 不确定

4. 不属于临床护理工作组织方式的是
A. 小组护理　　B. 责任制护理
C. 循证护理　　D. 功能制护理
E. 个案护理

## 答案与解析

1. E。**解析：**功能制护理是以各项护理工作为中心的护理方式，护士长按照护理工作的内容分配护理人员，每 1～2 名护士负责其中一个特定任务。各班护士相互配合，共同完成病人所需的全部护理，护士长监督所有工作。

2. D。**解析：**功能制护理节省人力、经费、设备、时间，护士长便于组织工作。另外，分工明确，有利于按护士的能力进行分工。

3. A。**解析：**同本节第 1 题。

4. C。**解析：**临床护理工作组织方式包括：个案护理、功能制护理、小组护理、责任制护理、综合护理。但不包括“循证护理”(C错误，为本题正确答案)。

# 第五章 护理人力资源管理

## 第一节 人员管理概述

1. 人力资源管理的内容不包括
   A. 人员的选拔　　B. 人员的联系
   C. 人员的聘用　　D. 人员的培训
   E. 人员的考评

2. 某医院人事科在招考新护士的时候，由于今年护士的名额有限，人事科长在考试之前就内定了院长的侄女。该医院人事科违反了人员管理的
   A. 职务要求明确原则
   B. 责权一致原则
   C. 公平竞争原则
   D. 用人之长原则
   E. 系统管理原则

3. 下列属于人员管理基本原则的是
   A. 以人为本原则　　B. 责权一致原则
   C. 经济效能原则　　D. 用人之长原则
   E. 合理结构原则

### 答案与解析

1. B。**解析：**人力资源管理的内容主要包括企业人力资源战略的制定，员工的招募与选拔、培训与开发，绩效管理，薪酬管理，员工流动管理，员工关系管理，员工安全与健康管理等。

2. C。**解析：**公平竞争原则：对组织内外人员一视同仁，采取公平竞争，才能得到合适的人选。

3. D。**解析：**人力资源管理的基本原则包括：职务要求明确原则；责－权－利一致原则；公平竞争原则；用人之长原则；系统管理原则。

## 第二节 护理人员编设与排班

1. 2011年原卫生部发布的《中国护理事业发展规划发展纲要(2011～2015)》明确要求，三级综合医院护士总数与实际开放床位之间的比例不低于
   A. 0.8∶1　　B. 0.7∶1
   C. 0.6∶1　　D. 0.5∶1
   E. 0.4∶1

2. 两名人员协同工作发挥的作用可以达到1+1>2的效果，体现了
   A. 人的主观能动性
   B. 人力资源的可塑性
   C. 人力资源的组合性
   D. 人力资源的流动性
   E. 人力资源闲置过程中的消耗性

3. 护理人员数量与结构设置的主要依据是
   A. 合理结构原则
   B. 最大优化组合原则
   C. 提升经济效能原则
   D. 满足病人护理需求原则
   E. 动态调整原则

4. 根据《医疗机构专业技术人员岗位结构比例原则》，三级医院高级、中级和初级员工的比例应为
   A. 1∶2∶8　　B. 1∶3∶4

C. 1∶3∶6　　D. 1∶3∶8

E. 1∶4∶8

5. 护理人员编设按实际工作量计算法中，确定编设的依据不包括

A. 实际工作量　　B. 工作效率

C. 工作班次　　D. 出勤率

E. 床位使用率

6. 某医院内科病房有床位 30 张，床位使用率为 80%，平均护理时数为 3.3 小时，每名护士每天工作 8 小时，机动编制数占 20%。请问该科应配备的护士数量为

A. 8 人　　B. 9 人

C. 10 人　　D. 11 人

E. 12 人

7. 集权式排班的主要优点是

A. 节省护理管理者排班时间

B. 提高工作满意度

C. 人员关系融洽

D. 灵活调配护士

E. 较多照顾护士需要

8. “护理管理者在编设和使用护理人员时，应在保证优质、高效的基础上减少人力成本的投入”描述的是护理人员编设的

A. 优化组合原则　　B. 合理结构原则

C. 经济效能原则　　D. 动态调整原则

E. 责权一致原则

（9～11 题共用题干）

某医院有开放病床 1000 张，按照卫健委《综合医院组织编制原则试行草案》（以下简称《编制原则》）的最高要求标准回答下列问题。

9. 全体工作人员的最大编制数约为

A. 1400 人　　B. 1500 人

C. 1600 人　　D. 1700 人

E. 1800 人

10. 卫生技术人员的最大编制数约是

A. 1260 人　　B. 1224 人

C. 1152 人　　D. 1080 人

E. 1000 人

11. 护理人员的最大编制数是

A. 740 人　　B. 612 人

C. 576 人　　D. 540 人

E. 500 人

（12～14 题共用备选答案）

A. 满足患者护理需要原则

B. 合理结构原则

C. 优化组合原则

D. 经济效能原则

E. 动态调整原则

12. 在编设和使用护理人员时，在保证优质、高效的基础上减少人力成本的投入，属于

13. 对护理人员进行优化组合，使不同年龄阶段、个性、特长的护理人员充分发挥个人潜能，做到各尽所长、优势互补，属于

14. 根据患者护理需要编设护理人员，属于

15. 功能制护理的优点不包括

A. 护理工作的整体性强

B. 节省护士人力

C. 节约护理经费

D. 节约护士时间

E. 护士工作效率高

16. 在护理人才的智能结构中，属于能力结构的是

A. 表达能力　　B. 实践能力

C. 记忆力　　D. 观察力

E. 思考力

17. 某私营医院聘任了大量兼职护士，护士在排班上有很大的自主性，可自己选择

是否上夜班，这种排班方式称为

A. 集权式排班　B. 分权式排班

C. 自我排班　D. 自由排班

E. 民主排班

(18～21题共用题干)

某病房患者总数为40人，其中一级护理9人，二级护理16人，三级护理15人。经测定，各级护理中每名患者在24小时内所需的平均护理时数分别为5.5小时、3小时、1小时；一天的护理项目所需时间为20小时。根据护理人员编设的工时测定法，回答下列问题。

18. 病房各级患者24小时内总护理时数约为

A. 495小时　B. 380小时

C. 150小时　D. 132.5小时

E. 100小时

19. 该病房24小时内平均护理时数约是

A. 12.4小时　B. 9.5小时

C. 3.75小时　D. 3.31小时

E. 2.5小时

20. 如果该病房在每天都满员的情况下，护理人员编制数约为

A. 20人　B. 18人

C. 17人　D. 16人

E. 15人

21. 如果算上机动编制，应实际配置的护理人员数是

A. 20人　B. 19人

C. 18人　D. 17人

E. 16人

(22～24题共用备选答案)

A. 个案护理　B. 功能制护理

C. 小组护理　D. 责任制护理

E. 综合护理

22. 护理人员分成若干小组，每组由一位管理能力和业务能力较强的护士任组长，一组护士为一组患者提供护理服务属于

23. 按照护理工作的内容分配护理人员，各班护士相互配合，从而共同完成患者所需的全部护理属于

24. 由一名护理人员在其当班期间承担一名患者所需要的全部护理属于

## 答案与解析

1. A。**解析**：三级综合医院护士总数与实际开放床位之间的比例不低于0.8∶1，病区护士总数与实际开放床位之比不低于0.6∶1；二级综合医院护士总数与实际开放床位之比不低于0.6∶1，病区护士总数与实际开放床位之比不低于0.4∶1。

2. C。

3. D。**解析**：护理人员配制原则包括：①满足病人护理需求原则，是护理人员数量与结构设置的主要依据；②合理结构原则；③提升经济效能原则；④动态调整原则；⑤优化组合原则。

4. C。**解析**：根据卫健委制定的《医疗机构专业技术人员岗位结构比例原则》，医院高级、中级、初级员工的比例为：一级医院为1∶2∶(8～9)；二级医院为1∶3∶8；三级医院为1∶3∶6。

5. E。**解析**：按实际工作量计算编设时，以医院各科室工作岗位的实际工作量、员工的工作效率、工作班次、出勤率为依据来确定编设。此方法用于住院部时，才参考床位的使用等情况。

6. E。**解析**：按实际工作量计算法的计算公式为：

$$\frac{\text{病房床位数}\times\text{床位使用率}\times\text{平均护理时数}}{\text{每名护士每日工作时间(小时)}}+\text{机动数}=\frac{30\times80\%\times3.3}{8}\times(1+20\%)=11.88$$

人。即该院内科病房应配备护士数量为12人。

7. D。**解析：**集权式排班：排班者为护理部或科护士长，主要由护理管理者决定排班方案。其优点为管理者掌握全部护理人力，可依据各部门工作需要，灵活调配合适人员；缺点是对护理人员的个别需要照顾少，会降低工作满意度。

8. C。**解析：**经济效能原则是指护理管理者在编设和使用护理人员时，应在保证优质、高效的基础上减少人力成本的投入。

9. D。**解析：**根据卫健委《编制原则》，500 张床位以上的医院，病床与工作人员之比按 1：（1.60 ~ 1.70）计算。即（1000 × 1.6） ~ （1000 × 1.7） = 1600 ~ 1700（人）。

10. B。**解析：**根据卫健委《编制原则》，卫生技术人员占医院总编制的 70% ~ 72%，则最多配置 1700 × 72% = 1224（人）。

11. B。**解析：**根据国家卫健委《编制原则》，护理人员占卫生技术人员最大编制数的 50%，应为 1224 ×50% =612（人）。

12 ~ 14. D、C、A。**解析：**（1）管理者在编设和使用护理人员时，应在保证优质、高效的基础上减少人力成本的投入，属于护理人员编设的经济效能原则。（2）对护理人员进行优化、合理组合，使不同年龄阶段、个性、特长的护理人员充分发挥个人潜能，做到各尽所长、优势互补，属于护理人员编设的优化组合原则。（3）患者护理需要是编设护理人员数量与结构的主要依据，同时还要根据医院的类型、等级、规模、科室设置等实际情况进行综合考虑，属于护理人员编设的满足患者护理需要原则。

15. A。**解析：**功能制护理是以工作为中心的护理方式，护士长按照护理工作的内容分配护理人员，各班护士相互配合，从而共同完成患者所需的全部护理。其优点包括：①节省人力、经费、设备、时间，护士长便于组织工作（B、C、D）；②有利于提高护士技能操作的熟练程度，工作效率较高（E）；③分工明确，有利于按照护士的能力分工。其缺点包括：①忽视患者的心理和社会因素，护理缺乏整体性；②护患之间缺乏沟通和理解，易发生冲突；③护理工作被视为机械性和重复性的劳动，护理人员不能发挥主动性和创造性，易产生疲劳、厌烦情绪，工作满意度降低。A 选项为综合护理的优点，病人获得连续的、全面的整体护理，对护理的满意度较高。

16. A。**解析：**护理人才的智能结构包括智力结构和能力结构，能力结构包括获取知识的能力、表达能力、实际操作能力、组织管理能力、科研能力和创新能力等。

17. C。**解析：**这种排班方式称为自我排班，就是由病区护理人员自己排班，它可激励护理人员的自主性，提高工作满意度。

18. D。**解析：**病房各级患者 24 小时内护理时数的总和 = 5.5 × 9 + 3 × 16 + 1 × 15 + 20 = 132.5 小时。

19. D。**解析：**24 小时内平均护理时数 =24 小时内各级患者护理时数的总和 ÷ 该病房患者总数 = （5.5 × 9 + 3 × 16 + 1 × 15 + 20） ÷ 40≈3.31（小时）。

20. C。**解析：**按工作量计算护理人员编制时，应编制护士数 = （病房床位数 × 床位使用率 × 平均护理时数） ÷ 每名护士每日工作时间（8 小时），其中床位使用率 = （占用床位数 ÷ 开放床位数） × 100%。因此，护士数 = （40 × 100% × 3.3） ÷ 8≈17（人）。

21. A。**解析：**一般机动编制数占 20%，故应编制护士数 = [（病房床位数 ×

床位使用率×平均护理时数）÷每名护士每日工作时间］+机动数，应编制护士数=［（40×100%×3.3）÷8］×（1+20%）=19.8（人），即该医院应实际配置20名护理人员。

22~24. C、B、A。**解析：**（1）小组护理是将护理人员分成若干小组，每组由一位管理能力和业务能力较强的护士任组长，在组长的策划和组员的参与下，为一组患者提供护理服务。（2）功能制护理是以工作为中心的护理方式，护士长按照护理工作的内容分配护理人员，每1~2名护士负责其中一个特定任务，各班护士相互配合，从而共同完成患者所需的全部护理，护士长监督所有工作。（3）个案护理也称为特别护理或专人护理，是由一名护理人员在其当班期间承担一名患者所需要的全部护理。

## 第三节 护理人员的培训与发展

1. 护理人员的培训首先要从组织的发展战略出发，保证培训能够促进组织战略目标的实现。体现了护士培训的
   A. 按需施教，学用一致的原则
   B. 与组织战略发展相适应的原则
   C. 长期性与急用性相结合的原则
   D. 重点培训和全员素质培训相结合的原则
   E. 综合素质与专业素质培训相结合的原则
2. 护理人员每年参加继续护理学教育的最低学分是
   A. 25学分　　B. 30学分
   C. 35学分　　D. 40学分
   E. 45学分
3. 护理人员边工作边接受临床老师指导、教育的学习过程，这种情况属于培训中的
   A. 脱产培训　　B. 半脱产培训
   C. 在职培训　　D. 业余学习
   E. 自学高考
4. 护士在工作中感到，要不断学习才能适应和胜任护理工作，自我要求继续成长提升，在不影响临床工作的前提下宜选择的学习方式是
   A. 脱产学习
   B. 半脱产学习
   C. 进修学习
   D. 自学或临床实践中培训
   E. 参加学术交流会议
5. 某医院对临床护士进行规范化培训，院内培训的方法不包括
   A. 床边教学　　B. 读书报告会
   C. 国内进修　　D. 科室轮转
   E. 定期查房
6. 不属于护理人才群体结构的是
   A. 专业结构　　B. 能级结构
   C. 年龄结构　　D. 智能结构
   E. 知识结构

### 答案与解析

1. B。

2. A。**解析：**根据卫健委《继续护理学教育试行办法》规定，护理技术人员每年参加经认可的继续护理学教育活动的最低学分数为25学分，其中Ⅰ类学分须达到3~10学分，Ⅱ类学分达到15~22学分。

3. C。**解析：**护士边工作边接受临床老师指导属于在职培训。

4. D。**解析：**护士在不影响临床工作的前提下宜选择的学习方式是“自学或临床实践中培训”，此种学习方式最适宜终身进

行且学习者能够不断成长提升，以适应和胜任更高层次、更高难度的繁杂护理工作。

5. C。**解析**：国内、外进修属于院外培训的方法。院内培训的方法包括：自学、临床实践、定期查房、专题讲座、读书报告会、短期培训班、实际操作训练、长期半脱产或业余学习班、科室轮转。

6. E。**解析**：护理人才群体结构包括：①专业结构；②能级结构；③年龄结构；④智能结构。个体结构包括：①品德结构；②知识结构；③智能结构。

# 第六章 领导工作

## 第一节 领导工作概述

1. 某护士长到心胸外科做护士长3个月，她善于揣摩护士的感觉和需要，鼓励护士自己做决策并承担责任，将新护士培训交给高年资护士去做，让高年资护士制订出培训计划，讨论后执行。该护士长的这种做法属于
   A. 目标授权法　B. 充分授权法
   C. 不充分授权法　D. 弹性授权法
   E. 引导授权法
2. 某护士长平时在工作时喜欢自己决定一切，不善于听取其他护士的意见。这种领导作风属于
   A. 民主型　B. 专权型
   C. 自由型　D. 参与型
   E. 放任型
3. 一般情况下，任职10年护士长的影响力较刚上任的护士长要大，是因为
   A. 传统因素　B. 资历因素
   C. 职位因素　D. 品格因素
   E. 感情因素
4. 管理者将完成任务所必需的组织资源交给下属，并准许其自行决定行动方案的授权方式，属于
   A. 目标授权法　B. 充分授权法
   C. 制约授权法　D. 弹性授权法
   E. 逐渐授权法
5. 领导的非权力性影响力因素包括
   A. 品格、才能、知识、资历
   B. 品格、才能、知识、感情
   C. 资历、品格、知识、感情
   D. 资历、知识、感情、才能
   E. 才能、品格、威信、感情
6. 下列属于非权力性影响力构成因素的是
   A. 传统因素　B. 职位因素
   C. 才能因素　D. 资历因素
   E. 权力因素
7. “上级应能够了解下级的需求和愿望并给予合理满足，以调动下级的积极性”是指领导工作原理的
   A. 指明目标原理　B. 协调目标原理
   C. 命令一致性原理　D. 直接管理原理
   E. 激励原理
8. 领导者给予每个成员高度的自主权，只对下属提出工作目标，但对下属完成任务所进行各个阶段的活动不加干涉，除非下属要求，不做主动的指导。这种领导作风属于
   A. 权威型　B. 命令型
   C. 民主参与型　D. 专权型
   E. 自由放任型

9. 护士长在管理过程中，遇到问题时经常发动护士们共同讨论、共同商量，集思广益，然后决策，并要求病房护士每个人各尽所能、各施其长，分工合作。这种领导作风属于
A. 专权型领导作风
B. 命令型领导作风
C. 权威型领导作风
D. 民主参与型领导作风
E. 自由放任型领导作风

10. 领导生命周期理论认为，最有效的领导风格应随着
A. 领导者成熟度的变化而变化
B. 领导者领导能力的变化而变化
C. 员工成熟度的变化而变化
D. 员工工作成熟度的变化而变化
E. 员工心理成熟度的变化而变化

11. 根据领导生命周期理论，护士长对于非常有经验的护士应该采取的领导行为是
A. 高工作、低关系
B. 高关系、高工作
C. 低工作、高关系
D. 低工作、低关系
E. 高工作、高关系

12. 某医院外科护士长张洋为本科学历，掌握丰富的医学护理基础知识和技术专长，护士们遇到专业上的问题都愿意请教张护士长，护士长都能给予他们满意的解答。因此护士们都很信任护士长，愿意接受护士长的领导并做好病房的护理工作。张洋护士长对护士的这种影响力起作用的因素是
A. 职位因素　　B. 才能因素
C. 知识因素　　D. 资历因素
E. 品格因素

13. 某护士长在领导护士们完成病房护理工作的过程中，注意个人目标和组织目标协调一致，这样护士们的行为趋向统一，对实现组织目标并取得成效非常有益。这种领导方法符合领导工作的
A. 指明目标原理　　B. 协调目标原理
C. 沟通联络原理　　D. 激励原理
E. 直接管理原理

14. 下列属于权力性影响力构成因素的是
A. 品格因素　　B. 才能因素
C. 资历因素　　D. 知识因素
E. 感情因素

15. 下列属于权力性影响力特点的是
A. 对下属的影响具有强迫性
B. 影响力持久，可发挥潜移默化的作用
C. 比较稳定，不随地位而变化
D. 下属信服、尊敬，激励作用大
E. 对下属态度和行为的影响起主导作用

16. 下列不属于非权力性影响力特点的是
A. 以正式的职位为基础
B. 影响力持久，可发挥潜移默化的作用
C. 比较稳定，不随地位而变化
D. 下属信服、尊敬，激励作用大
E. 对下属态度和行为的影响起主导作用

17. 领导者个人决定一切，布置下属执行，权力定位于领导者，很少听取下属的意见。这种领导作风属于
A. 权威型　　B. 民主型
C. 民主参与型　　D. 自由型
E. 自由放任型

18. 领导生命周期理论中，领导行为进行逐步推移的程序是

A. 低工作与高关系→低工作与低关系→高工作与低关系→高工作与高关系
B. 低工作与高关系→高工作与低关系→低工作与低关系→高工作与高关系
C. 高工作与低关系→高工作与高关系→低工作与高关系→低工作与低关系
D. 高工作与低关系→低工作与高关系→高工作与高关系→低工作与低关系
E. 高工作与低关系→低工作与低关系→高工作与高关系→低工作与高关系

19. 某护士在下班回家的路上正巧碰到一位突发心脏骤停的患者倒在路旁，她立即上前为患者进行心肺复苏，从而挽救了患者的生命。护士长在科室早会上对其给予口头表扬，此时护士长行使的权利属于
A. 决策权　　B. 指挥权
C. 用人权　　D. 经济权
E. 奖罚权

## 答案与解析

1. B。**解析**：充分授权法是指管理者在充分授权时，应允许下属自行决定行动的方案，并将完成任务所必须的人、财、物等权力完全交给下属，并且允许他们自己创造条件，克服困难，完成任务。充分授权能够极大地发挥下属的积极性、主动性和创造性，并能减轻主管不必要的工作负担。

2. B。**解析**：专权型又称命令型、权威型、独裁型领导方式，是指领导者个人决定一切，布置下属执行。其特点是：权力定位于领导者，很少听取下属的意见。

3. B。**解析**：资历因素：资历的深浅在一定程度上决定着影响力。人们往往尊重资历较深的领导者。

4. B。**解析**：充分授权法是指管理者将完成任务所必需的组织资源交给下属，并准许其自行决定行动方案的授权方式。(A) 目标授权法是指根据下属所要达到的目标而授予下属权利的一种方法。(B) 充分授权法是指管理者应允许下属自行决定行动的方案，并将完成任务所必需的人、财、物等权力完全交给下属，允许他们自己创造条件，克服困难，完成任务；充分授权能够极大地发挥下属的积极性、主动性和创造性，并能减轻管理者不必要的工作负担。(C) 制约授权法是指管理者管理幅度大，任务繁重，无足够的精力实施充分授权的一种方法。(D) 弹性授权法是指管理者面对复杂的工作任务或对下属的能力、水平无充分把握，或在环境条件多变时所采用的一种方法。(E) 逐渐授权法是指当管理者对下属的能力、特点等不完全了解，或者对完成某项工作所需的权力无先例可参考时所采用的一种方法。

5. B。**解析**：构成非权力性影响力的主要因素有：品格因素、才能因素、知识因素和感情因素。

6. C。**解析**：非权力性影响力的构成因素有：品格因素、才能因素、知识因素、感情因素。

7. E。**解析**：领导工作的激励原理是指：上级应能够了解下级的需求和愿望并给予合理满足，以调动下级的积极性。

8. E。**解析**：自由放任型领导作风是指领导者给予每个成员高度的自主权，只对

下属提出工作目标，但对下属完成任务所进行各个阶段的活动不加干涉，除非下属要求，不做主动的指导。

9. D。**解析**：民主参与型领导作风是指在团体之中，方针策略是由集体讨论后决定的，领导者在其中以平等的身份加以指导、激励与协助。

10. C。**解析**：领导生命周期理论认为，最有效的领导风格应随着员工成熟度的变化而变化。随着下属由不成熟走向成熟，领导的行为应按下列程序逐步推移：高工作、低关系—高工作、高关系—低工作、高关系—低工作、低关系。

11. D。**解析**：根据下属成熟度的变化，工作行为与领导行为构成了四个阶段。

①高工作、低关系：领导者对不成熟的下属采取指令性工作，并加以指导、督促、检查。

②高工作、高关系：领导者对初步成熟的下属给予说明、指导和检查；除安排工作外，还必须重视对下属的信任和尊重，增加关系行为的分量。

③低工作、高关系：领导者对比较成熟的下属，要与其共同决策，采取适当授权、共同参与管理的方式。

④低工作、低关系：领导者对成熟的下属，采取高度信任、充分授权，提供极少的指导与支持，使下属人尽其才、才尽其用。

12. C。**解析**：护士长拥有丰富的知识，则能够对问题做出正确的判断，采取正确的处理措施，使下属更信任护士长，而使得护士长具有较高的威信。

13. B。**解析**：协调目标原理的含义是：个人目标与组织目标协调一致，人们的行为就会趋向统一，从而实现组织目标并取得成效。

14. C。**解析**：权力性影响力的构成因素有：传统因素、职位因素、资历因素。

15. A。**解析**：权力性影响力的特点是：对下属的影响具有强迫性与不可抗拒性；下属被动地服从，激励作用有限；不稳定，随地位的变化而变化；依靠奖惩等附加条件起作用。

16. A。**解析**：非权力性影响力的特点是：由领导者个人素质和现实行为形成自然性影响力，不以正式职位为基础（A错误），影响力持久，可发挥潜移默化的作用；比较稳定，不随地位而变化；使下属信服、尊敬，激励作用大；对下属态度和行为的影响起主导作用。

17. A。**解析**：专权型又称命令型、权威型、独裁型领导方式，是指领导者个人决定一切，布置下属执行。其特点是：权力定位于领导者，很少听取下属的意见。

18. C。**解析**：领导生命周期理论中，领导行为进行逐步推移的程序是“高工作与低关系→高工作与高关系→低工作与高关
系→低工作与低关系”。

19. E。**解析**：本题干中，护士长对护士在路边挽救患者生命的行为进行表扬，此时护士长行使的权利属于领导工作中的“奖罚权”。

## 第二节 授 权

1. 授权最根本的原则是
   A. 视能授权 B. 合理合法 C. 监督控制 D. 权责对等
   E. 授中有控

2. 授权是指领导者授予下属一定的
   A. 权力　　B. 责任
   C. 权力和责任　　D. 任务
   E. 职责
3. 某病房的护士长很注意在管理过程中给予护士一定的授权，而且在下授权力的同时不逃避责任，给予被授权护士必要的监督。该护士长遵循的原则是
   A. 视能授权　　B. 合理授权
   C. 合法授权　　D. 监督授权
   E. 权责对等
4. 某医院外科护理部接到某地区指导进行大型心脏外科手术护理工作的重大任务，护士长将护士甲和护士乙两名经验丰富的护士组织起来共同完成该项任务，其授权方式属于
   A. 弹性授权
   B. 引导授权
   C. 不充分授权
   D. 制约授权
   E. 逐渐授权

**答案与解析**

1. A。**解析：**授权的原则包括视能授权、合理合法、监督控制、权责对等。其中视能授权是授权最根本的一条准则，一切以被授权者的才能大小和知识水平高低作为依据。

2. C。**解析：**授权是指领导者授予下属一定的权力和责任，使下属在一定的监督下，具有一定的自主权，去完成被授予的任务。

3. D。**解析：**下授权力的同时不逃避责任，给予被授权者必要的监督，是指监督授权的原则。

4. D。**解析：**护士长将两名护士组织起来共同完成一项重大任务，这种方式属于“制约授权”。制约授权又称复合授权，是指将某项任务的职权分解授予两个或多个子系统，使子系统之间产生相互制约的作用，相互监督并协同促进，以免出现职务疏漏。

## 第三节　激　励

1. 激励机制的核心是
   A. 洞察需要　　B. 明确动机
   C. 满足需要　　D. 及时反馈
   E. 适当约束
2. 激励的源头是
   A. 明确动机
   B. 洞察需要
   C. 满足需要
   D. 满足未满足的需要
   E. 分析需要

**答案与解析**

1. C。**解析：**激励的过程是洞察需要、明确动机、满足需要、及时反馈。洞察需要是激励机制的源头，明确动机是激励机制的前提，满足需要是激励机制的核心。

2. B。**解析：**激励的过程是洞察需要、明确动机、满足需要、及时反馈。洞察需要是激励的源头。

## 第四节　激励理论及应用

1. 患者，女，28岁，面部烧伤恢复期，面部留有瘢痕，患者极度自卑，不愿见人。护士在护理该患者时，应特别注意满足其

A. 生理需求　　B. 安全需求
C. 爱与归属的需求　　D. 尊重需求
E. 自我实现的需求

2. 马斯洛提出的需要层次论中最高层次的需要是指

A. 生理需要
B. 爱与归属的需要
C. 尊重需要
D. 自我实现的需要
E. 安全的需要

3. 关于双因素理论的叙述，正确的是

A. 保健因素是外在因素，与人们的满意情绪有关
B. 激励因素与工作本身或工作内容有关
C. 激励因素是内在因素，与人们的不满情绪有关
D. 激励因素与工作环境或工作条件有关
E. 保健因素不仅能保持人的积极性，也能对人们起到激励作用

4. 根据双因素理论，下列属于激励因素的是

A. 人际关系　　B. 工作条件
C. 组织政策　　D. 领导赏识
E. 工作环境

5. 下列属于行为改造型激励理论的是

A. 需要层次理论　　B. 期望理论
C. 双因素理论　　D. 强化理论
E. 公平理论

6. 强化理论认为：为了获得更好的效果，主要采取的强化手段应该是

A. 正强化　　B. 负强化
C. 惩罚　　D. 消退
E. 消极强化

7. 某病房的护士长是一名很有领导艺术的领导者，当护士工作表现出色时，护士长都会立即加以表扬，实际上就是对行为做了

A. 正强化　　B. 负强化
C. 消极强化　　D. 惩罚
E. 消退

(8～9题共用题干)

护士长让护士小张代表病房参加护士节的护理技术操作大赛，并许诺如果小张能在大赛上取得前三名的成绩，将有机会参加为期半个月的脱产学习。小张接到这个任务后，会考虑两个问题："经过努力练习，我能在护理技术操作大赛中取得前三名的成绩吗?""我是否非常需要得到脱产学习的机会?"这两个问题的答案都会影响该护士在完成任务中的努力程度。

8. "经过努力练习，我能在护理技术操作大赛中取得前三名的成绩吗?"属于

A. 期望值的问题
B. 效价的问题
C. 关联性的问题
D. 激励水平的问题
E. 激励强度的问题

9. "我是否非常需要得到脱产学习的机会?"属于

A. 期望值的问题
B. 效价的问题
C. 关联性的问题

D. 激励水平的问题
E. 激励强度的问题

10. 提出双因素理论的是
A. 赫茨伯格 B. 马斯洛
C. 亚当斯 D. 弗洛姆
E. 斯金纳

11. 美国心理学家维纳将成功与失败归因为四种可能性，下列错误的是
A. 能力 B. 态度
C. 努力 D. 任务的难度
E. 机遇

12. 期望理论认为某一活动对某人的激励力 M = V × E，其中 E 指的是
A. 激励水平 B. 积极性
C. 效价 D. 期望值
E. 关联性

（13 ~ 17 题共用备选答案）
A. 生理需要
B. 安全需要
C. 爱与归属的需要
D. 尊重需要
E. 自我实现的需要

13. 护士需要就业保障、工作的环境安全、职业安全、经济保障等，这些需要属于
14. 护士希望获得友谊，希望与同事建立良好的人际关系，希望得到别人的关心和爱护，这些需要属于
15. 衣、食、住、用等人类繁衍最基本的物质需要属于
16. 自尊心、自信心、威望、荣誉、表扬、地位等需要属于
17. 人最高层次的需要是

## 答案与解析

1. D。**解析：**尊重需求既包括对成就或自我价值的个人感觉，也包括他人对自己的认可与尊重。

2. D。**解析：**马斯洛提出的需要层次论中将人类需要像阶梯一样从低到高按层次分为五种，分别是：生理需要、安全需要、社交需要、尊重需要和自我实现需要。

3. B。**解析：**只有激励因素才能够给人们带来满意感，而保健因素只能消除人们的不满，但不会带来满意感（A、C 错误）。保健因素通常与工作条件和工作环境有关，而激励因素与工作内容和工作本身有关（B 正确，D 错误）。只有激励因素的需要得到满足才能调动人们的积极性（E 错误）。

4. D。**解析：**激励因素是指与人们的满意情绪有关的因素，属于工作本身或工作内容方面，主要包括工作再现机会和工作带来的愉快感与成就感、对未来发展的期望等。选项中只有 D 项所述与此有关。

5. D。**解析：**行为改造型激励理论包括强化理论、归因理论等。

6. A。**解析：**强化理论认为：正强化和负强化都有激励作用，但应以正强化为主、负强化为辅，才会获得更好的效果。

7. A。**解析：**正强化是在某种行为发生以后，立即用物质或精神的鼓励来肯定这种行为，使个体感到对自己有利，从而增强以后对于该行为反应的频率。

8. A。**解析：**期望值是指一个人根据经验判断的某项活动导致某一成果发生可能性的大小。该问题属于期望值的问题。

9. B。**解析：**效价指某项活动导致的某一成果所能满足个人需要的程度。

10. A。**解析：**提出双因素理论的是美国心理学家赫茨伯格。

11. B。**解析：**美国心理学家维纳将成功与失败归因为四种可能性：能力、努力、

任务的难度、机遇。

12. D。**解析：**公式中，E表示期望值，指一个人根据经验判断的某项活动导致某一成果发生可能性的大小。V表示效价，指某项活动导致的某一成果所能满足个人需要的程度。

13～17. B、C、A、D、E。**解析：**(1) 护士对就业保障、工作的环境安全、职业安全、经济保障等的需要属于安全需要。(2) 护士对友谊、良好人际关系、得到别人的关心和爱护的需要属于爱与归属的需要。(3) 生理需要包括人类最原始的基本需要，如衣、食、住、用，即人类繁衍最基本的物质需要。(4) 尊重需要即人的自尊、尊重别人和被别人尊重的心理状态，包括自尊心、自信心、威望、荣誉、表扬、地位等。(5) 自我实现的需要是指促使自己的潜在能力得到最大限度的发挥，使自己的理想、抱负得到实现的需要。马斯洛需求层次理论认为这是人最高层次的需要。

# 第七章 组织沟通

## 第一节 组织沟通概述

1. 信息沟通中可能会受到各种噪音干扰的影响，这些噪音干扰可来自于
   A. 沟通的全过程
   B. 沟通的编码过程
   C. 沟通的传递过程
   D. 沟通的解码过程
   E. 沟通的反馈过程
2. 某些研究表明，人们的沟通至少有2/3是通过
   A. 书面沟通
   B. 口头沟通
   C. 非语言沟通
   D. 正式沟通
   E. 平行沟通
3. 沟通的过程不包括
   A. 编码　　B. 传递信息
   C. 接收　　D. 解码
   E. 反馈
4. 沟通的要素不包括
   A. 信息来源　　B. 信息编码
   C. 信息解码　　D. 信息贮存
   E. 反馈

(5～7题共用备选答案)
   A. 信息源　　B. 编码
   C. 传递信息　　D. 解码
   E. 反馈

5. 信息接收者将通道中加载的信息翻译成自己能够理解的形式是指
6. 发出信息的人是指
7. 信息发送者将信息翻译成接收者能够理解的一系列符号，如语言、文字等，称为
8. 下列属于非正式沟通优点的是
   A. 效果较好
   B. 方式灵活
   C. 有较强的约束性
   D. 易于保密
   E. 可以使信息沟通保持权威性
9. 信息发送者将信息翻译成接收者能够理解的一系列符号，如语言、文字、图表、照片、手势等，这属于沟通过程的
   A. 信息源环节　　B. 编码环节
   C. 传递信息环节　　D. 解码环节

E. 反馈环节

10. 接收者将通道中加载的信息翻译成自己能够理解的形式，这是沟通过程的

A. 信息源环节　　B. 编码环节

C. 传递信息环节　　D. 解码环节

E. 反馈环节

11. 下列不属于正式沟通优点的是

A. 效果较好

B. 比较灵活

C. 有较强的约束性

D. 易于保密

E. 可以使信息沟通保持权威性

12. 以社会关系为基础，不受组织的监管，自由选择沟通渠道的沟通方式为

A. 垂直沟通　　B. 非正式沟通

C. 横向沟通　　D. 正式沟通

E. 全通道式沟通

13. 组织沟通的作用不包括

A. 联系　　B. 激励

C. 创新　　D. 控制

E. 反馈

## 答案与解析

1. A。**解析：** 噪音干扰可以来自于沟通的全过程。

2. B。**解析：** 口头沟通是指通过口头语言信息进行交流，如报告、传达、面谈、讨论、会议、演说等形式。在现实生活中，面对面的沟通主要是以口头沟通的形式来实现的。

3. C。**解析：** 沟通过程分解步骤：信息源—编码—传递信息—解码—反馈。

4. D。**解析：** 人际沟通是由多个要素组成、具有动态性和多维性的复杂过程。包括沟通的触发体（或称信息背景）、信息发出者（信息来源，包含信息编码）和信息接收者、传递途径、信息解码、反馈、人际变量和环境。

5 ~ 7. D、A、B。**解析：** 信息源：指发出信息的人。编码：发送者将这些信息翻译成接收者能够理解的一系列符号，如语言、文字、图表、照片、手势等。传递信息：通过某种通道（媒介物）将信息传递给接收者。解码：接收者将通道中加载的信息翻译成自己能够理解的形式，解码的过程包括接收、译码和理解三个环节。反馈：接收者将其理解的信息再返送回发送者，发送者对反馈信息加以核实并做出必要的修正；反馈的过程是信息沟通的逆过程，它也包括了信息沟通过程的几个环节。

8. B。**解析：** 非正式沟通的优点是沟通方便、内容广泛、方式灵活、速度较快；而且由于在这种沟通中比较容易表露思想、情绪和动机，因而能提供一些正式沟通中难以获得的信息。

9. B。**解析：** 编码是信息发送者将信息翻译成接收者能够理解的一系列符号，如语言、文字、图表、照片、手势等的沟通过程。

10. D。**解析：** 解码是接收者将通道中加载的信息翻译成自己能够理解的形式。

11. B。**解析：** 正式沟通的缺点是速度较慢，比较刻板，不够灵活。

12. B。**解析：** 以社会关系为基础，不受组织的监管，自由选择沟通渠道的沟通方式为“非正式沟通”。非正式沟通是在正式沟通渠道之外的信息交流和传递，其是以社会关系为基础的沟通方式，它不受组织的监督，自由选择沟通渠道，如朋友聚会、小道消息等途径均可以进行信息交流。正式沟通是指通过组织明文规定的渠道进行的与工作

相关的信息传递和交流，它与组织的结构和监管息息相关。

13. E。**解析**：组织沟通的作用包括：联系（A 排除）与协调、激励（B 排除）、创新（C 排除）、控制（D 排除）。而 E（反馈）不包括在内。

## 第二节 沟通障碍

1. 护士告诉某新入院患者到放射科去做检查，但是忘了给申请单，也未告诉患者在哪里做检查，导致患者在门诊耽误了很长时间。该护士行为属于沟通障碍中的
   A. 目的不明，导致信息内容不准确
   B. 表达模糊，导致信息传递错误
   C. 选择失误，导致信息误解的可能性增大
   D. 言行不当，导致信息的理解错误
   E. 过度加工，导致信息的模糊或失真
2. 属于沟通的接收者原因导致沟通障碍的是
   A. 表达模糊　　B. 言行不当
   C. 目的不明　　D. 过度加工
   E. 口齿不清
3. 下列沟通障碍的原因中不属于发送者障碍的有
   A. 目的不明，导致信息内容的不确定性
   B. 表达模糊，导致信息传递错误
   C. 选择失误，导致信息误解的可能性增大
   D. 言行不当，导致信息理解错误
   E. 过度加工，导致信息的模糊或失真
4. 护士长在早交班会上向病房护士口头传达了护理部的一项重要决定，要求大家从今天开始使用一种新的护理记录表格。但是在具体执行过程中效果很差，大家都不清楚新表格的具体填写方法。这种沟通的失败主要是因为
   A. 沟通渠道过长
   B. 护士对信息理解的偏差
   C. 护士长表达模糊，没有明确表达信息的内容
   D. 护士长对传达信息的时机把握不准
   E. 信息沟通渠道选择不当

### 答案与解析

1. A。**解析**：目的不明，导致信息内容的不确定性：发送者在信息交流之前必须有一个明确的目的，即“我要通过什么通道，向谁传递什么信息，并达到什么目的。”

2. D。**解析**：接收者原因导致的沟通障碍主要表现在：信息译码不准确；对信息的筛选；对信息的承受力障碍；心理上的障碍；过早地评价；过度加工。沟通障碍中发送者的障碍主要表现在：表达能力不佳；信息传送不全；信息传递不及时或不适时；知识与经验的局限；对信息的过滤。

3. E。**解析**：过度加工属于接收者的障碍。发送者的障碍：（1）目的不明，导致信息内容的不确定性：发送者在信息交流之前必须有一个明确的目的，即“我要通过什么通道，向谁传递什么信息，并达到什么目的”。（2）表达模糊，导致信息传递错误：若发送者口齿不清、语无伦次、闪烁其词或词不达意等，都会造成传递失真，使接收者无法了解对方所要传递的真实信息。（3）选择失误，导致信息误解的可能性增大，包括对传送信息的时机把握不准、缺乏审时度势的能力，信息沟通通道或对

象选择失误，这些都会影响信息交流的效果。（4）言行不当，导致信息理解错误：当我们使用语言和肢体语言（如手势、表情、体态等）表达同样的信息时，一定要相互协调，否则会使人感到困惑不解。

接收者的障碍：（1）过度加工，导致信息模糊或失真：接收者在信息交流过程中，有时会按照自己的主观意愿，对信息进行"过滤"和"添加"。（2）知觉偏差，导致对信息理解的偏差：人们在信息交流或人际沟通中，总习惯于以自己为准则，对不利于自己的信息，要么视而不见，要么熟视无睹，甚至颠倒黑白，以达到防御的目的。（3）心理障碍，导致信息的阻隔或中断：由于接收者在信息交流过程中曾经受到过伤害和不良的情感体验，因此对信息发送者心存疑惑，就会拒绝接收信息甚至抵制参与信息交流。（4）思想观念上的差异，导致对信息的误解：由于接收者认知水平、价值标准和思维方式上的差异，往往会造成思想隔阂或误解，引发冲突，导致信息交流的中断以及人际关系的破裂。

4. C。**解析：**对于新护理记录表格的使用，护士长在传达时并没有表达清楚表格的具体填写方法，导致大家在具体使用过程中遇到困难。

## 第三节　有效沟通

1. 护理部主任在安排医院护士岗位培训时，直接向某病区护士下发培训任务，该护理部主任违背的沟通原则是
   A. 信息明确
   B. 组织结构完整性
   C. 及时性
   D. 非正式沟通策略
   E. 重视交谈与倾听技巧
2. 某病区护士甲和护士乙有一次因为工作上的事情发生了争执，刚好护士长在旁边，护士长巧妙而幽默地化解了两人的矛盾。该护士长采用了有效沟通方法中的
   A. 创造良好的沟通环境
   B. 学会有效地聆听
   C. 强化沟通能力
   D. "韧性"沟通
   E. 重视沟通细节的处理
3. 某乳腺癌术后患者，因为担心形象不好及癌症转移，对未来生活失去信心，责任护士每天反复对其进行心理护理及健康宣教，使其终于恢复了对未来生活的信心。责任护士采用的有效沟通方法属于
   A. 创造良好的沟通环境
   B. 学会有效的倾听
   C. 增强语言文字的感染力
   D. "韧性"沟通
   E. 重视沟通细节的处理
4. 下列关于有效沟通的措施中，不正确的是
   A. 注重细节　　B. 排除干扰
   C. 加强评论　　D. 保持冷静
   E. 耐心倾听
5. 下列不属于谈话技巧的是
   A. 善于激发下级的谈话愿望
   B. 善于启发下级讲真情实感
   C. 善于抓住重要问题
   D. 运用倾听技巧
   E. 直接批评下属

6. 下列有关“训导技巧”的描述，错误的是
   A. 不具体指明问题所在
   B. 批评对事不对人
   C. 允许下属表达自己的观点
   D. 以平等客观的态度面对下属
   E. 控制讨论
7. “条条大路通罗马”说明达成目标有多种途径，这句话对于沟通的启示是
   A. 创造良好的沟通环境
   B. 充分利用反馈机制
   C. 使用恰当的沟通方式
   D. 强化沟通能力
   E. 学会有效聆听
8. 关于组织有效沟通原则的叙述，错误的是
   A. 信息明确原则
   B. 及时性原则
   C. 书面沟通原则
   D. 组织结构完整性原则
   E. 重视交谈与倾听技巧的原则

## 答案与解析

1. B。**解析**：组织结构完整性的原则：在进行管理沟通时，要注意沟通的完整性。根据统一指挥原则，上级领导不能越级直接发布命令进行管理，否则会使中间级管理者处于尴尬境地。若确实需要越级沟通，应先知会下级管理者。

2. C。**解析**：强化沟通能力的关键点在于：一是传达有效信息；二是上下言行一致；三是提高组织信任度；四是协调沟通各方。

3. D。**解析**：“韧性”沟通时，往往不能通过一次沟通就达到有效沟通的目的，需要经过多次反反复复地与同一个对象进行沟通，这就要在沟通的过程中富有耐心与责任心，方能获得思想的积极反馈与情感的通畅传递。

4. C。**解析**：有效沟通的方法：创造良好的沟通环境，学会有效地聆听，强化沟通能力，增强语言文字的感染力，“韧性”沟通，重视沟通细节的处理。沟通中少用评价性语言、判断性语言，多用描述性语言。

5. E。**解析**：谈话时应讲究策略，顾全面子，间接批评下属。

6. A。**解析**：在训导下属时，应具体指明问题所在，以利于下属明确问题、改正问题。

7. C。**解析**：“条条大路通罗马”说明达成目标有多种途径，即面对不同的沟通对象或面临不同的信息交流情境，应采取具有针对性的恰当沟通方式。

8. C。**解析**：组织有效沟通原则包括：信息明确原则（A 排除）、及时性原则（B 排除）、组织结构完整性原则（D 排除）、重视交谈与倾听技巧的原则（E 排除）。故 C 错误，为本题正确答案。

## 第四节 沟通在护理管理中的应用

1. 某医院护理部主任召集几名护士长谈话，了解护理新举措在病房的实施情况，下列不妥的是
   A. 做好谈话计划，确立谈话主题
   B. 激发下级的谈话愿望
   C. 真诚、及时的赞美下属
   D. 掌握发问技巧，多提诱导性问题
   E. 善于启发下属讲真情实感

2. 在制定谈话计划中，首先应确立的问题是
   A. 谈话的时间　B. 谈话的地点
   C. 谈话的主题　D. 谈话的态度
   E. 谈话的方式
3. 下列哪项不属于护患沟通技巧
   A. 交谈技巧
   B. 开放式提问技巧
   C. 沉默技巧
   D. 非语言沟通
   E. 行为训练技巧
4. 主持会议应把握的要点不包括
   A. 紧扣议题　B. 激发思维
   C. 引导合作　D. 维持秩序
   E. 恪守时间

（5~6 题共用备选答案）
   A. 紧扣议题　B. 激发思维
   C. 引导合作　D. 恪守时间
   E. 会议总结
5. 作为一个会议主持人在主持会议的时候，有几个与会者由于意见分歧，已经达到剑拔弩张的地步，正确的做法是
6. 作为一个会议主持人在主持会议的时候，由于大家对会议议题很感兴趣，发言非常踊跃，但会议原定 5 点结束，现在已经是 5 点半了，正确的做法是

## 答案与解析

1. D。**解析：**掌握发问技巧，善于抓住重要问题，而不是多提诱导性问题。

2. C。**解析：**制定谈话计划首先要确立谈话的主题；其次是时间和地点的安排；三是发出合适的邀请；四是充分了解被邀谈话者的性格、态度、气质、经历、文化及对此次谈话的可能反应等。

3. E。**解析：**护患沟通技巧包括：①语言沟通技巧，常称为交谈技巧，包括提问（开放式、封闭式、探索式）、重复、澄清、激发等；②非语言沟通技巧，包括体语、空间效应、触摸、沉默、倾听等。

4. D。**解析：**主持会议应把握 4 个要点：紧扣议题、激发思维、引导合作、恪守时间。D 错误。

5~6. C、D。**解析：**（1）紧扣议题：会议开始时，主持者应简明扼要地说明会议的目的、议题、议程和要求，以便使与会者消除在会议初始时思绪混乱的状态，把注意力集中到会议的议题上来。

（2）激发思维：主持者在会议上的讲话要有针对性，语言要风趣、幽默、生动有力，激发与会者的思维，唤起他们的联想，产生共鸣。

（3）引导合作：分歧的讨论或争论是产生成熟见解的基础。但是，主持者应强调合作，不强调分歧，应利用各种机会指出集体智慧大于个人智慧，一个好方案的产生离不开合作。

（4）恪守时间：保证准时开会、准时散会，这是主持人的威信、魄力和责任所在。

# 第八章　冲突与协调

## 第一节　冲　突

1. “冲突是与生俱来的，组织应当接纳冲突，使之合理化”，这一观点来自于
   A. 现代观点　B. 传统观点
   C. 动态观点　D. 人际关系观点

E. 相互作用观点

2. 对于所有组织来说，冲突都是与生俱来的，组织应当接纳冲突。这是冲突观念的

A. 传统观点

B. 人际关系观点

C. 相互作用观点

D. 建设性冲突观点

E. 现代观点

3. 通过讨论冲突的得失，开诚布公地与双方加以沟通和讨论，使双方了解冲突所带来的后果，帮助他们改变思想和行为。上述处理冲突的方法是

A. 协商　B. 妥协

C. 推延　D. 压制

E. 教育

4. 两护士经常因为工作上的小事闹到护士长那里，护士长劝导双方大事讲原则、小事讲风格、求同存异。这种处理冲突的方法是

A. 协商　B. 妥协

C. 第三者仲裁　D. 拖延

E. 和平共处

(5 ~6 题共用备选答案)

A. 协商　B. 压制

C. 拖延　D. 妥协

E. 折衷

5. 以上处理冲突的方式中，双方都得到部分满足的是

6. 以上处理冲突的方式中，通过上级命令解决冲突的是

7. 根据内容划分，冲突可以分为

A. 建设性冲突、破坏性冲突

B. 人际冲突、群体冲突、组织间冲突

C. 目标冲突、认知冲突、感情冲突、程序冲突

D. 目标冲突、方法冲突、途径冲突

E. 感情冲突、目标冲突、人际冲突

8. 建设性冲突是指由于手段或认识不同而产生的冲突，但冲突双方的

A. 方法一致　B. 途径一致

C. 目标一致　D. 感情一致

E. 认知一致

9. 办公室只有一台计算机，甲、乙二人都想在同一天使用。经过协商，甲在上午用，乙在下午用。这种解决冲突的方法是

A. 强制　B. 合作

C. 回避　D. 迁就

E. 妥协

## 答案与解析

1. D。**解析**：人际关系观点认为：对于所有组织来说，冲突都是与生俱来的。由于冲突不可能彻底消除，有时它还会对组织的工作绩效有益，组织应当接纳冲突，使之合理化。

2. B。**解析**：冲突观念的人际关系观点认为：对于所有组织来说，冲突都是与生俱来的，组织应当接纳冲突。

3. E。**解析**：教育：通过讨论冲突的得失，开诚布公地与双方加以沟通和讨论，使双方了解冲突所带来的后果，帮助他们改变思想和行为。A 协商：当发生冲突时，由双方派出代表通过协商的办法解决；B 妥协：当协商不能解决问题时，寻找仲裁人，仲裁人采取妥协的办法，让每一方都得到部分的满足；C 推延：冲突的双方都不寻求解决的办法，拖延时间，任其发展，以期待环境的变化来解决分歧；D 压制：建立一定法规或以上级命令压制冲突，它

虽可收效于一时，但并没有消除冲突的根源。

4. E。**解析：**和平共处：冲突各方采取求同存异、和平共处的方式，避免把意见分歧公开化。此种做法，虽不能消除分歧，但可以避免冲突的激化。领导者对于一些无原则的纠纷，可劝导双方“大事讲原则、小事讲风格、求同存异”，从而做到和平共处。

5～6. D、B。**解析：**（1）妥协是指当协商不能解决问题时，寻找仲裁人，仲裁人采取妥协的办法，让双方都得到部分满足。作为领导者，应根据公平原则，找到双方共同点及其二者的最大可容点和心理接受点，使双方都退让一步，最终达成双方暂时都能接受的协议。（2）压制是指建立一定法规或以上级命令压制冲突，它虽可收效于一时，但并没有消除冲突的根源。

7. C。**解析：**根据内容划分，冲突可以分为目标冲突、认知冲突、感情冲突、程序冲突。

8. C。**解析：**建设性冲突是指冲突双方目标一致，由于手段或认识不同而产生的冲突。

9. E。**解析：**本题考查处理冲突的传统方法。题干中，甲乙二人因为想同时使用一台计算机产生冲突，经协商后达成一致；这种解决冲突的方法为“妥协”。妥协使双方都退让一步，达成彼此可以暂时接受的协议。

## 第二节　协　调

1. 不符合协调基本要求的是
   A. 及时协调与连续协调相结合
   B. 从根本上解决问题
   C. 调动当事者的积极性
   D. 体现协调者的权威性
   E. 公平合理
2. 在协调的基本要求中，协调成功与否的一个检验标准是能否
   A. 及时协调与连续协调相结合
   B. 调动当事者的积极性
   C. 从根本上解决问题
   D. 公平合理
   E. 互相尊重
3. 管理者通过分析影响因素及个体优化组合后达到理想的整体效益，体现协调的原则是
   A. 原则性与灵活性相结合原则
   B. 利益一致原则
   C. 整体优化原则
   D. 勤于沟通原则
   E. 目标导向原则
4. 在不违背原则的前提下，为了实现组织目标而做出的一些让步、牺牲、妥协、折衷与变通等，这是协调原则中的
   A. 目标导向　　B. 勤于沟通
   C. 利益一致　　D. 整体优化
   E. 原则性与灵活性相结合
5. “本质在于解决各方面的矛盾，使整个组织和谐一致，使每一个部门、单位和组织成员的工作同既定的组织目标一致”指的是
   A. 沟通　　B. 领导
   C. 激励　　D. 协调
   E. 组织

### 答案与解析

1. D。**解析：**协调的基本要求是：及时协调与连续协调相结合、从根本上解决问

题、调动当事者的积极性、公平合理、相互尊重。

2. B。**解析：**协调是为了解决问题，消除隔阂，推动工作。因此，能否调动起当事者的积极性，是协调成功与否的检验标准。

3. C。**解析：**整体优化原则：通过协调可使整个组织系统的运行达到整体优化状态，从而获得理想的整体效益。

4. E。**解析：**原则性与灵活性相结合原则是指协调工作应有原则性，这是一切活动的准则；但在不违背原则的前提下，为了实现组织目标而做出的一些让步、牺牲、妥协、折衷与变通等。

5. D。**解析：**协调的本质在于解决各方面的矛盾，使整个组织和谐一致，使每一个部门、单位和组织成员的工作同既定的组织目标一致。

# 第九章 控制工作

## 第一节 控制工作概述

1. 患者，男，56岁，因"突发意识障碍、喷射性呕吐、剧烈头痛、眼睑下垂"而急诊入院。入院诊断：自发性蛛网膜下腔出血。积极行术前抢救。参与抢救的是两名新上岗的护士，护士长对这类情形的管理要点是
   A. 授权　B. 亲自指导
   C. 请别人做　D. 培训
   E. 高年资护士替代
2. 某医院ICU护士长到病房检查危重病人的护理时，发现病人的卧位不正确，给予指出，并纠正之。该护士长的行为属于
   A. 预先控制　B. 过程控制
   C. 反馈控制　D. 全面控制
   E. 局部控制
3. 对护理人员严格实行准入制度，杜绝无资质人员上岗。按照控制点位于整个活动过程中的作用环节，这一控制措施属于
   A. 矫正性控制　B. 预先控制
   C. 内部控制　D. 过程控制
   E. 事后控制
4. 有效控制的特征不包括
   A. 明确的目的性　B. 信息的准确性
   C. 反馈的及时性　D. 标准合理性
   E. 追求卓越性
5. 以下不属于按照控制的业务范围划分的是
   A. 技术控制　B. 质量控制
   C. 资金控制　D. 日常控制
   E. 人力资源控制
6. 关于控制的叙述，不正确的是
   A. 监视各项活动
   B. 纠正各种偏差
   C. 按既定计划运行
   D. 提高经济效益
   E. 保证目标的实现
7. 下列属于前馈控制措施的是
   A. 基础护理合格率
   B. 现场检查
   C. 急救物品完好率
   D. 压疮发生率
   E. 交叉感染率

8. 管理职能循环中的最后一环是
   A. 计划工作 B. 控制工作
   C. 领导工作 D. 组织工作
   E. 协调工作
9. 下列属于后馈控制措施的是
   A. 急救物品完好率
   B. 护理人员素质
   C. 常规器械消毒灭菌率
   D. 现场检查
   E. 基础护理合格率
10. 下列属于同期控制的是
   A. 急救物品完好率
   B. 护理人员的素质
   C. 常规器械消毒灭菌合格率
   D. 现场监督检查
   E. 压疮发生率
11. 环节质量控制又称为
   A. 过程控制
   B. 预先控制
   C. 反馈控制
   D. 结果质量控制
   E. 后馈控制

（12～16题共用备选答案）
   A. 技术控制、质量控制、资金控制、人力资源控制
   B. 日常控制、定期控制
   C. 专题控制、专项控制、全面控制
   D. 间接控制、直接控制
   E. 前馈控制、同期控制、后馈控制
12. 依据纠正偏差措施所位于的作用环节不同，控制可以分为
13. 按控制内容的覆盖面不同，控制可以分为
14. 按控制的业务范围不同，控制可以分为
15. 按控制的时间不同，控制可以分为
16. 按管理者控制和改进工作的方式不同，控制可以分为
17. 有效控制系统的特征不包括
   A. 目的性 B. 及时性
   C. 客观性 D. 预防性
   E. 真实性

## 答案与解析

1. B。**解析：**本题干中所述情形护理管理者应通过现场监督检查、指导和控制下属人员的活动，对执行计划的各个环节质量进行控制，当发现不符合标准的偏差时立即采取纠正措施。

2. B。**解析：**同期控制又称为过程控制、环节质量控制，其纠正措施是在计划执行的过程中，护理管理者通过现场监督检查、指导和控制下属人员的活动，对执行计划的各个环节质量进行控制，当发现不符合标准的偏差时立即采取纠正措施。

3. B。**解析：**依据纠正偏差措施所位于的作用环节不同，控制可分为前馈控制（又称预先控制）、同期控制（又称过程控制、环节质量控制）和后馈控制（又称事后控制、结果质量控制）。前馈控制又称预先控制，是面向未来的控制，是计划实施前采取预防措施以防止问题的发生，而不是在实施中出现问题后的补救。前馈控制的工作重点是防止所使用的各种资源在质和量上产生偏差，是通过对人力、物力、财力和资源的控制来实现的，在护理管理中称为基础质量控制，如急救物品完好率、常规器械消毒灭菌合格率、护理人员的资质准入制度等均属此类控制。

4. E。**解析：**有效控制的特征包括：明确的目的性、信息的准确性、反馈的及时性、经济性、灵活性、适用性、标准合理

性等。

5. D。**解析：**按控制的业务范围不同，可分为技术控制、质量控制、资金控制和人力资源控制等；按控制的时间不同，可分为日常控制、定期控制；按控制内容的覆盖面不同，可分为专题控制、专项控制和全面控制；按管理者控制和改进工作的方式不同，可分为间接控制和直接控制等；依据纠正偏差措施所位于的作用环节不同，控制可分为前馈控制、同期控制和后馈控制。

6. D。**解析：**控制可以定义为：监视各项活动以保证它们按计划进行并纠正各种重要偏差的过程。在护理管理中，控制就是护理管理者对下属的工作进行检查，了解目前工作是否按既定的计划、标准和方向运行，若有偏差就要分析原因并采取改进措施，以确保组织目标的实现。因此控制在执行和完成计划中起保障作用。

7. C。**解析：**前馈控制是在计划实施前采取预防措施以防止问题的发生，而不是在实施中出现问题后再予以补救。“急救物品完好率”属于此类控制指标。

8. B。**解析：**控制工作是管理职能中的最后一环。

9. E。**解析：**后馈控制作用发生在行动之后，主要将工作结果与控制标准相比较，对出现的偏差进行纠正，防止偏差的继续发展或再度发生。“基础护理合格率”属于此类控制指标。

10. D。**解析：**同期控制是指在计划执行过程中实施纠正措施，现场监督检查属于此类控制。

11. A。**解析：**环节质量控制又称为同期控制、过程控制，其纠正偏差措施的作用环节是在计划执行的过程中。

12~16. E、C、A、B、D。**解析：**控制按照不同的划分依据可分为多种类型。按控制的业务范围不同，可分为技术控制、质量控制、资金控制、人力资源控制；按控制的时间不同，可分为日常控制、定期控制；按控制内容的覆盖面不同，可分为专题控制、专项控制和全面控制；按管理者控制和改进工作的方式不同，可分为间接控制和直接控制；依据纠正偏差措施所位于的作用环节不同，可分为前馈控制、同期控制和后馈控制。

17. D。**解析：**有效控制系统的特征包括：目的性（A排除）、及时性（B排除）、客观性（C排除）、真实性（E排除）。故D错误，为本题正确答案。

## 第二节 控制的基本过程和方法

关于控制的叙述，错误的是

A. 监视各项活动以保证它们按照计划进行并纠正各种重要偏差的过程

B. 控制的重要性包括在执行组织计划中的保障作用和在管理职能中的关键作用

C. 控制的类型包括前馈控制、同期控制和后馈控制

D. 控制的基本过程包括建立标准、衡量绩效和纠正偏差

E. 控制的基本方法包括预算控制、质量控制、进度控制和数据控制

### 答案与解析

E。**解析：**控制的基本方法包括预算控制、生产控制、财务控制和综合控制。

# 第十章 护理质量管理

## 第一节 质量管理概述

1. 狭义的质量指的是
   A. 产品质量　B. 过程质量
   C. 工作质量　D. 个别质量
   E. 总体质量
2. 有关持续质量改进的叙述，不正确的是
   A. 强调通过检查手段提高质量
   B. 强调顾客的需要和诚信
   C. 强调对员工的尊重、引导、激励、授权
   D. 强调通过改进持续性提高质量
   E. 强调全员参与
3. 全面质量管理的含义不包括
   A. 强烈地关注产品
   B. 持续不断地改进
   C. 精确地度量
   D. 向员工授权
   E. 改进组织中每项工作的质量

### 答案与解析

1. A。**解析：**狭义的质量指的是产品质量；广义的质量除产品质量外，还包括过程质量和工作质量。

2. A。**解析：**持续质量改进（CQI）是全面质量管理的重要组成部分，其本质是持续地、渐进地变革。戴明博士1986年提出了14项质量管理要点，主要内容：①强调顾客的需要，应以诚信来长期维系主顾关系（B）；②强调全员参与，帮助职工掌握各项技能，强调工作指标是动态的持续性提高过程（E）；③强调质量是制造出来的，“不要再依赖质检而提高质量”；④强调对员工的尊重、引导、激励、授权（C）；⑤强调CQI是对质量持续、渐进的提高和改进的过程（D）。

3. A。**解析：**全面质量管理的含义包括：强烈地关注顾客，持续不断地改进，改进组织中每项工作的质量，精确地度量，向员工授权。

## 第二节 护理质量标准

1. 护理质量管理标准化的表现形式不包括
   A. 创新化　B. 统一化
   C. 规格化　D. 规范化
   E. 系列化
2. 第三级预防的重点是
   A. 防止疾病发生
   B. 早发现，早诊断，早治疗
   C. 防止并发症与残疾
   D. 合理的诊断和护理
   E. 防止意外伤害
3. 建立标准时，应明确标准的类型、标准的水平，是否具备实行标准的条件等，体现了制定标准的
   A. 预防为主原则
   B. 标准明确原则
   C. 统一化原则
   D. 用数据说话原则
   E. 所属人员参与原则
4. 制定护理质量标准的要求不包括
   A. 科学　B. 准确

C. 简明　　D. 权威
E. 统一

5. 标准化管理的根本目的是
A. 标准化原理
B. 将标准化贯穿于管理全过程
C. 增进系统整体效能
D. 提高工作质量与工作效率
E. 一切活动依据标准

6. 护理质量管理标准化的表现形式不包括
A. 系列化　　B. 统一化
C. 规格化　　D. 同质化
E. 规范化

## 答案与解析

1. A。**解析：**护理质量管理标准化的表现形式包括：①统一化：是对重复性的同类工作和事物规定统一的质量要求，以保证护理服务质量；②规格化：是物质性质量标准的主要形式，其实质是将物质技术质量定型化和定量化；③系列化：是对同一项工作中各个工作环节同时进行标准化的一种形式，主要是使医疗服务的各个工作环节达到技术质量和服务质量相配套的标准化工作；④规范化：主要是选择性技术的质量标准化形式。

2. C。**解析：**第三级预防又称临床预防，可以防止伤残和促进功能恢复，提高生存质量，延长寿命，降低病死率，主要是对症治疗和康复治疗措施。对症治疗可以改善症状、减少疾病的不良反应，防止复发和转移，预防并发症和伤残等。

3. B。**解析：**标准明确原则是指建立标准时，应明确标准的类型、标准的水平，是否具备实行标准的条件，是否有评价方法可以测量，是否能够准确反映服务对象的需求和实践需要等。

4. D。**解析：**制定标准的要求包括科学、准确、简明和统一。

5. D。**解析：**标准化管理的根本目的是提高工作质量与工作效率。

6. D。**解析：**护理质量管理标准化的表现形式包括系列化（A排除）、统一化（B排除）、规格化（C排除）、规范化（E排除）。但不包括同质化（D错误，为本题正确答案）。

## 第三节　护理质量管理模式

1. PDCA循环的特点是
A. 做好病人照顾的质量保证
B. 大环套小环，互相促进
C. 有效掌握医疗护理照顾的成本效益
D. 满足工作人员的需求
E. 落实病人和工作人员的安全措施

2. 在PDCA循环中，按照拟定的质量计划、目标、措施及分工要求付诸行动的阶段称为
A. 计划阶段　　B. 执行阶段
C. 检查阶段　　D. 反馈阶段
E. 提高阶段

3. PDCA中“D”的含义是
A. Deal（分配）　　B. Do（执行）
C. Damage（损害）　　D. Data（数据）
E. Daily（每天）

4. PDCA循环包括
A. 计划阶段、组织阶段、检查阶段、控制阶段
B. 计划阶段、执行阶段、检查阶段、控制阶段
C. 计划阶段、执行阶段、检查阶段、处

理阶段

D. 计划阶段、组织阶段、处理阶段、控制阶段

E. 计划阶段、执行阶段、处理阶段、控制阶段

5. PDCA 管理循环中，“P”指的是

A. 计划　　B. 分析

C. 执行　　D. 检查

E. 处理

（6～8 题共用备选答案）

A. 全面质量管理　　B. PDCA 管理

C. QUACERS 管理　　D. 分层次管理

E. 标准化管理

6. 上述管理模式中，被称为戴明循环的是

7. ISO 9001 质量管理体系属于

8. 预防医疗事故最有效的管理方式是

## 答案与解析

1. B。**解析**：PDCA 循环的特点：①大环套小环、小环保大环、推动大循环；②不断前进、不断提高；③阶梯式上升。

2. B。**解析**：PDCA 循环又称质量环，是管理学中的一个通用模型。其将质量管理分为四个阶段：P（Plan）指计划，D（Do）指执行，C（Check）指检查，A（Action）指处理。执行即按照预定的计划、标准，根据已知的内、外部信息，设计出具体的行动方法、方案，进行布局；再根据设计方案和布局，进行具体操作，努力实现预期目标的过程。

3. B。**解析**：PDCA 来源于英语单词 Plan（计划）、Do（执行）、Check（检查）和 Action（处理）的第一个字母。PDCA 循环就是按照这样的顺序进行质量管理，并且循环不止地进行下去的科学程序。

4. C。**解析**：PDCA 管理循环：按照计划（plan）、执行（do）、检查（check）、处理（action）四个阶段来进行质量管理，并循环不止地进行下去的一种科学管理工作程序。由美国质量管理专家戴明提出，又称戴明循环。

5. A。**解析**：PDCA 管理循环中，P 指的是计划（plan）；D 指的是执行（do）；C 指的是检查（check）；A 指的是处理（action）。

6～8. B、E、A。**解析**：（1）戴明循环又称 PDCA 管理，是美国质量管理专家休哈特博士首先提出，由戴明采纳、宣传，从而获得普及。（2）ISO 9001 不是指一项标准，而是一类标准的统称，是由 ISO/TC176（国际标准化组织质量管理和质量保证技术委员会）制定的所有国际标准；即属于“标准化管理”。（3）预防医疗事故最有效的管理方式是“全面质量管理”。

## 第四节　护理质量控制的内容

1. 某护士误将甲床患者的青霉素输给乙床患者，造成乙床患者因青霉素过敏而死亡。该事件属于

A. 一级医疗事故

B. 二级医疗事故

C. 三级医疗事故

D. 四级医疗事故

E. 护理缺陷

2. 护理部制定护士年度培训计划时拟对全员护士加强常用抢救技术培训，下列哪项技术可不作为全员培训的项目

A. 吸氧　　B. 吸痰

C. 止血包扎法　　D. 骨折固定

E. 血液净化

3. 护士不按时巡视病房，患者病情变化未能及时发现，延误抢救。该护士行为属于
   A. 违反护理规范、常规
   B. 执行医嘱不当
   C. 工作不认真，缺乏责任感
   D. 护理管理不善造成的缺陷
   E. 法律责任意识不强
4. 属于三级医疗事故的是
   A. 造成患者明显人身损害或精神障碍
   B. 造成患者中度残疾
   C. 造成患者轻度残疾、器官组织损伤导致一般功能障碍
   D. 造成患者死亡、重度残疾
   E. 造成患者中度残疾、器官组织损伤导致严重功能障碍
5. 不属于一般护理技术管理范围的是
   A. 消毒隔离技术　　B. 饮食护理
   C. 病情观察　　D. 洗胃
   E. 灌肠
6.《医疗事故处理条例》将医疗事故分为
   A. 二级　　B. 三级
   C. 四级　　D. 五级
   E. 六级

## 答案与解析

1. A。**解析**：医疗事故分为四级：①一级医疗事故：造成患者死亡、重度残疾；②二级医疗事故：造成患者中度残疾、器官组织损伤导致严重功能障碍；③三级医疗事故：造成患者轻度残疾、器官组织损伤导致一般功能障碍；④四级医疗事故：造成患者明显人身损害的其他后果。

2. E。**解析**：常用抢救技术管理主要包括吸氧、吸痰、洗胃、止血包扎法、骨折固定、心电监护、心内注射、胸外心脏按压、人工呼吸机的使用等项目。

3. C。**解析**：工作不认真，缺乏责任感包括：护士责任心不强，语言不严谨，护理记录缺陷等。

4. C。**解析**：同第1题。

5. D。**解析**：洗胃属于常用抢救技术。一般护理技术管理包括病人出、入院处置；各种床单位的准备；病人的清洁与卫生护理；生命体征测量；各种注射的穿刺技术；无菌技术；给药法；护理文件书写等管理。

6. C。**解析**：《医疗事故处理条例》将医疗事故分为四级。

## 第五节　护理质量评价

1. 不属于护理质量评价定性分析法的是
   A. 分层法　　B. 调查表法
   C. 直方图法　　D. 因果分析图法
   E. 头脑风暴法
2. 下列除哪项外均属于因素分析法
   A. 分层法　　B. 相关分析法
   C. 调查表法　　D. 散布图法
   E. 因果分析图法
3. 常用的质量评价统计方法不包括
   A. 分层法　　B. 德尔菲法
   C. 调查表法　　D. 排列图法
   E. 因果分析图法
4. 某医院为了调查护理质量，请出院患者进行评价，这种评价方式是
   A. 同级评价　　B. 上级评价
   C. 下级评价　　D. 服务对象评价
   E. 随机抽样评价
5. 考核护士在护理全过程的各个环节是否

体现以病人为中心，是否贯彻病人至上的服务宗旨的评价属于

A. 基本素质评价　B. 终末质量评价
C. 行为过程评价　D. 综合结果评价
E. 行为结果评价

6. 临床护理活动的基础质量的评价，主要着眼于评价执行护理工作的

A. 基本条件　B. 环境条件
C. 仪器设备　D. 护理人员素质
E. 规章制度

7. 某医院护理部对病房“一人一针一管”执行率进行检查，这种护理质量控制手段属于

A. 基础质量评价　B. 环节质量评价
C. 终末质量评价　D. 基本素质评价
E. 结果质量评价

8. 把收集来的原始质量数据，按照一定的目的和要求加以分类整理，以分析质量问题及其影响因素的质量评价统计方法是

A. 分层法　B. 调查表法
C. 排列图法　D. 因果分析图
E. 控制图

9. 利用统计表进行整理数据和粗略分析原因的质量评价统计方法是

A. 分层法　B. 调查表法
C. 排列图法　D. 因果分析图
E. 控制图

(10 ~12 题共用题干)

某医院对护理质量进行严格的控制和管理，如聘用的护理人员必须经过严格的面试和操作考试、成立护理质量控制小组、进行夜班巡视、调查病人满意度等。

10. “聘用的护理人员必须经过严格的面试和操作考试”属于质量控制的

A. 基础质量评价　B. 行为过程评价
C. 环节质量评价　D. 基本素质评价
E. 结果质量评价

11. “进行夜班巡视”属于质量控制的

A. 基础质量评价　B. 效果质量评价
C. 环节质量评价　D. 基本素质评价
E. 结果质量评价

12. “调查病人满意度”属于质量控制的

A. 基础质量评价　B. 行为过程评价
C. 环节质量评价　D. 基本素质评价
E. 结果质量评价

13. 护士的绩效考核由所在护理单元护士长进行，护理单元护士长的考核由所属科室护士长进行。这种方式属于绩效考核的

A. 自我评价　B. 同行评价
C. 下属评价　D. 直接领导评价
E. 360 度评价

(14 ~15 题共用备选答案)

A. 仪器设备完好率
B. 运行病历合格率
C. 静脉输液操作合格率
D. “一人一针一管”执行率
E. 出院病人满意率

14. 属于基础质量评价指标的是
15. 属于终末质量评价指标的是

## 答案与解析

1. E。**解析：**头脑风暴法的目的在于产生新观念或激发创新设想，属于团体决策的方法。

2. B。**解析：**因素分析法主要有：分层法、排列图标法、因果分析图法、直方图法、管理图法、散布图法和调查表法。

3. B。**解析：**德尔菲法又称专家意见法，是团体决策的一种方法。常用的质量

评价统计方法包括分层法、调查表法、排列图法、因果分析图法、控制图法。

4. D。**解析**：出院患者属于护理服务对象，故D正确。

5. C。**解析**：行为过程评价主要是对护理活动的过程质量进行评价，考核护士在护理全过程的各个环节是否体现以病人为中心的思想，是否贯彻"病人至上"的服务宗旨。

6. A。**解析**：临床护理活动的基础质量的评价，主要着眼于评价执行护理工作的基本条件，包括组织机构、设施、仪器设备以及护理人员素质等。

7. B。**解析**：环节质量评价常用评价指标：①护理技术操作合格率；②基础护理合格率；③特级护理、一级护理合格率；④各种护理表格书写合格率；⑤"一人一针一管"执行率；⑥常规器械消毒与灭菌合格率。

8. A。**解析**：分层法是把收集来的原始质量数据，按照一定的目的和要求加以分类整理，以分析质量问题及其影响因素的一种质量评价统计方法。

9. B。**解析**：调查表法就是利用统计表进行整理数据和粗略分析原因的一种质量评价统计方法。

10. A。**解析**：基础质量评价控制的工作重点是防止所使用的各种资源在质和量上产生偏差，是通过对人力、物力、财力和资源控制来实现的。"对聘用人员素质进行考核"即属此类控制。

11. C。**解析**：环节质量评价控制主要是对护理活动的过程质量进行评价，"进行夜班巡视"即属于环节质量评价。

12. E。**解析**：结果质量评价控制是对护理服务结果的评价，"对病人满意度进行评价"即属于结果质量评价。

13. D。**解析**：根据本题干中所述，这种方式属于绩效考核的"直接领导评价"，即严格按照"护士→护理单元护士长→科室护士长→护理部护士长"的层级结构进行绩效考核。

14～15. A、E。**解析**：（1）基础质量评价（要素质量评价）主要着眼于评价执行护理工作的基本条件，包括组织机构、环境设施、仪器设备以及护理人员素质等。①质量控制组织结构：可根据医院规模，设置2～3级质量管理组织，并能定期进行质量控制活动。②护理单元设施：按"综合医院评审标准"来评价。③仪器：器械设备齐全、性能完好，急救物品完好率应达100%。④护理人员：数量、质量、资格应符合医院分级管理要求。⑤环境：各护理单元是否安全、清洁、整齐、舒适、设施齐全。⑥各种规章制度的制定及执行情况：有无各项工作质量标准及质量控制标准。因此，属于基础质量评价指标的是"仪器设备完好率"，A正确。（2）终末质量评价（护理结果评价）是评价护理活动的最终效果，指每名病人的最终护理结果或成批病人的护理结果质量评价统计与评估。因此，属于终末质量评价指标的是"出院病人满意率"，E正确。

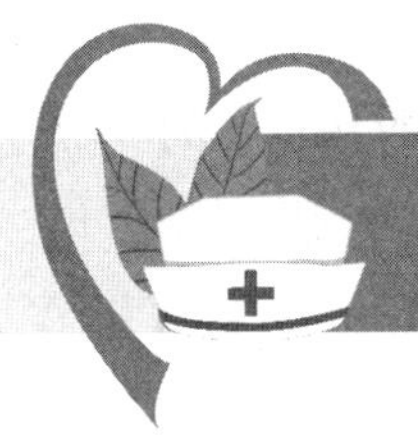

# 模拟试卷

## 模拟试卷一

### A1/A2 型题

1. 领导效能的内容不包括
   A. 时间效能
   B. 用人效能
   C. 决策、办事效能
   D. 组织整体贡献效能
   E. 结构效能
2. 组织有形要素中最主要的是
   A. 人力　　B. 物力
   C. 财力　　D. 信息
   E. 时间
3. 下列属于高度危险性医疗用品的是
   A. 压舌板
   B. 痰盂、便器和餐具
   C. 活体组织检查钳
   D. 胃肠道内镜和喉镜
   E. 呼吸机和麻醉机管道
4. 吸毒行为应属于
   A. 日常危害健康行为
   B. 致病性行为模式
   C. 不良疾病行为
   D. 违规行为
   E. 不良嗜好行为
5. 不属于隔离对象的是
   A. 水痘病人　　B. 肾结石病人
   C. 麻疹病人　　D. 甲肝病人
   E. 感染性腹泻病人
6. 为预防老年人发生医院感染，错误的措施是
   A. 保持室内环境清洁
   B. 加强老年人的生活护理
   C. 保持病人的口腔和会阴卫生
   D. 使用小剂量抗生素预防感染
   E. 严格执行陪伴探视制度
7. 对手术器械进行消毒与灭菌时首选
   A. 等离子体灭菌
   B. 压力蒸汽灭菌
   C. 电离辐射灭菌
   D. 2% 戊二醛浸泡灭菌
   E. 紫外线照射消毒
8. 不属于护理人才群体结构的是
   A. 专业结构　　B. 能级结构
   C. 年龄结构　　D. 智能结构
   E. 知识结构
9. 健康传播的特点不包括
   A. 传递的是健康信息
   B. 具有明确的目的性
   C. 具有一定的营利性
   D. 传播者属于专门的技术人才
   E. 以健康为中心
10. 处理针刺伤的首要步骤是
   A. 挤出污血
   B. 挤压伤口
   C. 用清水清洗伤口

D. 用肥皂液清洗伤口

E. 用0.5%碘伏消毒伤口

11. 戊型肝炎病毒的传播途径是

A. 粪－口传播　B. 接触传播

C. 叮咬传播　D. 唾液传播

E. 呼吸道传播

12. 在社区糖尿病健康知识的小组座谈中，参加小组讨论的适宜人数为

A. 2～5人　B. 6～10人

C. 11～15人　D. 16～20人

E. 21～25人

13. 在协调的基本要求中，协调成功与否的一个检验标准是能否

A. 及时协调与连续协调相结合

B. 调动当事者的积极性

C. 从根本上解决问题

D. 公平合理

E. 相互尊重

14. 在信息传播过程中，个人接受传播信息后，在头脑中进行信息加工处理的过程为

A. 人际传播　B. 群体传播

C. 大众传播　D. 组织传播

E. 自我传播

15. 下列叙述体现系统原理的管理思想的是

A. 管理活动中以做好人的工作为根本

B. 管理活动中重视处理人际关系

C. 管理活动中要把握全局、总体规划

D. 管理活动中要注意讲求实效

E. 管理活动中要强调成本控制

16. 质量观的发展阶段不包括

A. 符合性质量阶段

B. 适用性质量阶段

C. 有效性质量阶段

D. 满意性质量阶段

E. 卓越性质量阶段

17. “条条大路通罗马”说明达成目标有多种途径，这句话对于沟通的启示是

A. 创造良好的沟通环境

B. 充分利用反馈机制

C. 使用恰当的沟通方式

D. 强化沟通能力

E. 学会有效聆听

18. 在健康教育计划与干预阶段，确定优先项目时应遵循的原则是

A. 重要性和有效性原则

B. 科学性和经济性原则

C. 灵活性和效益性原则

D. 适用性和抛弃性原则

E. 针对性和指导性原则

19. 炭疽杆菌在泥土中能生存的时间为

A. 2周　B. 2个月

C. 2年　D. 5年

E. 10年以上

20. 使用中紫外线灯的强度应不低于

A. $30\mu W/cm^2$　B. $50\mu W/cm^2$

C. $70\mu W/cm^2$　D. $80\mu W/cm^2$

E. $100\mu W/cm^2$

21. 根据健康教育诊断，不属于高可变性行为的是

A. 社会不赞成的行为

B. 正处在发展时期的行为

C. 与文化传统不相关的行为

D. 与生活方式及风俗习惯不密切的行为

E. 在其他计划中没有成功改变实例的行为

22. 血管内导管相关性感染的主要影响因素不包括

A. 导管的类型

B. 导管留置的时间

C. 对导管的日常护理

D. 置管时的无菌操作

E. 置管人的专业技术年资

23. 关于合理使用抗菌药物的叙述，错误的是

A. 严格掌握抗菌药物使用的适应证和禁忌证

B. 预防和减少抗菌药物的毒副作用

C. 根据细菌药敏试验结果及药物代谢动力学特征严格选择药物和给药途径

D. 采用适宜的药物、剂量、疗程和给药方法，避免耐药菌株产生

E. 对于感染高风险的人群可及早给予抗菌药物，预防感染发生

24. 控制医院感染最简单、最有效、最方便、最经济的方法是

A. 手卫生

B. 环境卫生

C. 抗菌药物的合理使用

D. 传染病的防控

E. 消毒与灭菌

25. 组织内的权利相对集中，实施“一元化管理”，符合组织设计的

A. 精简要求　　B. 统一要求

C. 协作要求　　D. 高效要求

E. 分工要求

26. 预防ICU病人医院感染最切实的措施是

A. 提高从业人员素质

B. 尽量减少使用侵入性监护方法

C. 关注医疗设备的使用

D. 给予必要的保护性医疗措施

E. 提高病人机体的抵抗力

27. “原正常菌群大部分被抑制，只有少数菌种占决定性优势”，这种菌群失调属于

A. 原位失调　　B. 一度失调

C. 二度失调　　D. 三度失调

E. 四度失调

28. 关于控制的叙述，错误的是

A. 监视各项活动以保证它们按照计划进行并纠正各种重要偏差的过程

B. 控制的重要性包括在执行组织计划中的保障作用和在管理职能中的关键作用

C. 控制的类型包括前馈控制、同期控制和反馈控制

D. 控制的基本过程包括建立标准、衡量绩效和纠正偏差

E. 控制的基本方法包括预算控制、质量控制、进度控制和数据控制

29. 计划工作中，评估形势的主要内容包括

A. 社会关系、社会经济、社会竞争、服务对象的需求

B. 社会需求、社会竞争、组织资源、社会经济的需求

C. 社会竞争、社会关系、社会需求、服务对象的需求

D. 社会需求、社会竞争、组织资源、服务对象的需求

E. 社会需求、社会关系、社会竞争、组织资源的需求

30. 关于直线组织结构的特点，不正确的叙述是

A. 组织关系简明

B. 各部门目标清晰

C. 适用于规模较大的组织

D. 容易造成最高领导人滥用权力的倾向

E. 为评价各部门或个人对组织目标的贡献提供了方便

31. 根据格林模式，“生活质量”属于健康教育诊断中的
A. 社会诊断 B. 行为诊断
C. 流行病学诊断 D. 环境诊断
E. 教育诊断

32. 对胃镜检查中使用过的活检钳进行灭菌处理，首选的方法是
A. 压力蒸汽灭菌
B. 环氧乙烷灭菌
C. 过氧化氢低温等离子体灭菌
D. 甲烷蒸气灭菌
E. 喷雾灭菌

33. 在抗感染药物使用过程中，不属于护士职责的是
A. 严格按照医嘱执行
B. 观察患者用药后的反应
C. 做好各种标本的留取和送检工作
D. 注意配伍禁忌和配置要求
E. 严格掌握药物使用适应证

34. 使计划数字化的工作被称为
A. 规划 B. 决策
C. 预测 D. 预算
E. 方案

35. 属于护理组织文化隐性内容的是
A. 护理环境 B. 价值观念
C. 规章制度 D. 组织形象
E. 护士着装

36. 为了对某一问题深入了解，可以采用的提问方式是
A. 封闭式提问 B. 开放式提问
C. 探索式提问 D. 复合式提问
E. 偏向式提问

37. 为减少偶然因素对评价结果的影响，可采用的方法是
A. 重复测量 B. 随机抽样
C. 随机配对 D. 检验测量工具
E. 培训测量人员

38. 人类的本能行为不包括
A. 摄食行为 B. 性行为
C. 劳动行为 D. 躲避行为
E. 睡眠行为

39. 健康促进领域不包括
A. 制定促进健康的公共政策
B. 创造支持环境
C. 加强社区行动
D. 发展个人技能
E. 协调人类与环境的战略

40. 感染患者使用后的药品，正确的处理程序是
A. 消毒、去污、清洗、灭菌
B. 去污、消毒、清洗、灭菌
C. 清洗、去污、消毒、灭菌
D. 去污、消毒、灭菌、清洗
E. 清洗、灭菌、消毒、去污

41. 属于团体决策方法的是
A. 愿望值准则法
B. 头脑风暴法
C. 极大极小损益值法
D. 决策树法
E. 极小极大后悔值法

42. 西方管理理论的古典管理学阶段是
A. 19世纪前
B. 19世纪末至1930年
C. 1940~1960年
D. 1960年以后
E. 1970年以后

43. 下列部门中感染风险最高的是
A. 人流室 B. 治疗室

C. 换药室　　D. 产房

E. 感染科病房

44. 管理的二重属性是指

A. 自然属性与社会属性

B. 自然属性与科学属性

C. 科学性与艺术性

D. 普遍性与目的性

E. 科学属性与社会属性

45. 狭义的质量是指

A. 产品质量　　B. 过程质量

C. 工作质量　　D. 个体质量

E. 总体质量

46. 关于流行性出血热的叙述，不正确的是

A. 由汉坦病毒引起

B. 是一种自然疫源性疾病

C. 鼠为主要传染源

D. 人－人间传播为重要的传播途径

E. 肾脏损害为本病的特征

47. 医院健康教育的意义不包括

A. 提高患者依从性

B. 消除致病因素

C. 治愈躯体疾病

D. 心理治疗

E. 降低医疗成本

48. 喜欢自我表现、脾气大、易激惹，属于人类行为发展过程的

A. 被动发展阶段

B. 自我发展阶段

C. 主动发展阶段

D. 自主发展阶段

E. 巩固发展阶段

49. 紫外线用于空气消毒时，其有效强度低于多少时应立即更换

A. $90\mu W/cm^2$　　B. $80\mu W/cm^2$

C. $70\mu W/cm^2$　　D. $60\mu W/cm^2$

E. $50\mu W/cm^2$

50. 在交谈过程中，最佳的否定性反馈技巧是

A. 直接指出存在的错误言行或问题

B. 肯定正确的方面，回避错误言行或问题

C. 先直接指出存在的错误言行或问题，再肯定正确的方面

D. 先肯定正确的方面，再直接指出存在的错误言行或问题

E. 先肯定正确的方面，再以建议的方式指出存在的错误言行或问题

51. 不属于 ICU 管理原则的是

A. 定期进行空气和环境的消毒

B. 对患者实施必要的保护性医院措施

C. 限定探视时间和探视人数

D. 提倡介入性监护方法

E. 严格执行消毒隔离措施

52. 电子媒介传播不包括

A. 电影　　B. 电视

C. 投影　　D. 演讲

E. 广播

53. 门诊教育的主要内容是

A. 患者病因的教育

B. 医院环境的教育

C. 常见病防治的教育

D. 医院生活制度的教育

E. 患者治疗原则的教育

54. 决定人类本能行为的主要因素是人的

A. 生物性　　B. 成长性

C. 学习性　　D. 社会性

E. 适应性

55. B－D 实验用于常规检测的时间是

A. 每日开始灭菌前

B. 每日灭菌结束后

C. 新安装的灭菌器
D. 灭菌器维修后
E. 每日下班前

56. 领导生命周期理论中，领导行为进行逐步推移的程序是
A. 低工作与高关系→低工作与低关系→高工作与低关系→高工作与高关系
B. 低工作与高关系→高工作与低关系→低工作与低关系→高工作与高关系
C. 高工作与低关系→高工作与高关系→低工作与高关系→低工作与低关系
D. 高工作与低关系→低工作与高关系→高工作与高关系→低工作与低关系
E. 高工作与低关系→低工作与低关系→高工作与高关系→低工作与高关系

57. 下列属于人力资源管理基本原则的是
A. 以人为本原则 B. 多劳多得原则
C. 经济效能原则 D. 用人之长原则
E. 合理结构原则

58. 管理沟通按不同的标准分成不同的类型，下列属于按沟通组织结构特征分类的是
A. 垂直沟通和平行沟通
B. 语言沟通和非语言沟通
C. 斜向沟通和轮式沟通
D. 链式沟通和圆周式沟通
E. 正式沟通与非正式沟通

59. 针对社区居民的健康问题，常用于答疑解难、帮助其澄清观念的人际传播形式是
A. 咨询 B. 交谈
C. 劝服 D. 指导
E. 教育

60. 通过经常性的各种有效信息的传递，使组织成员建立密切关系，体现了协调的
A. 灵活交通原则 B. 利益一致原则
C. 勤于沟通原则 D. 目标导向原则
E. 整体优化原则

61. 某护士护理一位肺结核患者，关于治疗后产生的废弃物和有机垃圾的处理方法，正确的是
A. 深埋2米以下
B. 置双层黑色密封塑料袋内
C. 用浓度为4000mg/L的有效含氯消毒剂处理后弃之
D. 环氧乙烷熏蒸后弃之
E. 焚烧处理

62. 患者，男，35岁，因糖尿病、高血压住院治疗。不属于病房教育内容的是
A. 高血压的病因
B. 探视制度
C. 糖尿病的饮食要求
D. 高血压的治疗原则
E. 糖尿病并发症的防治措施

63. 为了不断提高护理服务质量，依据护理组织文化的内涵建设原则，护理文化建设的关键是
A. 完善文化设施和美化环境
B. 护理人员的素质培养和提高
C. 建立健全护理规章制度
D. 教育培养良好的医德医风
E. 构建和谐的医－护－患关系

64. 口腔中的唾液链球菌能产生过氧化氢，杀死白喉杆菌与脑膜炎奈瑟菌，这属于人体正常菌群生理作用的

A. 营养作用
B. 免疫调节作用
C. 定植抵抗力作用
D. 生物屏障作用
E. 呼吸作用

65. 建立标准时，应明确标准的类型、标准的水平以及是否具备实行标准的条件等，体现了制定标准的
A. 预防为主原则
B. 标准明确原则
C. 统一化原则
D. 用数据说话原则
E. 所属人员参与制定原则

66. 医院儿科10日内共收住患儿40例，其中新生儿病房10例，有2例发生轮状病毒感染，则新生儿轮状病毒感染的罹患率为
A. 5%　　B. 10%
C. 15%　　D. 20%
E. 25%

67. 办公室只有一台计算机，甲、乙二人都想在同一天使用。经过协商，甲在上午用，乙在下午用。这种解决冲突的方法是
A. 强制　　B. 合作
C. 回避　　D. 迁就
E. 妥协

68. 某医院护理部主任召集几名护士长谈话，了解护理新举措在病房的实施情况，下列不妥的是
A. 做好谈话计划，确立谈话主题
B. 激发下级的谈话愿望
C. 真诚、及时的赞美下属
D. 掌握发问技巧，多提诱导性问题
E. 善于启发下属讲真情实话

69. 在婴幼儿保健方面，妈妈们更愿意相信医务人员的指导，而不是街头小报的指导，这体现了受传者的
A. 求真心理　　B. 求近心理
C. 求短心理　　D. 求新心理
E. 求情厌教心理

70. 手术室某护士准备用2%戊二醛灭菌剂浸泡内镜，为达到防锈目的，该护士应该在戊二醛溶液里加入
A. 0.2%硝酸钾
B. 0.3%硝酸钠
C. 0.5%亚硝酸钠
D. 0.2%亚硝酸钾
E. 0.3%碳酸氢钠

71. 会议开始时，主持者简明扼要地说明会议目的、议题和议程等，使与会者把注意力集中到会议的议题中来，是善于主持会议中的
A. 紧扣议题　　B. 激发思维
C. 引导合作　　D. 恪守时间
E. 做好总结

72. 某护士在给一位HBsAs阳性的患者抽血时不慎被针头刺伤手指，当时按照“针刺伤处理指南”处理了伤口。为预防感染，最应该给该护士注射的药物是
A. 破伤风抗毒素　　B. 抗病毒血清
C. 广谱抗生素　　D. 免疫球蛋白
E. 白蛋白

73. 初产妇，32岁，在硬膜外麻醉下行剖宫产术，因病情需要预防性应用抗生素，护士执行该医嘱的最佳时间是
A. 胎儿娩出后　　B. 脐带钳夹后
C. 胎盘娩出后　　D. 手术开始前
E. 送回病房

74. 护士长在排班时将工作20年的护士甲

和工作5年的护士乙及工作2年的护士丙组合在一起，体现了排班的

A. 公平原则　　B. 效率原则
C. 能级原则　　D. 满足需要原则
E. 结构原则

75. 某胃大部切除手术后的患者自述腹部切口疼痛加重，检查发现患者有体温升高、脉搏加速和血白细胞计数增高等异常。如确诊为医院感染，其主治医师最迟在何时填表报告医院感染管理科

A. 立即　　B. 6 小时内
C. 8 小时内　　D. 12 小时内
E. 24 小时内

76. 2011 年原卫生部发布的《中国护理事业发展规划纲要（2011～2015）》明确要求，三级综合医院护士总数与实际开放床位数的比例不得低于

A. 0.8∶1　　B. 0.7∶1
C. 0.6∶1　　D. 0.5∶1
E. 0.4∶1

77. 在健康教育评价过程中，由于偶然因素，个别被测试对象的某特征水平过高或过低，但在以后的测试中又恢复到原有实际水平的现象被称为

A. 时间因素　　B. 测试因素
C. 回归因素　　D. 选择因素
E. 失访因素

78. 某患者无青霉素过敏史，青霉素皮试阴性，护士随即遵照医嘱给予青霉素静脉滴注，5 分钟后患者突然发生休克，这种情况应该判定为

A. 护理事故　　B. 医疗事故
C. 意外事件　　D. 护理缺陷
E. 护理差错

79. 患者，男，52 岁，工人，因肝硬化、食管静脉曲张破裂出血入院，患者有 18 年每天喝半斤白酒的习惯。入院后护士对其病情评估后计划将其纳入一个健康教育研究中，患者在得知自己作为被研究和观察对象时表现出异乎寻常的行为，此现象称为

A. 雷诺效应　　B. 首因效应
C. 认知效应　　D. 霍桑效应
E. 刻板效应

80. 某居民，女，58 岁，高血压病患者，喜好高盐饮食。社区护士按照健康相关行为改变理论的“知信行模式”对其进行健康教育。按照“知信行模式”，“信”在此案例中是指

A. 提高该居民对社区护士的信任
B. 该居民能达到低盐饮食行为的信度
C. 该居民形成高盐饮食危害健康的信念
D. 该居民建立低盐饮食促进健康的效度
E. 社区护士向该居民提供低盐饮食有益健康的信息

81. 患者，男，56 岁，因突发意识障碍、喷射性呕吐、剧烈头痛、眼睑下垂，急诊入院。入院诊断：自发性蛛网膜下腔出血。积极行术前抢救。参与抢救的是两名新上岗的护士，护士长对这类情形的管理要点是

A. 授权　　B. 亲自指导
C. 禁止　　D. 培训
E. 请高年资护士替代

82. 男，61 岁，退休干部。退休后，其周围的人发现他经常表现出过度克制的情绪，如强行压抑自身的愤怒、悲伤等感性情绪的发泄，这种健康相关行为的类

型为

A. 避开有害环境

B. 戒除不良嗜好

C. 预警行为

D. 日常危害健康行为

E. 致病性行为模式

83. 某医院护理部质控组使用“PDCA”管理方法实行护理质控管制，依据既定的质量标准定期到临床查找问题，分析原因，针对原因制定改进措施，实施并反馈，不断改进提高。该医院实行护理质量控制过程中的依据是

A. 统计数据　　B. 质量标准

C. 个人观察　　D. 问卷调查

E. 书面报告

## B 型题

（84～86 题共用备选答案）

A. 0～2 岁

B. 2～3 岁

C. 3～12 岁

D. 12～13 岁至成年

E. 成年后

84. 人类行为形成和发展的主动发展阶段一般在

85. 人类行为形成和发展的自主发展阶段一般在

86. 人类行为形成和发展的巩固发展阶段一般在

（87～89 题共用备选答案）

A. 最重要且必须完成的目标

B. 最重要且很想完成的目标

C. 较重要且必须完成的目标

D. 较重要且很想完成的目标

E. 不太重要且可以暂时搁置的目标

87. “ABC”时间管理法中“C 级”目标是

88. “ABC”时间管理法中“B 级”目标是

89. “ABC”时间管理法中“A 级”目标是

（90～91 题共用备选答案）

A. 3 天　　B. 5 天

C. 7～10 天　　D. 14 天

E. 4～8 周

90. 败血症患者抗菌药物一般用至体温正常，病情好转后

91. 心内膜炎患者抗菌药物一般用至体温正常，病情好转后

（92～93 题共用备选答案）

A. 接受注射者相对安全，注射操作者绝对安全

B. 提倡介入性方法，尽量减少非介入性方法

C. 注射操作者安全，环境安全

D. 接受注射者安全，注射操作者安全，环境安全

E. 严格无菌操作和洗手，做好消毒隔离

92. WHO 提供的安全注射标准是

93. 预防介入性感染最基本的重要措施是

（94～96 题共用备选答案）

A. 全面质量管理

B. PDCA 管理

C. QUACERS 管理

D. 分层次管理

E. 标准化管理

94. 上述管理模式中，被称为戴明循环的是

95. ISO9001 质量管理体系属于

96. 预防医疗事故最有效的管理方式是

（97～98 题共用备选答案）

A. 传播过程具有复合性

B. 是双向性的直接传播

C. 受传者行为的可塑性

D. 降低医疗成本

E. 能及时反馈

97. 属于健康传播特点的是

98. 属于群体传播特点的是

(99~100题共用备选答案)

A. 准确性原则　B. 速度性原则

C. 经济性原则　D. 针对性原则

E. 科学性原则

99. 强调针对具体受传者、具体情况而选择传播途径，遵循的原则是

100. 强调保证信息能准确地传递给受传者而选择传播途径，遵循的原则是

# 模拟试卷一答案与解析

| 1. E | 2. A | 3. C | 4. D | 5. B | 6. D | 7. B | 8. E | 9. C | 10. A |
|---|---|---|---|---|---|---|---|---|---|
| 11. A | 12. B | 13. B | 14. E | 15. C | 16. C | 17. C | 18. A | 19. E | 20. C |
| 21. E | 22. A | 23. E | 24. A | 25. B | 26. B | 27. D | 28. E | 29. D | 30. C |
| 31. A | 32. A | 33. E | 34. D | 35. B | 36. C | 37. A | 38. C | 39. E | 40. A |
| 41. B | 42. B | 43. E | 44. A | 45. A | 46. D | 47. C | 48. C | 49. C | 50. E |
| 51. D | 52. D | 53. C | 54. A | 55. A | 56. C | 57. D | 58. E | 59. A | 60. C |
| 61. E | 62. B | 63. B | 64. C | 65. B | 66. D | 67. E | 68. D | 69. A | 70. C |
| 71. A | 72. D | 73. D | 74. E | 75. E | 76. A | 77. C | 78. C | 79. D | 80. C |
| 81. B | 82. E | 83. B | 84. C | 85. D | 86. E | 87. E | 88. D | 89. A | 90. C |
| 91. E | 92. D | 93. E | 94. B | 95. E | 96. A | 97. A | 98. B | 99. D | 100. A |

1. **解析**：领导效能的内容包括：决策效能、时间效能、用人效能、办事效能、组织整体贡献效能。

2. **解析**：人力是管理的最主要因素，是管理的核心。物力是指设备、材料、仪器、能源等。时间是最珍贵的资源。信息是管理活动的媒介。财力的管理是指对资金的分配和使用进行管理，以保证有限的资金产生最大的效益。

3. **解析**：高度危险性医疗用品是指进入正常无菌组织、脉管系统或有无菌体液流过，一旦被微生物污染将导致极高感染危险的器材，如注射针、外科手术器械（包括活体组织检查钳）、膀胱镜、腹腔镜等。A、D、E三项，属于中度危险性医疗用品。B项，属于低度危险性医疗用品。

4. **解析**：日常危害健康行为指日常生活、职业活动中危害健康的行为、习惯，如吸烟、酗酒、缺乏体育锻炼等。致病性行为模式指可导致特异性疾病发生的行为模式，如A型行为模式与冠心病的发生密切相关；C型行为模式与肿瘤的发生有关等。不良疾病行为指个体从感知到自身患病至疾病康复过程中所表现出来的不利于疾病治疗和健康恢复的行为，如瞒病、恐病、讳疾忌医、不遵医嘱等。违规行为指违反法律法规、道德规范并危

害健康的行为，如药物滥用、性乱等。不良嗜好行为指吸烟、酗酒等行为。

5. **解析：**肾结石不属于传染性疾病，故不需要隔离治疗。水痘、麻疹应采取呼吸道隔离，甲肝、感染性腹泻采取消化道隔离。

6. **解析：**排除法。无限制地使用抗生素可能会引起细菌耐药与二重感染，不符合抗生素的使用规范与用药原则，不属于预防医院感染的措施。

7. **解析：**对手术器械进行消毒与灭菌时首选压力蒸汽灭菌。压力蒸汽灭菌法适用于耐高温、耐高压、耐潮湿的物品，如各种器械、敷料、搪瓷、玻璃制品、橡胶、某些药品、溶液、细菌培养基等的灭菌。电离辐射灭菌法适用于不耐热的物品，如橡胶、塑料、高分子聚合物（一次性注射器、输液与输血器等）、精密医疗仪器、生物医学制品、节育用具及金属等。

8. **解析：**护理人才群体结构包括：①专业结构；②能级结构；③年龄结构；④智能结构。

9. **解析：**健康传播有四个特点：①传递的是健康信息；②具有明确的目的性；③传播者属于专门的技术人才；④健康传播的过程以健康为中心而具有复合性。“具有一定的营利性”不是健康传播的特点。

10. **解析：**处理针刺伤的首要步骤是挤出污血，然后冲洗、消毒。

11. **解析：**戊型肝炎病毒的传播途径与甲肝一样，都是粪－口传播。

12. **解析：**根据讨论的主题，选择相关的人员组成小组，小组讨论的人数一般以6~10人为宜。

13. **解析：**协调是为了解决问题，消除隔阂，推动工作。因此，能否调动起当事者的积极性，是协调成功与否的一个检验标准。

14. **解析：**个体接受外界信息后，在头脑中进行信息加工处理的过程为自我传播，又称人内传播。人际传播又称亲身传播，是指人与人之间面对面直接的信息交流，是个体之间的相互沟通。群体传播是指组织以外小群体（非组织群体）的传播活动。大众传播是指职业性传播机构通过广播、电视、电影、报刊、书籍等大众传播媒介向范围广泛、为数众多的社会人群传递信息的过程。组织传播是指组织之间、组织内部成员之间的信息交流活动，是有组织、有领导并具有一定规模的信息传播。

15. **解析：**在护理管理中应用系统原理要求护理管理者运用整体的观点、相关的观点、有序的观点、动态的观点、开放的观点，去分析和解决系统或局部的护理管理问题。管理必须秉承在整体规划下进行明确的分工，又在分工的基础上进行有效综合的原则；概括起来就是整体把握、科学分解、组织综合。

16. **解析：**质量观的发展阶段包括：符合性质量阶段、适用性质量阶段、满意性质量阶段、卓越性质量阶段。

17. **解析：**“条条大路通罗马”说的正是达成目标有多种途径的意思，提示面对不同的沟通对象或面临不同的情形，应该采取不同的恰当沟通方式，这样方能事半功倍。

18. **解析：**在健康教育计划与干预阶段，确定优先项目时应遵循的原则是重要性和有效性原则。

19. **解析**：炭疽杆菌繁殖体在日光下12小时死亡；加热到75℃时，1分钟死亡。在有氧气与足量水分的条件下，能形成芽孢。其芽孢抵抗力强，能耐受煮沸10分钟，在水中可生存数年，在泥土中可生存10年以上。

20. **解析**：使用中紫外线灯的强度应不低于70μW/cm²。在室内无人状态下，采用紫外线灯悬吊式或移动式直接照射消毒，灯管吊装高度距离地面1.8～2.2m，照射时间≥30分钟。

21. **解析**：高可变性行为与低可变性行为是指通过健康教育干预，某行为发生定向改变的难易程度。高可变性行为包括：①正处在发展时期或刚刚形成的行为；②与文化传统或传统的生活方式关系不大的行为；③在其他计划中已有成功改变实例的行为；④社会不赞成的行为。低可变性行为包括：①形成时间已久的行为；②深深根植于文化传统或传统的生活方式之中的行为；③既往无成功改变实例的行为。

22. **解析**：血管内导管相关性感染的影响因素：严格的无菌技术，注意选择合适的导管(如口径适宜、质地柔软而光洁)，熟练的穿刺、插管技术，置管时间及日常护理。

23. **解析**：无限制地预防性应用抗菌药物会促进耐药菌株的产生，应严格限制。

24. **解析**：发生医院感染的原因有：交叉感染、条件致病菌感染、不合理使用抗感染药物、医院管理不当等。其中最简单、最有效、最方便、最经济的控制方法为注意手卫生。

25. **解析**：组织设计的要求有精简、统一、高效。精简指注意避免机构重叠，“头重脚轻”，人浮于事。统一指组织内的权利应相对集中，实施“一元化管理”。高效指使各部门、各环节、各组织成员组合成高效的结构形式。

26. **解析**：预防ICU病人医院感染的原则应是提倡非侵入性监护方法，尽量减少侵入性血流动力学监护的使用频率（最切实的措施）。对病人施行必要的保护性医疗措施，提高病人机体的抵抗力。

27. **解析**：三度失调常为广谱抗菌药物的大量应用使大部分正常菌群消失，而代之以过路菌或外袭菌，并大量繁殖而成为该部位的优势菌。表现为“原正常菌群大部分被抑制，只有少数菌种占决定性优势”。

28. **解析**：控制的基本方法包括预算控制、生产控制、财务控制和综合控制。

29. **解析**：计划工作的第一步是评估形势，其主要内容是社会需求、社会竞争、组织资源、服务对象的需求。

30. **解析**：直线组织结构适用于企业规模不大，职工人数不多，生产和管理工作都比较简单的情况或现场作业管理。

31. **解析**：根据格林模式，健康教育诊断主要包括6个方面：①社会诊断：社会环境、生活质量；②流行病学诊断；③行为诊断；④环境诊断；⑤教育诊断：倾向因素、促成因素、强化因素；⑥管理与政策诊断。

32. **解析**：耐高热、耐潮湿的诊疗器械、器具和物品，首选压力蒸汽灭菌法。

33. **解析**："严格掌握药物使用适应证"属于医生的职责范畴。
34. **解析**："数字化的计划"又称预算，是用具体数字表示预期结果的报表。
35. **解析**：护理组织文化的内容可分为显性和隐性两大类。隐性内容包括护理哲理、价值观念、道德规范、组织精神等；显性内容包括工作环境、规章制度、组织形象等。
36. **解析**：适用于对某一问题进行深入了解的提问方式是探索式提问，探索式提问的问题目的为探索究竟、追究原因，如"为什么……"，以了解对方某一问题、认识或行为产生的原因。封闭式提问适用于收集简明的事实性资料。开放式提问的问题比较笼统，适用于了解对方真实的情况。复合式提问为两种或两种以上类型的问题结合在一起，易使回答者感到困惑，不知如何回答，故应避免使用。偏向式提问的问题中包含着提问者的观点，以暗示对方做出提问者想要得到的答案，适用于提示对方注意某事的场合。
37. **解析**：可采用重复测量的方法以减少偶然因素对评价结果的影响。检验测量工具和培训测量人员可减少测试或观察因素的影响。随机抽样和随机配对可防止或减少选择偏倚。
38. **解析**：人类的本能行为由人的生物性所决定，是人类的最基本行为，如摄食行为、性行为、躲避行为、睡眠行为等。劳动行为属于社会行为，是人们通过不断的学习、模仿、受教育、与人交往的过程，逐步懂得如何使自己的行为得到社会的承认、符合道德规范、具有社会价值，从而与周围环境相适应。
39. **解析**：健康促进领域包括五个方面：制定促进健康的公共政策；创造支持环境；加强社区行动；发展个人技能；调整卫生服务方向。不包括"协调人类与环境的战略"。
40. **解析**：感染患者使用后的药品，正确的处理程序是"消毒、去污、清洗、灭菌"。
41. **解析**：团体决策方法包括：①头脑风暴法，又称思维共振法。原则是鼓励一切有创见的思想，禁止任何批评与限制。②名义集体决策法，是指参加集体决策的成员面对面地接触，全部意见提出来之前，成员之间不进行讨论，所有方案都提出之后，再进行讨论，直到达成一致意见。③德尔菲法，又称专家意见法。④电子会议法。
42. **解析**：西方管理理论的发展按时间可以划分为三个阶段：古典管理学阶段（19世纪末至1930年）、行为科学阶段（1940~1960年）和科学管理阶段（1960年以后）。
43. **解析**：感染高风险的部门包括：手术室、重症监护室、导管室、产房、人流室、胃镜室、治疗室、换药室、注射室、输液室、口腔科、血液科病房、感染科病房、预检分诊台等。综上所述，结合选项，感染风险最高的是感染科病房。
44. **解析**：自然属性与社会属性是管理的二重属性。
45. **解析**：狭义的质量是指产品质量；广义的质量除产品质量外，还包括过程质量和工作质量。
46. **解析**：流行性出血热具有多宿主性，由汉坦病毒引起，在我国主要传染源有野栖为主的黑线姬鼠和家栖为主的褐家鼠，通常情况下病人成为传染源的情况很少。流行性出血热可经鼠咬或革螨、恙螨、蚤、蚊叮咬传播，也可垂直传播，还可经感染动物的排泄物（尿、粪）、分泌物（唾液）和血污染空气、尘埃、食物和水后再经呼吸道、消化道、伤口接触传染给人。流行性出血热一般不会在人－人间传播 。

47. **解析**：医院健康教育的意义包括：①提高患者依从性；②心理治疗；③消除致病因素；④密切医患关系；⑤降低医疗成本。不包括治愈躯体疾病。

48. **解析**：主动发展阶段：一般在3～12岁内。此阶段的行为有明显的主动性，其主要表现为爱探究、好攻击、易激惹、喜欢自我表现等。

49. **解析**：紫外线用于空气消毒时，其有效强度低于70μW/cm$^2$时应立即更换。普通30W新灯管辐照强度≥90μW/cm$^2$为合格；使用中紫外线灯管辐照强度≥70μW/cm$^2$为合格。

50. **解析**：在交谈过程中，最佳的否定性反馈技巧是先肯定正确的方面，再以建议的方式指出存在的错误言行或问题，使对方保持心理上的平衡，易于接受批评和建议 。

51. **解析**：排除法。提倡介入性监护方法不属于ICU管理原则。预防ICU医院感染的原则应是提倡非侵入性监护方法，尽量减少侵入性血流动力学监护的使用频率。为加强监护所使用的各种侵入性检查、治疗，如机械通气、动脉测压、血液净化、静脉营养、留置导尿、胃肠引流等都可能为细菌侵入机体和正常菌群移位提供有利条件。

52. **解析**：电子媒介传播是指运用电子技术、电子技术设备及其产品进行信息传播的媒介，主要包括广播、电视、电影、网络、录音、录像和光碟等。演讲属于口头传播，D错误。

53. **解析**：门诊教育的主要内容是常见病防治的教育。门诊教育主要包括候诊教育、随诊教育、咨询教育和健康教育处方。

54. **解析**：生物性是决定人类本能行为的主要因素，本能行为是人类的最基本行为，如摄食行为、性行为、躲避行为、睡眠行为等。

55. **解析**：B－D实验是用于检测预真空压力蒸汽灭菌器的冷空气排除效果的试验，每日开始灭菌前进行B－D测试（A正确），B－D测试合格后，灭菌器方可使用，B－D测试失败应及时查找原因进行改进。

56. **解析**：领导生命周期理论中，领导行为进行逐步推移的程序是高工作与低关系→高工作与高关系→低工作与高关系→低工作与低关系。

57. **解析**：人力资源管理的基本原则包括：职务要求明确原则；责权一致原则；公平竞争原则；用人之长原则；系统管理原则。

58. **解析**：正式沟通是指通过组织明文规定的渠道进行的与工作相关的信息传递和交流，它与组织结构息息相关。非正式沟通是通过正式沟通渠道以外的渠道进行信息传递和交流，是正式沟通的补充。

59. **解析**：在健康教育中，常用的人际传播形式有咨询、交谈或个别访谈、劝服及指导四种。①咨询：针对前来咨询者的健康问题，答疑解难，帮助其澄清观念，做出决策。②交谈：通过与教育对象面对面的直接交流，传递健康信息和健康知识，帮助其改变相关态度。③劝服：针对教育对象存在的健康问题，说服其改变不正确的健康态度、信念及行为习惯。④指导：通过向健康教育对象传授相关的知识和技术，使其学习、掌握自我保健的技能。

60. **解析：**协调的勤于沟通原则：通过经常性的各种有效信息的传递，使组织成员彼此间建立起密切的关系，有利于解决矛盾，消除误会。

61. **解析：**肺结核患者治疗后产生的废弃物和有机垃圾须进行焚烧处理。

62. **解析：**病房教育主要包括患者所患疾病的病因、发病机制、症状、并发症、治疗原则、生活起居、饮食干预等知识，以提高患者的依从性。入院教育的主要内容是医院的有关规章制度，如生活制度、探视制度、卫生制度等；探视制度属于入院教育。

63. **解析：**由于每个医院形成与发展的条件不同、规模和技术专长不同、人员构成和素质不同等，这也就决定了医院文化和护理文化的内涵不同。所以，护理文化建设必须从护理人员的素质培养和提高方面出发，使之具有强大的生命力。

64. **解析：**已在特定部位定植的正常菌群通过黏附和繁殖能形成一层自然菌膜，是一种非特异性的保护膜，可促进机体抵抗致病微生物的侵袭及定植，从而对宿主起到一定程度的保护作用，即定植抵抗力作用。

65. **解析：**制定标准的原则：①标准明确，建立标准时，应明确标准的类型、标准的水平，是否具备实行标准的条件，是否有评价方法可以测量，是否反映服务对象的需求和实践需要等；②预防为主；③用数据说话；④所属人员参与制定。

66. **解析：**罹患率表示某人群某病新病例发生频率；通常多指在某一局限范围，短时间内的发病频率。计算方法 =（观察期内某人群中某病新发病例数 ÷ 同期暴露人口数）× K，其中 K 通常取 100%。本题中新生儿轮状病毒感染的罹患率 =（2 ÷ 10）×100% =20%。

67. **解析：**本题考查处理冲突的传统方法。题干中，甲、乙二人因为想同时使用计算机而产生冲突，经协商后达成一致。这种解决冲突的方法称为妥协。妥协使双方都退让一步，达成彼此可以暂时接受的协议。

68. **解析：**护理部主任想了解护理新举措的实施情况，应掌握发问技巧，多进行开放式提问，旨在激发对方说出自己的真实感觉、认识、态度和想法。适用于了解对方真实的情况。

69. **解析：**题干体现了受传者对信息的求真心理，力求信息真实可信。求新指信息新颖引人。求短力求信息短小精悍，简单明了。求近指信息在生活、地域、情感、认知等方面贴近受传者。

70. **解析：**戊二醛适用于不耐热诊疗器械、器具与物品的浸泡消毒与灭菌。酸性强化戊二醛使用前应先加入 pH 调节剂（碳酸氢钠），再加防锈剂（亚硝酸钠）充分混匀；在 20℃ ~25℃温度条件下，加入 pH 调节剂和亚硝酸钠后的戊二醛溶液连续使用时间应≤14 天。

71. **解析：**主持会议的要领包括两个方面：一是处理好议题，即会议的主题、中心；二是应付好与会者，使之达到目标。把握 4 个要点：紧扣议题（会议开始时，主持者需简明扼要地说明会议的目的、议题、议程和要求，以便使与会者消除在会议初始时思绪混乱的状态，把注意力集中到会议的议题中来）、激发思维（主持者在会议上的讲话要有针对性，语言要风趣、幽默、生动，激发与会者的思维，唤起他们的联想，产生共鸣）、引导合作（主持者应强调合作，不强调分歧，应利用各种机会指出集体智慧大于个人智慧，一个好方案的产生离不开合作）、恪守时间（保证准时开会、准时散会，这是主持人的威信、魄力和责任所在）。

72. **解析**：患者已接触了乙肝病毒表面抗原阳性患者的血液，应进行被动免疫，即接种乙肝抗毒素或免疫球蛋白。

73. **解析**：预防性应用抗生素一般在手术前0.5～1h。

74. **解析**：人员结构合理，确保病人安全：排班时应根据病人情况以及护理人员的数量、水平等进行有效组合，做到新老搭配、优势互补，保证病人安全，防范护理纠纷。

75. **解析**：发生医院感染，应在24小时内上报医院感染管理科。

76. **解析**：三级综合医院护士总数与实际开放床位数的比例不得低于0.8∶1，病区护士总数与实际开放床位数的比例不得低于0.6∶1；二级综合医院护士总数与实际开放床位数的比例不得低于0.6∶1，病区护士总数与实际开放床位数的比例不得低于0.4∶1。

77. **解析**：回归因素是指由于偶然因素，个别被测试对象的某特征水平过高或过低，但在以后的测试中又恢复到原有实际水平的现象。

78. **解析**：医疗意外是指医务人员在对患者的诊疗过程中，不是因为医疗过失，而是由于患者病情的发展变化及其他现实的客观因素，造成患者意想不到的死亡。在医疗实践中，有时医院方面虽然为患者尽了最大的努力，终因患者的病情危重，救治无效而死亡；有时由于现代医疗技术、检查方法和治疗手段的局限，医务人员对一些疑难疾病或尚未被人们充分认识的疾病束手无策；有时由于客观条件的限制，如没有足够的紧急检查和救治时间，缺少必要的设备或其他适当的条件而致使患者发生残废等不幸事件；有时患者的疾病发生难以预测的意外情况，使病情恶化而致突然死亡；有时则是由于患者疾病发展的必然结果而导致死亡等。综上所述，均属于医疗意外。

79. **解析**：人们在得知自己正在被研究和观察时表现出异乎寻常的行为（如刻意改变一些言行举止）的现象，称为霍桑效应。

80. **解析**："知信行模式"是指将人类行为的改变分为获取知识、产生信念及形成行为三个连续的过程。

81. **解析**：题干中为新上岗护士，护理实践经验不足，为使其快速成长，护士长应亲自指导抢救，提高新护士的现场抢救能力。

82. **解析**：致病性行为模式是指可导致特异性疾病发生的行为模式，如A型行为模式与冠心病的发生密切相关；C型行为模式与肿瘤的发生有关等。"强行压抑自身的愤怒、悲伤等感性情绪的发泄"属于C型行为。

83. **解析**：题干中实行护理质量控制的依据是既定的质量标准。标准是评定工作成绩的尺度，是用以衡量实际成果与预计状况之偏差的依据和基础。

84～86. **解析：**人类行为形成和发展的主动发展阶段在3～12岁，此阶段的行为有明显的主动性，其主要表现为爱探究、好攻击、易激惹、喜欢自我表现等。人类行为形成和发展的自主发展阶段在12～13岁起延续至成年，此阶段人们开始通过对自己、他人、环境、社会的综合认识，调整自己的行为。人类行为形成和发展的巩固发展阶段在成年后并持续终生，此阶段的行为已基本定型，但由于环境、社会及个人状况均在不断变化，人们必须对自身行为加以不断的调整、完善、充实和提高。

87～89. **解析：**"ABC"时间管理法由美国管理学家莱金（Lakein）提出，他建议为了提高时间的利用率，人们应该将其各阶段目标分为"ABC"三个等级，"A级"为最重要且必须完成的目标，"B级"为较重要且很想完成的目标，"C级"为不太重要且可以暂时搁置的目标。

90～91. **解析：**败血症患者抗菌药物一般用至体温正常，病情好转后7～10天；心内膜炎患者抗菌药物一般用至体温正常，病情好转后4～8周。急性感染患者体温恢复正常，症状消失后继续用2～3天；体质好的、病程不易迁延者，病情基本控制后1～3天即可停药。急性感染应用抗菌药物后临床疗效不显著时，经分析确属抗菌药物选择不当者，在48～72小时后应考虑改用其他抗菌药物，或调整用药剂量及给药途径等。

92～93. **解析：**WHO提供的安全注射标准是接受注射者安全，注射操作者安全，环境安全。预防介入性感染最基本的重要措施是严格无菌操作和洗手，做好消毒隔离。

94～96. **解析：**（1）戴明循环又称PDCA循环，是美国质量管理专家休哈特博士首先提出的，由戴明采纳、宣传，获得普及。（2）ISO9001不是指一个标准，而是一类标准的统称，是由TC176（质量管理体系技术委员会）制定的所有国际标准。（3）预防医疗事故最有效的管理方式是全面质量管理。

97～98. **解析：**（1）健康传播的特点：①健康传播传递的是健康信息；②具有明确的目的性；③过程具有复合性；④对传播者有特殊素质要求。（2）群体传播的特点：①信息传播在小群体成员之间进行，是一种双向性的直接传播；群体传播在群体意识的形成中起重要作用，在群体交流中形成的一致性意见会产生一种群体倾向，这种群体压力能够改变群体中个别人的不同意见，从而产生从众行为。②群体中的"舆论领袖"对人们的认知和行为改变具有引导作用。

99～100. **解析：**针对性原则是指健康信息的选择、制作、传递必须针对受传者的需求和特点；准确性原则是指保证信息能准确地传递给受传者。速度性原则是指力求信息以最快的速度传递至受传者；经济性原则是指在保证准确、有针对性、快速的基础上，考虑经济因素，尽量减少传播者与受传者的经济负担。

# 模拟试卷二

## A1/A2 型题

1. 不属于促进健康行为的特点的是
   A. 有利性　B. 和谐性
   C. 一致性　D. 规律性
   E. 灵活性
2. 目标管理的基本精神是强调
   A. 以经济为中心
   B. 以整体人为中心
   C. 以工作为中心
   D. 以自我管理为中心
   E. 以人际关系为中心
3. 对受传者的描述，正确的是
   A. 传播行为的引发者
   B. 在传播过程中信息的主动发出者
   C. 必须是个人
   D. 必须是群体
   E. 大量的受传者称为受众
4. 健康教育中最常用的体语是
   A. 手语　B. 身体运动
   C. 姿势　D. 面部表情
   E. 眼睛运动
5. 书面协议是由
   A. 上下级共同撰写
   B. 上级撰写
   C. 下级撰写
   D. 当事人撰写
   E. 公司统一制定
6. 信息的中心价值是
   A. 时间　B. 载体
   C. 事实　D. 完全
   E. 准确
7. 以下不属于高度危险性医疗用品的是
   A. 腹腔镜　B. 导尿管
   C. 体温表　D. 手术器材
   E. 植入物
8. QUACERS 模式重视的是
   A. 精确的度量
   B. 强调顾客的需要
   C. 一切评价以事实为准绳
   D. 用数据说话
   E. 满足工作人员的需求
9. 下列不属于动态体语的是
   A. 手势
   B. 触摸
   C. 注视对方的眼神
   D. 仪表服饰
   E. 点头
10. 会议的组织协调要遵循的原则不包括
    A. 及时的应变性
    B. 果断的决策性
    C. 适当的灵活性
    D. 分清主次性
    E. 明确的目的性
11. 下列有关“训导技巧”的描述，错误的是
    A. 不具体指明问题所在
    B. 批评对事不对人
    C. 允许下属表达自己的观点
    D. 以平等、客观的态度面对下属
    E. 控制讨论时长
12. 人体内的正常菌群大部分是
    A. 需氧菌　B. 厌氧菌

C. 寄生菌　　D. 杆菌
E. 球菌

13. 健康教育的最终目的是
A. 传播健康信息
B. 帮助个人和群体掌握卫生保健知识
C. 改善教育对象的健康相关行为
D. 减轻影响健康的危险因素
E. 预防疾病，促进健康，提高生活质量

14. 不属于艾滋病传播途径的是
A. 同性性接触　　B. 异性性接触
C. 同桌进餐　　D. 输血
E. 分娩

15. 不符合协调的基本要求的是
A. 及时协调与连续协调相结合
B. 从根本上解决问题
C. 调动当事者的积极性
D. 体现协调者的权威性
E. 公平合理

16. 对戊二醛消毒、灭菌效果的监测频率为
A. 每日一次　　B. 隔日一次
C. 每周一次　　D. 两周一次
E. 每月一次

17. 医院医护人员选择传播途径的原则不包括
A. 准确性原则　　B. 针对性原则
C. 速度性原则　　D. 效益性原则
E. 经济性原则

18. 属于直线型组织结构优点的是
A. 多头领导　　B. 责权明确
C. 强调专业化　　D. 职能机构重叠
E. 责任分散

19. 医院一般环境的处理原则是
A. 以清洁为主
B. 以化学消毒为主
C. 以灭菌为主
D. 以清除医疗垃圾为主
E. 以清除传染源为主

20. 根据健康教育诊断，属于低可变性行为的是
A. 社会不赞成的行为
B. 正处在发展时期的行为
C. 与文化传统不相关的行为
D. 与生活方式及风俗习惯不密切的行为
E. 既往无成功改变实例的行为

21. 关于抗菌药物的作用机制，错误的叙述是
A. 干扰细菌细胞壁合成
B. 抑制细菌芽孢生成
C. 抑制细菌核酸合成
D. 影响细菌蛋白质合成
E. 损伤细菌细胞膜

22. 按照格林模式，“价值观”属于影响健康教育诊断的
A. 倾向因素　　B. 促成因素
C. 强化因素　　D. 遗传因素
E. 学校因素

23. “3 年内，社区 16 ~ 26 岁青少年吸烟率降低 25%”，这属于健康教育的
A. 计划目的　　B. 健康目标
C. 行为目标　　D. 计划目标
E. 教育目标

24. 在人际交往中利用时间、环境、设施和交往气氛所产生的语义来传递信息，属于
A. 仪表语　　B. 动态体语
C. 同类语言　　D. 时空语
E. 形象语

25. 在组织设计中，“确定正式组织结构及

组织运作程序”属于的步骤是

A. 决定人员配备　B. 确立组织目标
C. 形成组织结构　D. 划分业务工作
E. 确定职责和权限

26. “冲突是与生俱来的，组织应当接纳冲突并使之合理化”，这一观点来自于

A. 现代观点　B. 传统观点
C. 动态观点　D. 人际关系观点
E. 相互作用观点

27. 为完成战略决策所规定的目标而制定的组织在未来一段较短时间内的具体行动方案，解决的是“如何做”的问题，上述决策称之为

A. 确定型决策　B. 风险型决策
C. 微观决策　D. 个人决策
E. 战术决策

28. 患者刘某，29岁，于今日5时分娩(顺产)，侧切伤口使用碘伏冲洗，应用碘伏的浓度为

A. 含有效碘250mg/L
B. 含有效碘500mg/L
C. 含有效碘1000mg/L
D. 含有效碘2000mg/L
E. 含有效碘2500mg/L

29. 护士小张，在给病人配制氯化钾溶液时浓度错误，导致病人心脏骤停，抢救无效而死亡，这属于医疗事故中的

A. 一级医疗事故　B. 二级医疗事故
C. 三级医疗事故　D. 四级医疗事故
E. 护理缺陷

30. 信息发送者将信息译成接收者能够理解的一系列符号，如语言、文字、图表、照片、手势等，这属于沟通过程的

A. 信息源环节　B. 编码环节
C. 传递信息环节　D. 解码环节
E. 反馈环节

31. 按传播规模分类，人类的传播活动可包括

A. 人际传播、人内传播、自我传播、亲身传播、组织传播
B. 人际传播、人内传播、群体传播、组织传播、自我传播
C. 人际传播、群体传播、大众传播、组织传播、自我传播
D. 人际传播、群体传播、大众传播、组织传播、亲身传播
E. 人际传播、亲身传播、人内传播、组织传播、群体传播

32. 从健康传播效果的层次来看，以下表述属于态度转变的是

A. 能指出酗酒对健康的危害
B. 经常参加步行、游泳、打太极拳等健身活动
C. 阻止家人或他人在自己身边吸烟
D. 相信低钠盐饮食有利于健康
E. 不能经常吃新鲜蔬菜、水果

33. 在交谈中，当对方说出某些敏感问题或难以回答的问题时，比较恰当的做法是

A. 当作没有听见，继续自己的话题
B. 保持沉默
C. 顾左右而言他，回避问题
D. 做出无明确态度和立场的模糊性反馈
E. 告诫对方最好不要提此类问题

34. 患者气管切开行呼吸机支持，预防呼吸机相关性肺炎的护理措施不包括

A. 做好气道护理
B. 呼吸机的湿化器使用无菌水
C. 防止冷凝水倒流
D. 预防性使用广谱抗生素

E. 呼吸机管道视情况定期更换

35. 按照规定，拥有 1000 张病床医院的医院感染发病率应低于

A. 7%　　B. 8%

C. 9%　　D. 10%

E. 15%

36. 关于艾滋病的叙述，不正确的是

A. HIV 对外界的抵抗力大于 HBV

B. HIV 感染者是主要传播源

C. 不能通过蚊虫叮咬传播

D. 共用剃刀可以传播

E. 人工授精也会传播

37. 群体传播时，“舆论领袖”对人们的认知和行为改变具有的作用是

A. 领导作用　　B. 引导作用

C. 主导作用　　D. 辅助作用

E. 主要作用

38. 对无明确潜伏期的疾病，判断医院感染的原则是

A. 入院后 6 小时发生感染

B. 入院后 8 小时发生感染

C. 入院后 24 小时发生感染

D. 入院后 28 小时发生感染

E. 入院后 48 小时发生感染

39. 患者，男，60 岁，慢性高血压病史 20 余年。接受健康教育过程中，不符合患者心理特点的是

A. 求真　　B. 求新

C. 求多　　D. 求短

E. 求近

40. 患者，男，38 岁，入院后血液检查梅毒抗体阳性。该患者病房环境物品消毒的措施中，最合理的是

A. 床头柜等物体表面用 500mg/L 含氯消毒试剂擦拭

B. 床头柜等物体表面用 100mg/L 含氯消毒试剂擦拭

C. 床头柜等物体表面用 200mg/L 含氯消毒试剂擦拭

D. 马桶用 200mg/L 含氯消毒试剂擦拭

E. 被服采用高压蒸汽灭菌或焚烧处理

41. 乳腺癌患者自发成立联谊会，定期开展交流活动，该传播活动的类型属于

A. 人际传播　　B. 群体传播

C. 大众传播　　D. 组织传播

E. 自我传播

42. 关于消毒、灭菌基本原则的描述，不妥的一项是

A. 环境与物体表面，一般情况下先清洁，再消毒

B. 耐热、耐湿的手术器械，应首选压力蒸汽灭菌

C. 当受到患者的血液、体液等污染时，先清洁与消毒，再去除污染物

D. 重复应用的诊疗器械、器具和物品，使用后应先清洁，再进行消毒或灭菌

E. 医疗机构消毒工作中使用的消毒产品应经卫生行政部门批准或符合相应技术规范标准

43. 关于隔离技术的叙述，不正确的是

A. 检验标本应放在有盖的容器内运送

B. 凡具有传染性的病人应集中在一个房间以便于管理

C. 被污染的敷料进行焚烧处理

D. 不将病历带进隔离室

E. 为患者抽血时戴手套

44. 在诊疗过程中，医护人员根据病情对患者进行的口头教育属于

A. 候诊教育　　B. 预诊教育

C. 健康教育　　D. 随诊教育

E. 咨询教育

45. 除了皮肤黏膜消毒液外，其他使用中的消毒液细菌含量应

A. ≤5cfu/ml　　B. ≤10cfu/ml

C. ≤50cfu/ml　　D. ≤100cfu/ml

E. ≤200cfu/ml

46. 两个人员协同工作发挥的作用可以达到“1+1>2”的效果，体现了

A. 人的主观能动性

B. 人力资源的可塑性

C. 人力资源的组合性

D. 人力资源的流动性

E. 人力资源闲置过程中的消耗性

47. 患者，男，57岁，因发现血糖升高5年，发现尿糖阳性2天，收住入院。护士对其进行入院健康教育，内容不包括

A. 医院制度　　B. 医护人员

C. 饮食控制　　D. 医院环境

E. 定期复查

48. 对多重耐药细菌（如MRSA、泛耐药鲍曼不动杆菌等）感染的患者应采取的措施不包括

A. 尽可能安排单人间

B. 有专用隔离标识

C. 限制探视人员

D. 限制患者的活动范围，减少转运

E. 进入病室内的工作人员应戴高效防护口罩

49. 护士长作为医院质量控制检查组成员，在检查自己科室时，未按标准评价而直接给自己科室打高分，其违背的控制原则是

A. 目的性　　B. 客观性

C. 重点性　　D. 灵活性

E. 及时性

50. 患者，男，34岁，诊断为肺结核，护士处理其痰液和口鼻分泌物的正确方法是

A. 加入等量1%过氧乙酸作用20分钟进行消毒

B. 压力蒸汽灭菌

C. 用纸盒、纸袋盛装后焚烧

D. 按“感染性废弃物”盛装在医疗用黄色垃圾袋内

E. 紫外线照射30~60分钟

51. 某24岁产妇，护士通过与其交谈，了解到年轻母亲缺乏婴儿喂养的知识和技能。这是健康教育程序的

A. 评估需求阶段

B. 确定目标阶段

C. 制定计划阶段

D. 实施计划阶段

E. 评价效果阶段

52. 按照《国家突发公共卫生事件相关信息报告管理工作规范（试行）》的要求，需要在2小时内进行报告的医院感染暴发，不包括的情形是

A. 造成重大公共影响或者严重后果的医院感染

B. 5例以上的疑似医院感染暴发时间

C. 10例以上的医院感染暴发事件

D. 发生特殊病原体的医院感染

E. 新发病原体的医院感染

53. 某病区护士长决定对全天的工作流程列出清单。根据“ABC”时间管理法，应优先完成的是

A. 书写工作手册

B. 参与病人抢救

C. 检查护理文件书写质量

D. 制定年轻护士培训计划

E. 召开病人座谈会

54. 某行人过马路时突然有辆车驶过来，该行人立即退回以躲避车辆，属于人类行为的哪一种适应形式

A. 反射　　B. 自我控制

C. 调试　　D. 应对

E. 应激

55. 患者刘某，男，23 岁，急性阑尾炎术后，主管护士通过阅读患者病历了解到患者对阑尾炎术后的康复知识了解不足，遂制定了健康教育计划。主管护士评估患者健康教育需求的方法称为

A. 直接评估法　　B. 间接评估法

C. 病历评估法　　D. 非语言评估法

E. 语言评估法

56. 某医院护理部实行护理目标管理，其管理目标之一是“使护理人员正确给药的服务质量达到 100%”。关于这期间应注意的内容，不正确的是

A. 先进行目标管理的知识教育

B. 目标应具有主要特征

C. 目标数目不宜太少

D. 目标应具有挑战性

E. 目标应数量化或具体化

57. 患者，男，70 岁，因脑卒中入住重症监护病房（ICU），为做好 ICU 医院感染的预防工作，工作人员应遵循的原则不包括

A. 提高患者抵抗力

B. 选用广谱抗生素

C. 采用保护性医疗措施

D. 选择非介入性监护方法

E. 减少介入性血流动力学监护的使用频率

58. 护理部主任在安排医院护士岗位培训时，直接向某病区护士下发培训任务。该护理部主任违背的沟通原则是

A. 信息明确

B. 组织结构完整性

C. 及时性

D. 非正式沟通策略

E. 重视交谈与倾听技巧

59. 某医院 ICU 护士长到病房检查危重病人的护理时，发现病人的卧位不正确，给予指正。该护士长的行为属于

A. 预先控制　　B. 过程控制

C. 反馈控制　　D. 全面控制

E. 局部控制

60. 把收集来的原始质量数据按照一定的目的和要求加以分类整理，以分析质量问题及其影响因素的质量评价统计方法是

A. 分层法　　B. 调查表法

C. 排列图法　　D. 因果分析图法

E. 控制图法

61. 韩女士，60 岁，1 型糖尿病，在参加医院举行的健康教育讲座时对于有关糖尿病方面的知识特别关注，这是对信息的

A. 选择性接受　　B. 选择性理解

C. 选择性记忆　　D. 选择性应用

E. 选择性遗忘

62. 护士长甲，做护士长工作 5 年，在工作中她非常善于关注不同护士的个性和特点，积极为她们创造良好的工作和生活环境，用人所长，避人所短，她们病区的质量考核成绩一直名列全院前茅。护士长甲的管理原理主要是遵循了

A. 系统原理　　B. 人本原理

C. 动态原理　　D. 效益原理

E. 节能原理

63. 护士在孕妇学校为孕妇们进行产前教育。围绕“我怎么知道自己临产?”进行讨论。该护士运用群体传播的方式进行健康教育，其最大的优点是

A. 讨论主题明确
B. 分好小组讨论
C. 选择好时间
D. 选择好地点
E. 排列好座位

64. 患者，男，39岁，因肾绞痛来急诊，某医生为其肌注哌替啶50mg后疼痛缓解。2天后自觉注射部位疼痛，4天后就诊。查体：局部压痛，皮肤发红，皮温增高，有波动感，穿刺抽出少量脓液。判断其原因是

A. 注射部位感染，属于医院感染
B. 注射部位感染，不属于医院感染
C. 无菌性化脓，属于医院感染
D. 无菌性化脓，不属于医院感染
E. 自然感染

65. 护士在工作中感到要不断学习才能适应和胜任护理工作，自我要求继续学习成长，在不影响临床工作的前提下适宜选择的学习方式是

A. 全脱产学习
B. 半脱产学习
C. 进修学习
D. 自学或临床培训
E. 参加学习班

66. 消化内科的护士长平时遇到问题时总是发动下属讨论，共同商量，集思广益，然后做出决定。护士长的领导作风属于

A. 专权型 B. 命令型
C. 权威型 D. 民主参与型
E. 自由放任型

67. 患者，女，22岁，因“肺结核”入院。护士询问其学习了预防结核病的宣传手册后有什么疑问，患者提出为什么结核杆菌对干燥环境的抵抗力强。护士应告诉患者

A. 因为结核杆菌有荚膜
B. 因为结核杆菌细胞壁厚
C. 因为结核杆菌细胞壁含大量脂质
D. 因为结核杆菌细胞壁有较多的蛋白质
E. 因为结核杆菌细胞壁的主要成分是多糖

68. 某三级甲等综合医院有床位3500张，病区65个，科护士长3名，每位科护士长分管20余个病区，因此每人都感到身心疲惫、力不从心。该院在组织设计中忽略了

A. 目标统一原则
B. 分工协作原则
C. 有效管理幅度原则
D. 管理最少层次原则
E. 集权与分权相结合原则

69. 患者，男，70岁，因脑卒中留置胃管和导尿管，今日检查结果提示有泛耐药鲍曼不动杆菌感染。当护士给患者进行会阴部护理时，最主要需注意

A. 消毒顺序 B. 严格无菌操作
C. 保持尿管通畅 D. 实施接触隔离
E. 观察记录

## A3/A4 型题

(70~71题共用题干)

张某，男，20岁，其父曾经吸过毒并且已经去世，母亲怕子女吸毒而对子女管教很严。张某中学毕业后做生意时无意中染上毒瘾。有一次，张某私自购买了某成

瘾药物，由于服用剂量过大而导致昏迷。

70. 他这种滥用药物的行为属于
   A. 日常危害健康行为
   B. 致病性行为模式
   C. 不良疾病行为
   D. 违规行为
   E. 预警行为

71. 张某的成瘾行为主要受到
   A. 遗传因素的影响
   B. 环境因素的影响
   C. 学习因素的影响
   D. 个性因素的影响
   E. 政治因素的影响

（72～75题共用题干）

某病房患者总数为40人，其中一级护理9人、二级护理16人、三级护理15人。经测定各级护理中每名患者在24小时内所需的平均护理时数分别为5.5小时、3小时、1小时。按一个病房40张床测算，一日间接护理所需时间为20小时。

72. 病房各级患者护理时数的总和约为
   A. 495小时　　B. 380小时
   C. 150小时　　D. 132.5小时
   E. 100小时

73. 该病房平均护理时数约是
   A. 12.4小时　　B. 9.5小时
   C. 3.75小时　　D. 3.31小时
   E. 2.5小时

74. 如果该病房每天都满员，每名护士每天工作8小时的情况下，护理人员编制约为
   A. 20人　　B. 18人
   C. 17人　　D. 16人
   E. 15人

75. 如果算上机动编制，实际应配置的护理人员数为
   A. 20人　　B. 19人
   C. 18人　　D. 17人
   E. 16人

（76～80题共用题干）

患者，男，40岁，有精神分裂症病史10年。近2个月服用大剂量氯氮平治疗。3天来发热、畏寒，体温39.5℃。查血常规：WBC $0.04 \times 10^9/L$。经积极地应用白细胞成分血，肌内注射升白细胞药物，静脉输注抗生素治疗，症状逐渐减轻。但第7天出现大便次数增多，6～7日后自述肛门周围疼痛，查大便涂片为白色念珠菌生长；肛诊检查：肛周可触及直径4～5cm肿物，有波动感。

76. 该患者的感染属于
   A. 急性胃肠炎
   B. 痢疾
   C. 伤寒
   D. 内源性医院感染
   E. 食物中毒

77. 此时最恰当的治疗选择是
   A. 继续抗生素治疗
   B. 理疗
   C. 切开引流
   D. 免疫调节治疗
   E. 外敷中药膏

78. 引起该感染致病菌的形式是
   A. 菌群移位
   B. 二度菌群失调
   C. 二重感染（三度菌群失调）
   D. 细菌内毒素
   E. 细菌外毒素

79. 应对该患者实行的防控措施是
   A. 消化道隔离　　B. 呼吸道隔离

C. 接触隔离　　D. 床边隔离

E. 保护性隔离

80. 关于白色念珠菌的叙述，错误的是

A. 常导致深部感染

B. 可致肺部和消化道感染

C. 造成的医院感染有进一步增长的趋势

D. 主要引起泌尿道和血液系统的感染

E. 常发生于免疫功能低下的患者

(81～83题共用题干)

李女士，23岁，刚毕业到一家外企工作，因担心得不到上司认可，每天工作都小心翼翼，晚上加班到很晚。1个月后，出现头晕、恶心、腹泻来到门诊。

81. 护士与李女士谈话过程中，以下表现不恰当的是

A. 一次谈话尽可能多地涉及多个主题

B. 适当重复重点内容

C. 谈话的速度适中

D. 在谈话过程中适当停顿，以给对方思考、提问的机会

E. 注意对方的反馈

82. 李女士的表现是一种

A. 顺应　　B. 反射

C. 自我调节　　D. 积极应对

E. 应激适应不良

83. 护理人员进行健康教育时应当注意帮助李女士缓解何种情绪

A. 抑郁　　B. 愤怒

C. 悲伤　　D. 平静

E. 焦虑

**B型题**

(84～85题共用备选答案)

A. 源于组织外部可能的威胁或不利影响

B. 源于组织外部可能存在的机遇

C. 评估组织内部的劣势

D. 评估组织内部的优势

E. 整理组织的资源

84. 评估组织资源时可进行SWOT分析，其中“O”是指

85. 评估组织资源时可进行SWOT分析，其中“S”是指

(86～87题共用备选答案)

A. 声调　　B. 语言

C. 眼神　　D. 节奏

E. 服饰

86. 无声的动姿指

87. 无声的静姿指

(88～89题共用备选答案)

A. 控制的标准必须是先进、合理的

B. 有效控制系统应是合理、适用的

C. 控制手段应顾及到例外情况的发生

D. 有效控制系统能够提供及时的反馈

E. 有效控制系统依赖于准确的数据

88. 有效控制的特征中，“适用性”是指

89. 有效控制的特征中，“强调例外”是指

(90～91题共用备选答案)

A. 形成评价　　B. 过程评价

C. 效应评价　　D. 结局评价

E. 总结评价

90. 通过查阅档案资料、目标人群调查和现场观察等方法完成的健康教育评价属于

91. 对目标人群因健康教育项目所导致的相关行为及其影响因素的变化进行评价，属于健康教育评价中的

(92～93题共用备选答案)

A. 棉布口罩　　B. 单层口罩

C. 外科口罩　　D. 医用防护口罩

E. 防护面罩

92. 经飞沫传播疾病的隔离预防，要求进入室内的工作人员至少应佩戴

93. 经空气传播疾病的隔离预防，要求进入室内的工作人员至少应佩戴

（94～96 题共用备选答案）

A. 口头传播　　B. 文字传播
C. 影像传播　　D. 电子媒介传播
E. 形象传播

94. 社区为痛风患者举办“痛风的护理”主题讲座属于

95. 在橱窗中陈列食物金字塔模型提倡健康饮食属于

96. 护士给患者发放健康教育手册属于

（97～98 题共用备选答案）

A. 1 个月　　B. 7 天
C. 14 天　　D. 6 个月
E. 3 个月

97. 环境的温度低于 24℃、湿度低于 70% 时，使用纺织品材料包装的无菌物品的有效期宜为

98. 医用一次性纸袋包装的无菌物品的有效期宜为

（99～100 题共用备选答案）

A. 仪器设备完好率
B. 运行病历合格率
C. 静脉输液操作合格率
D. “一人一针一管”执行率
E. 出院病人满意率

99. 属于基础质量评价指标的是

100. 属于终末质量评价指标的是

# 模拟试卷二答案与解析

| 1. E | 2. D | 3. E | 4. B | 5. C | 6. C | 7. C | 8. E | 9. D | 10. D |
|---|---|---|---|---|---|---|---|---|---|
| 11. A | 12. B | 13. E | 14. C | 15. D | 16. C | 17. D | 18. B | 19. A | 20. E |
| 21. B | 22. A | 23. D | 24. D | 25. C | 26. D | 27. E | 28. B | 29. A | 30. B |
| 31. C | 32. D | 33. D | 34. D | 35. D | 36. A | 37. B | 38. E | 39. C | 40. A |
| 41. B | 42. C | 43. B | 44. D | 45. D | 46. C | 47. E | 48. E | 49. B | 50. C |
| 51. A | 52. B | 53. B | 54. A | 55. B | 56. C | 57. B | 58. B | 59. B | 60. A |
| 61. A | 62. B | 63. A | 64. A | 65. D | 66. D | 67. C | 68. C | 69. D | 70. D |
| 71. B | 72. D | 73. D | 74. C | 75. A | 76. D | 77. C | 78. C | 79. E | 80. D |
| 81. A | 82. E | 83. E | 84. B | 85. D | 86. C | 87. E | 88. B | 89. C | 90. B |
| 91. C | 92. C | 93. D | 94. A | 95. E | 96. B | 97. C | 98. A | 99. A | 100. E |

1. **解析：**促进健康行为的特点：有利性、规律性、和谐性、一致性、适宜性。有利性是指行为有利于自身、他人及整个社会的健康，如不吸烟。规律性是指行为规律有恒，而不是偶然行为，如定时、定量进餐。和谐性是指行为与所处环境相和谐。一致性是指个体外显行为与内在心理情绪一致。适宜性是指行为的强度能受到理性控制。

2. **解析：**目标管理的基本精神是以自我管理为中心。目标的实施由目标责任者自我进行，

通过自身监督与衡量，不断修正自己的行为，以达到目标的实现。

3. **解析**：在健康传播中，受传者是信息的接受者和反应者，是传播者的作用对象。受传者可以是个人、群体或组织。大量的受传者称为受众。

4. **解析**：体语即通过无言的动作传情达意，如以注视对方的眼神表示专心倾听；以点头的动作表示给予对方的理解和同情；以手势强调某事的重要性等。健康教育中最常用的体语是身体运动。

5. **解析**：上下级就实现目标所需条件及目标实现后的奖惩达成协议，并授予下级相应的资源配置权力。双方协商后，由下级写成书面协议。

6. **解析**：信息的中心价值是事实。不符合事实的信息不但没有价值，还可能危害自身、他人甚至社会公众。

7. **解析**：体温表不属于高度危险性医疗用品。

8. **解析**：QUACERS模式即质量保证、成本效益、危机管理和员工需要模式，该模式重视护理质量管理的四个方向，并确保其均衡发展：①做好病人照顾的质量保证；②有效掌握医疗护理照顾的成本效益；③做好病人和工作人员的安全措施；④满足工作人员的需求，如晋升、提薪、学习与发展等。这个模式指出了护理管理的四项重要目标，有很大的使用价值，值得在实践中推广运用。

9. **解析**：动态体语：即通过无言的动作传情达意，如以注视对方的眼神表示专心倾听；以点头与触摸的动作表示给予对方的理解和同情；以手势强调某事的重要性等。“仪表服饰”属于静态体语。

10. **解析**：会议的组织协调要遵循以下原则：①明确的目的性；②及时的应变性；③果断的决策性；④适当的灵活性。

11. **解析**：在训导下属时，应具体指明问题所在，以利于下属明确并改正问题。

12. **解析**：正常菌群绝大部分是厌氧菌，它们在人体特定部位定植且密度极高，与定植区的黏膜上皮细胞有密切的关系。

13. **解析**：健康教育是指通过有计划、有组织、有系统的社会教育活动，使人们自觉地采纳有益于健康的行为模式和生活方式，消除或减轻影响健康的危险因素，预防疾病，促进健康，提高生活质量，并对教育效果做出评价。

14. **解析**：艾滋病的传播途径包括：性行为、静脉注射吸毒、母婴传播、血液及血制品传播。

15. **解析**：协调的基本要求：及时协调与连续协调相结合，从根本上解决问题，调动当事者的积极性，公平合理，相互尊重。

16. **解析**：应根据消毒、灭菌剂的性能定期监测，如含氯消毒剂、过氧乙酸等应每日监测，对戊二醛的监测应每周不少于一次。

17. **解析**：健康传播者应因人、因地、因时地选择传播途径，以保证传播的效果。在选择传播途径时，健康传播者应遵循以下四项原则：①准确性原则，保证信息能准确地传递至受传者；②针对性原则，针对具体受传者、具体情况，选择传播途径；③速度性原则，力求信息以最快的速度传递至受传者；④经济性原则，在保证准确、有针对性、快速的基础上，考虑经济因素，尽量减少传播者与受传者的经济负担。

18. **解析**：直线型组织结构的优点包括：①结构简单，命令统一；②责权明确；③联系便捷，易于适应环境变化；④管理成本低。

19. **解析**：医院一般环境以清洁为主，如有血液、体液、粪便等污染可加用化学消毒方法。

20. **解析**：高可变性行为包括：①正处在发展时期或刚刚形成的行为；②与文化传统或传统的生活方式关系不大的行为；③在其他计划中已有成功改变实例的行为；④社会不赞成的行为。低可变性行为包括：①形成时间已久的行为；②深深根植于文化传统或传统的生活方式之中的行为；③既往无成功改变实例的行为。

21. **解析**：抗菌药物对病原微生物具有较高的“选择性毒性作用”，对病人不造成危害。其作用机制主要包括：干扰细菌细胞壁合成，损伤细菌细胞膜，影响细菌蛋白质合成，抑制细菌核酸合成。

22. **解析**：按照格林模式，影响健康教育诊断的因素分为3类：①倾向因素，是指产生某种行为的动机、愿望或诱发某种行为的因素，包括知识、信念、态度和价值观。②促成因素，是指实现或形成某种行为所必需的技能、资源和社会条件，包括保健设施、医务人员、交通工具、相应的政策与法规等。③强化因素，是指激励行为维持、发展或减弱的因素，主要来自社会的支持、同伴的影响和领导、亲属以及保健人员的劝告等。

23. **解析**：计划目标是在计划目的的基础上，进一步回答对象、时间、什么或多少等问题。

24. **解析**：在人际交往中利用时间、环境、设施和交往气氛所产生的语义来传递信息，是人际交往中的非语言传播，属于时空语。

25. **解析**：组织设计的步骤：①确立组织目标。②划分业务工作。③提出组织结构的基本框架。④确定职责和权限。⑤设计组织的运作方式。⑥决定人员配备。⑦形成组织结构：对组织结构进行审查、评价及修改，确定正式组织结构及组织运作程序。⑧调整组织结构。

26. **解析**：20世纪40年代末至70年代中期，人际关系观点在冲突观点中占统治地位，其观点认为：对于所有组织来说，冲突都是与生俱来的；由于冲突不可能彻底消除，有时它还会对组织的工作绩效有益，因此组织应当接纳冲突并使之合理化。

27. **解析**：战术决策：为完成战略决策所规定的目标而制定的组织在未来一段较短时间内的具体行动方案，解决的是“如何做”的问题。

28. **解析**：口腔黏膜及创面消毒，用含有效碘1000～2000mg/L的碘伏擦拭，作用3～5分钟；对阴道黏膜创面的消毒，用含有效碘500mg/L的碘伏冲洗，作用维持到使用产品的规定时间。

29. **解析**：一级医疗事故：医疗机构及其医务人员在医疗活动中，违反医疗卫生管理法律、行政法规、部门规章和诊疗护理规范、常规，过失造成患者死亡、重度残疾的事故。

30. **解析**：编码是信息发送者将信息译成接收者能够理解的一系列符号，如语言、文字、图表、照片、手势等的过程。

31. **解析**：人类的传播活动形式多种多样，可以从不同角度进行分类。按照传播的规模，可将人类传播活动分为五种类型。①人际传播：又称亲身传播，是指人与人之间面对面直接的信息交流，是个体之间的相互沟通，是建立人际关系的基础，是共享信息的最基本传播形式；②群体传播：是指组织以外的小群体（非组织群体）的传播活动；③大众传播：是指职业性传播机构通过广播、电视、电影、报刊、书籍等大众传播媒介向范围广泛、为数众多的社会人群传递信息的过程；④组织传播：是指组织之间、组织内部成员之间的信息交流活动，是有组织、有领导进行的并具有一定规模的信息传播，现代社会中，组织传播已发展成为一个独立的研究领域，即公共关系学；⑤自我传播：又称人内传播，是指个体接受外界信息后，在头脑中进行信息加工处理的过程。

32. **解析**：选项A、B、C表述属于行为改变，D“相信低钠盐饮食有利于健康”属于态度转变。E表述行为不利于健康。

33. **解析**：在人际传播中，反馈的技巧包括肯定性反馈、否定性反馈和模糊性反馈，其中“模糊性反馈”是指当对方说出某些敏感问题或难以回答的问题时，可以做出无明确态度和立场的反应。

34. **解析**：预防呼吸机相关性肺炎（VAP）的护理措施不包括预防性使用广谱抗生素。VAP危险因素较多，采取综合措施以减少VAP的发病率可能更重要，如呼吸机的湿化器使用无菌水，每天更换无菌水；防止冷凝水倒流，及时倾倒并认真洗手；呼吸机管道视情况定期更换；做好气道护理及有效的吸痰、拍背等措施。

35. **解析**：按照规定，拥有1000张病床医院的医院感染发病率应低于10%。

36. **解析**：HIV对外界的抵抗力不如HBV，离体后的HIV抵抗力很弱，几乎所有的消毒剂在短时间内均可将其灭活；HBV对外界环境抵抗力强，对低温、干燥环境及紫外线均可耐受。HIV感染者是主要传播源，主要通过性接触（同性或异性间）、血液传播（输血、使用血制品及静脉吸毒）和母婴传播。共用剃刀为血液传播的方式。人工授精时若供精者感染HIV，也可能传播艾滋病。艾滋病不会通过蚊虫叮咬传播。

37. **解析**：“舆论领袖”属于群体传播的特点，对人们的认知和行为改变具有引导作用，往往是开展健康传播的切入点。

38. **解析**：无明确潜伏期的感染，规定入院48小时后发生者为医院感染。

39. **解析**：根据题干，在接受健康教育过程中，“求多”不符合中老年患者的心理特点。受者在接触信息时，普遍存在着“四求”的心理特点，即求真、求新、求短和求近。求真是追求信息真实可信，求新是追求信息新颖引人，求短是追求信息短小精悍、简单明了，求近是追求信息在生活、地域、情感、认知等方面贴近受者。

40. **解析：**梅毒患者病房环境物品消毒时，应对居室的家具表面以及患者的内衣、内裤、被褥、床单、浴巾、毛巾等消毒，可用煮沸、含氯消毒试剂浸泡（250～500mg/L）方法进行（A 正确，B、C、E 均错误）。患者用过的便器特别是马桶，用 0.2% 过氧乙酸或 500mg/L 含氯消毒试剂擦拭即可（D 错误），也可使用中、低效消毒剂处理。
41. **解析：**按照传播的规模，可将人类传播活动分为五种类型：①人际传播，又称亲身传播，是指人与人之间面对面直接的信息交流，是个体之间的相互沟通，是建立人际关系的基础，是共享信息的最基本传播形式。②群体传播，是指组织以外的小群体（非组织群体）的传播活动。③大众传播，是指职业性传播机构通过广播、电视、电影、报刊、书籍等大众传播媒介向范围广泛、为数众多的社会人群传递信息的过程。④组织传播，是指组织之间、组织内部成员之间的信息交流活动，是有组织、有领导进行的并具有一定规模的信息传播。⑤自我传播，又称人内传播，是指个体接受外界信息后，在头脑中进行信息加工处理的过程。题干中，自发形成的联谊会是组织以外的小群体，其传播活动的类型为群体传播。
42. **解析：**当受到患者的血液、体液等污染时，先去除污染物，再清洁与消毒。
43. **解析：**同一病种的传染性病人安排在同一病室区，病原体不同者应分室收治。
44. **解析：**门诊教育主要包括候诊教育、随诊教育、咨询教育和健康教育处方。①候诊教育：指在患者候诊期间，针对候诊知识及该科室常见性疾病的防治所进行的健康教育；②随诊教育：指在诊疗过程中，医护人员根据病情对患者进行的口头教育和指导；③咨询教育：指医护人员对门诊患者或家属提出的有关疾病与健康的问题进行解答；④健康教育处方：指在诊疗过程中，以医嘱的形式对病人的行为和生活方式给予指导。
45. **解析：**使用中的灭菌用消毒液要求：无菌生长；使用中的皮肤黏膜消毒液染菌量：≤10cfu/ml；其他使用中的消毒液染菌量≤100cfu/ml。
46. **解析：**协同工作体现了人力资源的组合性，对人员进行优化、合理组合，使不同年龄阶段、个性、特长、资历的人员充分发挥个人潜能，做到各尽所长、优势互补。
47. **解析：**“定期复查”属于出院健康教育内容，其余选项所述均属于入院健康教育内容。
48. **解析：**对多重耐药细菌感染的患者应采取的措施包括：①严格管理感染患者（及带菌者），如专室、专区进行隔离，限制患者的活动范围、减少转运；②由训练有素的专职医护人员对感染者进行医疗护理，一旦发现医护人员为带菌者时须暂调离工作岗位；③检查每一位患者前必须用消毒液洗净双手，并按需要更换口罩、白大衣或手套；④每日严格进行病室的环境消毒；⑤对医务人员进行“谨慎和合理使用抗菌药物”的再教育等。
49. **解析：**医院质量控制检查过程中不按照标准进行评价，违背的控制原则是客观性。
50. **解析：**肺结核患者的痰液及口鼻分泌物，应用纸盒、纸袋盛装后焚烧，或加入等量 1% 过氧乙酸作用 30～60 分钟进行消毒。
51. **解析：**患者健康教育包括评估教育需求、确定教育目标、制定教育计划、实施教育计划和评价教育效果五个步骤。评估教育需求是第一个步骤，旨在了解教育对象需要学习的知识和掌握的技能，为确定教育目标、制定教育计划提供依据。

52. **解析**：医疗机构发生以下情形时，应按照《国家突发公共卫生事件相关信息报告管理工作规范（试行）》的要求在2小时内进行报告：①10例以上的医院感染暴发事件；②发生特殊病原体或者新发病原体的医院感染；③可能造成重大公共影响或者严重后果的医院感染。

53. **解析**：根据“ABC”时间管理法，其各阶段目标分为“ABC”三个等级：“A级”为最重要且必须完成的目标；“B级”为较重要且很想完成的目标；“C级”为不太重要且可以暂时搁置的目标。因此，优先完成的应为最重要且必须完成的目标，参与病人抢救是目前最重要的任务。

54. **解析**：根据题中所述，躲避车辆的适应形式为反射。人类行为的主要适应形式有六种：①反射，人体通过“反射弧”对外界刺激做出反应的方式称为反射，最基本的反射与本能行为相联系。如当一个人看到突然飞来的物体，会立即产生躲避行为。反射为人类的适应行为奠定了基础。②自我控制，当某种行为可导致正负两方面的结果时，个体常常对自己的部分行为进行控制，以达到社会适应。③调试，指个体与他人之间、群体与群体之间相互配合、相互适应的方式和过程。调试一般发生在协调矛盾、解决冲突的过程中。④顺应，指个体与群体不断接受新的经验、改变自身行为方式，以适应客观环境的变化。⑤应对，指个体决定是否采取某种行为，以适应目前或长远的需要。⑥应激，是个体对紧张刺激的一种非特异性的适应性反应，包括生理反应和心理反应两大类。

55. **解析**：评估教育需求的方法主要包括直接评估法和间接评估法，间接评估法即通过阅读病历、分析病史及健康影响因素获得相关资料。

56. **解析**：护理部制定护理目标时，应注意：①目标数目不宜太多，但应包括主要的工作特征；②目标应数量化或具体化，以便于考核；③目标应具有挑战性，显示优先性，促进个人和职业上的成长。

57. **解析**：预防ICU医院感染的原则应是提倡非侵入性监护方法（D排除），尽量减少侵入性血流动力学监护的使用频率（E排除）；对患者施行必要的保护性医疗措施（C排除），提高患者机体的抵抗力（A排除）。无限制、无原则地应用广谱抗生素，会增高二重感染发生率（B正确）。

58. **解析**：组织结构完整性的原则指在进行管理沟通时，要注意沟通的完整性。根据统一指挥原则，上级领导不能越级直接发布命令进行管理，否则会使中间的管理者处于尴尬境地；若确实需要越级沟通，应先同中间的管理者沟通。题干中护理部主任越过病区护士长直接向护士下达命令，违背了这一原则。

59. **解析**：同期控制又称为过程控制、环节质量控制，其纠正措施是在计划执行的过程中；护理管理者通过现场监督检查，指导下属人员的活动，对执行计划的各个环节质量进行控制，当发现不符合标准的偏差时立即采取纠正措施。题干中“护士长发现卧位不正确，及时纠正”属于过程控制。前馈控制又称预先控制，是面向未来的控制，是计划实施前采取预防措施以防止问题的发生，而不是在实施中出现问题后的补救。反馈控制又称后馈控制、结果质量控制，这类控制作用发生在行动之后，主要是将工作结果与控制标准相比较，对出现的偏差进行纠正，防止偏差的继续发展或再度发生。

60. **解析：**分层法是把收集来的原始质量数据按照一定的目的和要求加以分类整理，以分析质量问题及其影响因素的一种质量评价统计方法。

61. **解析：**受者对信息的选择性主要包括选择性接受、选择性理解和选择性记忆。选择性接受指受者对与自己观念一致，自己需要和关心的信息更容易接受。

62. **解析：**(1) 系统原理认为任何一个管理对象都是一个系统，由若干子系统组成，同时其本身又是更大系统的子系统。要求护理管理者运用整体的观点、相关的观点、有序的观点、动态的观点、开放的观点，去分析和解决系统或局部的护理管理问题。(2) 人本原理就是在管理中坚持以人为本，注重发挥被管理者的积极性、主动性，使被管理者在工作中充分发挥自己的潜能，创造性地完成工作任务。人本原理强调以人的管理为核心，以激励人的行为、调动人的积极性为根本。(3) 效益原理是指管理者在任何系统的管理中，都要注意讲究实效。(4) 动态原理认为管理是一个动态过程，是管理人员与被管理人员共同达到既定目标的活动过程。动态原理要求管理者要不断更新观念，及时根据环境、条件的变化调整管理的策略与手段，不能僵化、教条。

63. **解析：**该护士运用群体传播的方式进行健康教育，其最大的优点是讨论主题明确。

64. **解析：**患者因肾绞痛来急诊，医生为其注射哌替啶后局部出现红、肿、热、痛的炎症表现，“有波动感”提示有脓肿形成。无菌性脓肿是指非注射污染造成的化脓性感染，多发生于注射带有吸附剂的疫苗后；由于注射部位不正确，或注射过浅，或注射剂量过大，或使用疫苗前未充分摇匀等因素所致。无菌性脓肿一般在注射后1周左右局部出现硬结，可有肿胀、疼痛，但炎症反应不剧烈，因此C、D错误。医院感染是指住院病人在医院内获得的感染，包括在住院期间发生的感染和在医院内获得而在出院后发生的感染，但不包括入院前已开始或者入院时已处于潜伏期的感染。根据题干中所述，患者是在诊疗过程中发生的注射部位感染，属于医院感染，因此B、E错误。A正确。

65. **解析：**护士在不影响临床工作的前提下适宜选择的学习方式是自学或临床培训。院外培训方法包括：①全脱产或半脱产学习；②业余大学培训；③电视大学；④自学高考；⑤网络学院；⑥国内外进修、参观及各种形式的学术交流。

66. **解析：**领导者发动下属讨论，共同商量，集思广益，然后决策；要求每个人各尽所能、各施其长、分工合作的领导作风属于民主参与型。专权型又称为命令型、权威型、独裁型领导方式，是指领导者个人决定一切，布置下属执行；其特点是权力定位于领导者，很少听取下属的意见。自由放任型是指领导者给予每个成员高度的自主权，只对下属提出工作目标，但对下属完成任务的各个阶段的活动不加干涉，除非下属要求，不做主动的指导。

67. **解析**：结核分枝杆菌细胞壁中含有脂质，对乙醇敏感，在70%乙醇中2min即死亡；此外，脂质可防止菌体水分丢失，故其对干燥的抵抗力特别强，黏附在尘埃上可保持传染性8~10天，在干燥痰内可存活6~8个月。结核分枝杆菌对湿热敏感，在液体中加热62℃~63℃ 15分钟或煮沸即被杀死。结核分枝杆菌对紫外线敏感，直接日光照射数小时可被杀死，可用于结核病患者衣服、书籍等的消毒。

68. **解析**：题干中由于科护士长分管的病区过多，导致其身心疲惫，是因为该院在组织设计中忽略了有效管理幅度原则。有效管理幅度原则是指组织中的主管人员直接管辖的下属人数应是适当的，才能保证组织的有效运行。目标统一原则是指在建立组织结构时，要有明确的目标，并使各部门、各员工的目标与组织的总体目标相一致。分工协作原则是指组织结构应能反映实现组织目标所必需的各项任务和工作分工，以及这些任务和工作之间的协调，组织的运行才能精干、高效。管理最少层次原则是指在保证组织合理有效运转的前提下，应尽量减少管理层次。集权与分权相结合原则即指集权应以不妨碍下属履行职责，有利于调动积极性为宜；分权应以下级能够正常履行职责，上级对下级的管理不致失控为准。

69. **解析**：泛耐药鲍曼不动杆菌为多重耐药细菌，应注意实施接触隔离。接触隔离是为预防具有高度传染性或有重要流行病学意义，并经接触传播的病原体感染而应用的隔离方式；需隔离的疾病或情况：皮肤白喉、大面积烧伤以及多重耐药细菌（MRSA、VRE、艰难梭菌、泛耐药鲍曼不动杆菌等）感染病人的隔离等。

70. **解析**：在危害健康行为中，违规行为指违反法律法规、道德规范并危害健康的行为，如药物滥用、性乱等。

71. **解析**：人类的行为由内因和外因共同决定，即受到遗传、环境及学习因素的影响。自然环境和社会环境是人类行为发展的外在大环境。

72. **解析**：病房各级患者护理时数的总和 $=5.5\times9+3\times16+1\times15+20=132.5$ 小时。

73. **解析**：平均护理时数 = 各级患者护理时数的总和 ÷ 该病房患者总数（即总病床数）。该病房平均护理时数 $=(5.5\times9+3\times16+1\times15+20)\div40\approx3.31$ 小时。

74. **解析**：按工作量计算护理人员编制时，应编护士数 =（病房床位数 × 床位使用率 × 平均护理时数）÷ 每名护士每日工作时间，其中床位使用率 =（占用床位数 ÷ 开放床位数）×100%。题干已经告知该病房每天都满员，每名护士每天工作8小时，故应编护士数 $=(40\times100\%\times3.31)\div8=16.55\approx17$ 人。

75. **解析**：一般机动编制数占20%，故应编护士数 =（病房床位数 × 床位使用率 × 平均护理时数）÷ 每名护士每日工作时间 + 机动数 $=(40\times100\%\times3.31)\div8\times(1+20\%)=19.86\approx20$ 人，即该病房应实际配置20名护理人员。

76. **解析**：根据病例描述，该患者发生白色念珠菌感染。白色念珠菌是来自患者体内或体表的条件致病菌，在患者健康状况不佳、抵抗力下降或免疫功能受损以及抗生素的不良应用等因素下，可导致人体发病，属于内源性医院感染。

77. **解析：**考虑患者患肛周脓肿，此时最恰当的治疗选择是切开引流。

78. **解析：**该患者发生了三度原位菌群失调。

79. **解析：**患者免疫功能受损，应给予保护性隔离。

80. **解析：**白色念珠菌主要引起深部感染，可引起泌尿道感染、肺部感染、血液系统感染、消化道感染及外科创伤性真菌感染。因此，不能说“主要引起泌尿道和血液系统的感染”。

81. **解析：**谈话过程中应注意内容明确，一次谈话围绕一个主题，避免涉及内容过广。

82. **解析：**人在与环境的相互作用过程中形成多种适应形式，应激是个体对紧张刺激的一种非特异性的适应性反应。如果出现了应激过程中的非适应性反应而引发身心症状，则为应激适应不良。

83. **解析：**李女士刚进入工作岗位，担心得不到认可，焦虑是其当前最主要的情绪体验，应当引起护士的关注。

84～85. **解析：**SWOT 分析：S（strengths）是优势，W（weaknesses）是劣势，O（opportunities）是机会，T（threats）是威胁。

86～87. **解析：**动姿指通过无言的动作传情达意，如以注视对方的眼神表示专心倾听；以点头的动作表示给予对方的理解和同情；以手势强调某事的重要性等。静姿即通过适当的仪表、服饰、体态、姿势表示举止稳重，有助于获得对方的好感与信任。

88～89. **解析：**有效控制的适用性：有效控制系统应是合理、适用的；如检查方式、方法要能真实发现问题，且被护理人员所接受和理解。有效控制的强调例外：管理层不可能控制所有的活动，因此，控制手段应顾及到例外情况的发生。

90～91. **解析：**过程评价的方法：主要有查阅档案资料、目标人群调查和现场观察。健康教育通过改变目标人群的健康相关行为来实现其目的。效应评价正是对目标人群因健康教育项目所导致的相关行为及其影响因素的变化进行评价。形成评价是对项目计划进行的评价活动，是一个完善项目计划、避免工作失误的过程，包括评价计划设计阶段所进行的目标人群选择、策略确定、方法设计等，其目的在于使计划更加符合实际情况。结局评价着眼于健康教育项目实施后所导致的目标人群健康状况及生活质量的变化。总结评价是指形成评价、过程评价、效应评价和结局评价的综合以及对各方面资料做出的总结性概括，能全面反映健康教育项目的成功之处与不足缺陷，为今后的计划制定和项目决策提供依据。

92～93. **解析：**（1）经飞沫传播疾病的隔离预防，要求进入室内的工作人员至少应佩戴外科口罩；（2）经空气传播疾病的隔离预防，要求进入室内的工作人员至少应佩戴医用防护口罩。

94～96. **解析：**（1）社区为痛风患者举办“通风的护理”主题讲座属于口头传播，口头传播常见演讲、报告、座谈、咨询等；（2）在橱窗中陈列食物金字塔模型提倡健康饮食属于形象传播，形象传播常见图片、标本、模型等；(3) 护士给患者发放健康教育手册属于文字传播，文字传播如报刊、杂志、书籍、传单等。

97～98. **解析**：无菌物品储存有效期：环境的温度低于24℃、湿度低于70%时，使用纺织品材料包装的无菌物品的有效期宜为14天；未达到环境标准时，有效期宜为7天。医用一次性纸袋包装的无菌物品，有效期宜为1个月。

99～100. **解析**：(1) 基础质量评价（要素质量评价）主要着眼于评价执行护理工作的基本条件，包括组织机构、设施、仪器设备以及护理人员素质等。①质量控制组织结构：可根据医院规模设置二至三级质量管理组织，并能定期进行质量控制活动。②护理单元设施：按“综合医院评审标准”来评价。③仪器设备：齐全、性能完好，急救物品完好率应达100%。④护理人员：数量、质量、资格应符合医院分级管理要求。⑤环境：各护理单元是否安全、清洁、整齐、舒适、设施齐全。⑥各种规章制度制定及执行情况：有无各项工作质量标准及质量控制标准。因此，属于基础质量评价指标的是仪器设备完好率。(2) 终末质量评价（护理结果评价）是评价护理活动的最终效果，指每个病人最后的护理结果或成批病人的护理结果质量评价。因此，属于终末质量评价指标的是出院病人满意率。其余选项所述均为环节质量评价指标。